근골격계
질환별물리치료

근골격계물리치료 편찬위원회

강정일 세한대학교
고태성 대원대학교
김명철 을지대학교
김상엽 광주보건대학교
김용수 신성대학교
김원호 울산과학대학교
남형천 경북전문대학교
박재영 경운대학교
서현규 대구보건대학교
안소윤 부산가톨릭대학교
유영대 순천청암대학교
윤나미 목포과학대학교
이건철 경남정보대학교
이병희 삼육대학교
이주상 한림성심대학교
이태식 동의과학대학교
정한신 군장대학교
손호희 부산가톨릭대학교
박소현 영산대학교
이우형 안동과학대학교
조현래 마산대학교
김인섭 대전보건대학교
허재원 경북전문대학교
이시아 대전과학기술대학교
김경환 보니파시오 요양병원
육군창 영남대학교병원 물리치료실
이수연 옥천군 보건소
이은주 부산성모병원
장준혁 창원병원
정성관 대전성모병원

도서출판 대학서림

머 리 말

시대에 따라 질병의 발생 양상도 변하고 있다. 고대사회에는 인류의 생명을 위협한 병은 전염병이었다. 인간에게 치명적인 타격을 주고 살아남아도 피부에 흉터를 남게 했던 천연두는 예방의학의 발전으로 지구상에서 사라진 병으로 기록되고 있다. 인류가 산업사회로 가면서 질병 양상은 각종 사고에 의한 사망이 늘어나고 그에 의한 장애의 재활이 물리치료사의 업무로 등장하게 되었다.

오늘날에는 경제의 발전에 힘입어 의학의 발달과 식생활의 개선 등으로 인류의 생명이 연장되고 그에 따른 성인병과 그 후유증에 대한 치료가 물리치료사의 주업무로 등장하게 되었다.

한국에서의 근골격계 질환의 물리치료는 아직까지도 이미 발간된 물리치료 선진국의 교과서나 관련서적을 편저형태로 출간하여 교육을 하고 있는 것이 현실이다. 세계물리치료연맹에서는 물리치료 영역 확대를 위하여 쓰나미와 같은 "자연 재해에 대한 물리치료"도 포함해야 한다고 주장하고 있다.

우리나라에서도 이제는 현재 우리나라에서 발생하지 않는 희귀질환의 물리치료보다는 한국의 경제, 산업 환경에서 발생할 수 있는 다양한 근골격계 질환에 대한 물리치료를 심도 있게 연구하고 교육해야 할 때가 왔다.

이 책은 기존의 질환별 물리치료 중 근골격계 질환을 일부 수정 보완하였고 최근에 증가하고 있는 관절 완전 대치술(total replacement)에 대한 물리치료 등을 첨가하였다. 또한 현행 물리치료사 국가시험의 출제 경향에 맞게 편집을 하여 국가시험 공부에 도움이 되도록 배려를 하였다.

이 책이 발간되기까지 저자로 참여하여 주신 여러분과 편집 및 원고정리에 참여해주신 여러분께 감사를 드리고 대학서림 윤진영 회장님을 비롯한 편집부 선생님들께도 감사를 드린다.

앞으로 독자들의 지적과 조언을 받아 더욱 알찬 교재가 되도록 발전시켜 나갈 것을 약속드리며 인사에 대하고자 한다.

2010년 7월 26일

저자대표 박 래 준

차 례

제3장 물렁(연부)조직 병변 ······ 49

제8장 척주(Spinal Column) ····· 241

제1장 근육골격의 개요

1. 개 론
2. 병 리

제1장 근육골격의 개요

1 개 론

1) 물리치료의 개요

오늘날 물리치료는 의학의 발전과 더불어 사회적 변천과정에 따라 치료 목표와 그에 따른 접근방법도 지속적으로 변화하며 발전하고 있다. 이는 우리의 치료 대상이 환자라는 관점에서 고객(client)라는 용어로 변화해 가고 있음이 의미하는 것처럼 물리치료의 적용범위가 점차 확대되어가고 있음을 알 수 있다. 과거 물리치료사와 물리치료의 역할과 범위가 불명확했던 시대에서는 물리적인 수단을 이용하여 질병의 치료를 강조하고 있었으나, 최근에는 건강관련 전문분야로 확대되고 운동장애와 기능증진이라는 명확한 목표가 제시되고 있는 상황이다. 이는 과거의 병적 접근(pathological approach)에서 이제는 환자/고객이 가지고 있는 기능적 접근으로 변화되어야 함을 시사하고 있다. 따라서 질병의 원인과 병리적 특성의 이해에 앞서 기능적 접근을 위한 기능과 장애의 시대적 흐름에 따른 인식이 재조명되어야 할 것이다.

WHO(2001)에서 제시한 기능, 장애와 건강에 대한 국제 분류(International Classification of Functioning, Disability, and Health, 이하 ICF)에 의하면 건강의 요소와 안녕 상태에서의 건강관련 요소를 정의하고 있다. ICF에는 '건강영역'과 '건강관련 영역'이 포함되어 있으며, '신체 기능 및 구조'와 '활동 및 참여'라는 두 가지 기본 목록에 의해 신체 및 개인과 사회라는 관점에서 기술되어 있다. 이는 기능(functioning)은 모든 신체 기능 및 활동과 참여를 의미하는 전문용어이며, 여기에 대응하여 장애(disability)는 손상(impairment) 및 활동제한(activity limitation)과 참여제약(participation restriction)을 의미하는 전문용어이다. 또한 이러한 개념들과 상호 영향을 주고받는 환경요인도 정의하고 있다. 이러한 변화는 장애와 기능을 이해하고 설명하기 위해 장애를 질병, 외상, 혹은 여타 건강조건으로 야기된 한 사람의 문제로부터 시작된 결과로 해석하는, 즉 전문가에 의한 의학적 차원의 개인 치료를 중요시하는 과거의 '의학적 모형'에서 장애는 한 개인의 특성이 아니라 여러 가지 조건(상당수가 사회적 환경에 의해 만들어진 것)이 어우러져 만들어진 복합물로 해석하는 '사회적 모형'이 결합되어진 것이라 할 수 있다. 결국 ICF는 이 두 가지 모형의 통합에 기초하고 있으며, 기능에 대한 다각적인 관점을 통합시키기 위해 "생물사회심리학적(bio-psychosocial)" 접근방법을 이용하고, 건강에 대한 생물학적, 개인적, 사회적으로 다른 관점을 하나로 보아 종합적인 시각을 제시하고 통합하려는 노력을 계속하고 있다.

이처럼 장애와 기능의 관점이 시대적 흐름에 따라 변화되므로 치료목표와 중재 방법의 변화가 요구되는 현실에서 중추신경계손상과 근골격계질환을 지닌 환자/고객들의 요구사항에 대해 과거의 평가와 중재에서 벗어나, 좀더 환자/고객 중심의 구체적인 치료목표 설정과 중재가 이루어져야 할 것이다.

2) 근골격계 질환의 개요

근육이란 수축하여 힘을 발생시키는 섬유성 조직으로 수축과 이완을 통하여 동작과 자세를 유지시킬 뿐만 아니라 혈액순환, 음식물의 이동 및 소화, 신장에서 형성된 소변의 이동과 배출에 관여하고, 호흡운동과 체온조절 작용 등에 관여하며, 전체 체중의 40~50%를 차지한다. 골격계(skeletal system)의 기능은 인체의 지지(support) 및 보호(protection) 기능과 더불어 움직임(movement)과 조혈작용(hematopoiesis) 등의 중요한 기능을 포함한다. 근골격계 질환은 이러한 근육과 골격계에 발생한 1, 2차적 병리적 현상 및 기능장애를 유발하는 모든 질환을 의미하며, 근 염좌, 건염, 점액낭염, 인대손상, 포착성 신경병증, 연골 및 골의 손상, 구조적 기형, 제한된 관절운동, 관절의 불안정성 및 근육의 약화 등의 기능적 장애를 포함한다. 골절이나 탈구, 관절염, 기타 염좌 손상 등 직접적인 손상에 의한 질환에서부터 신경계 심혈관계 및 순환계와 관련된 병리적인 원인으로부터 2차적인 손상을 초래하는 장애 등 다양한 원인이 제공되기도 하며, 대부분의 근골격계 질환은 수주에서 수개월 심지어 수년에 걸쳐서 점차적으로 발생하기도 한다. 또한 오늘날 고도의 산업사회의 발전으로 인한 근골격계 질환의 발생요인으로는 사회심리적 요인, 개인적 요인, 환경적 요인, 작업의 특성, 스트레스 등 다양한 요인이 있으며, 많은 연구에서 반복된 손상에 의한 반복사용긴장성손상증후군(repetitive strain injury)과 과사용증후군(overuse syndrome) 등이 지배적이나 발생기전이 아직 정확히 규명되지 않은 부분도 있다. 이러한 반복 동작이나 스트레스가 조직의 미세외상(microtrauma)을 유발하고, 이때 발생한 급성 염증 반응으로부터 조직이 충분히 회복되기 전에 미세외상이 반복될 때 발생하는 것으로 이해되고 있다.

2 병 리

1) 근골격계 질환의 병리학적 기전

(1) 위축(Atrophy)

① 정의

위축이란 동화작용(同化作用)의 저하로 인한 조직이나 세포 혹은 기관의 크기가 원래의 크기에 비하여 줄어드는 것을 의미하며, 조직이나 기관의 기능, 부피, 수가 감소하는 상태로 세포의 기능장애에 의해서 일어나는 현상을 의미한다. 형태적으로는 주로 성숙한 장기나 조직에서 볼 수 있으며, 세포의 축소나 세포간의 물질의 감소 등의 현상을 동반하기도 하며, 처음부터 크기가 작은 무형성(aplasia)이나 형성저하증(hypoplasia)과는 구별된다.

② 위축과 관련된 용어

a. 경화(Induration) 또는 섬유화(Fibrosis)

위축이 진행된 세포에서 세포간의 결합성 조직이 치밀화 되어 조직이 딱딱하게 굳어지게 되는 현상을 말한다.

b. 거짓비대(Pseudohypertrophy)

본래 위축된 장기는 길이나 굵기가 정상과 형태는 비슷하면서 크기가 감소되는데, 주로 뼈대근육에 진행성 변성(예 : 진행성 근위축증)이 일어나 근육 자체가 결합 조직이나 지방으로 대치되어 외형상으로는 근육이 굵어진 것처럼 보이지만 실제로는 근육의 크기가 감소되는 현상을 말한다.

③ **위축의 종류**

a. 생리적 위축(Physiologic Atrophy)

생리적 위축은 혈액 순환의 장애나 내분비 기관을 자극하는 호르몬 생성의 감소로 나타나는 내분비성 위축이 있으며, 노령화가 되어 감에 따라 노인에게서 조직 구성 성분의 변화로 여러 장기가 위축되어 피부의 주름이나 골밀도의 감소 등이 나타나는 노인성 위축(senile atrophy) 등이 있다.

b. 불사용 위축(Disuse Atrophy)

무용성 위축 또는 무위 위축이라고도 하며, 발생기전은 첫째, 조직이나 기관의 움직임을 유발하는 자극의 상실 즉, 신경지배의 단절, 신경자극의 중단으로 인해 근육의 활동이 감소되어 위축되는 경우로 척수 회백수염에 의한 소아마비 환자나 외상이나 신경절단 등의 손상으로 인한 경우에 나타난다. 둘째, 일정 기간 동안 골절 등에 의해서 석고 고정이나 장기 침상 안정의 요인으로 나타나는 뼈엉성증 또는 뼈대근육의 위축현상이 나타나게 되며, 동맥경화증 등의 원인에 의해서 경동맥의 혈관이 좁아지면서 뇌의 위축이 점진적으로 진행되어 나타나기도 한다.

c. 기아 위축(Inanition Atrophy)

기아는 영양실조증과 같은 의미로 사용되는 경우가 많으며, 영양부족 상태가 장기간 지속되면 증세로 기아부종이 나타난다. 또한 기아 때문에 조직이나 장기의 세포가 위축되는 현상이 나타나는데 이러한 현상을 기아위축이라 한다. 지방조직(90%)과 근육(40%)에는 위축이 빠르고 현저하게 나타나게 되며, 지방조직에서 약 90%, 근육에서 40%까지 소실되기도 하여 발육 부전이나 구루병(ricket)이 발생하기도 한다. 뇌와 심장에는 느리게 나타나고 그 정도도 경미한 특징이 있다.

d. 압박 위축(Pressure Atrophy)

압박위축은 특정한 부위에 일정한 압박 또는 기계적 압박이 지속적으로 가해져서 나타나는 위축현상으로 척수손상환자나 장기 침상환자 또는 감각 소실 등의 환자에서 빈번히 나타나게 된다. 이러한 압박위축이 한 부위에 지속적으로 가해져서 국소피부의 혈류량이 감소되어 주위조직에 괴사가 발생하는 것을 욕창(decubitus ulcer)이라고 하며, 주로 신체의 돌출부위인 뒤통수부위, 어깨부위, 팔꿈치부위, 엉치부위, 큰돌기부위, 뒤꿈치부위, 발꿈치뼈융기가쪽돌기부위 등에서 호발한다.

일단 발생한 욕창은 그 상처의 깊이에 따라 5단계로 분류한다. 제1단계는 피부의 지속적 압력에 의해서 피부에 적색 발적이나 피부가 단단해지는 정도의 변화가 나타나며, 제2단계는 피부의 상층부위에 국한된 표층성 궤양이 나타나며, 제3단계는 피하지방조직까지 욕창이 침범하였으나 피하지방층아래에 있는 근육층은 보존된 상태이며, 제4단계는 근육층까지 조직의 결손이 있는 경우이며, 제5단계는 광범위한 욕창이 관절이나 장기가 들어있는 몸속의 공간, 즉 체강까지 침범한 경우이다. 따라서 이러한 환자의 경우 압박이 한 부분으로만 가해지지 않도록 자주 체위를 바꾸어 주고 피부가 얇은 돌출부에는 스펀지나 공기베게 등을 이용하여 압박을 감소시켜주는 것이 중요하다.

e. 화학적, 물리적 영향에 의한 위축

방사선이나 라디움 등의 조사에 의하여 림프조직이나 정소, 고환, 난소 등이 위축되는 현상을 말하며, 치료적으로 방사선에 의해 종양조직이 위축되는 것도 이러한 위축 중 하나이다.

(2) 변성(Degeneration)

변성은 위축이나 괴사와 함께 어떤 원인에 의하여 손상 받은 기관의 세포 안이나 밖에 이물질이 비정상적으로 축적되거나 소실되기도 하며, 전혀 존재하지 않는 물질이 나타나기도 하는 퇴행성 변화의 한 형태이다. 출현하는 물질이나 위치, 상황에 따라 공포 변성, 점액 변성, 유리화 변성, 유리체성 변성(초자성 변성), 섬유소양 변성, 아밀로이드(amyloid) 변성, 지방 변성, 색소 변성, 석회화 변성, 결석에 이르기까지 매우 다양하다.

(3) 괴사(Necrosis)

① 정의

생체의 조직이나 세포의 일부분이 죽거나 죽어가는 것을 말한다. 원인은 어떤 외상 또는 동맥이 좁아져서 피가 통하지 않아 죽게 되는 경우도 있으며, 상황에 따라 괴사된 조직이 체내에 존재하게 됨으로써 여러 가지 합병증을 유발시키기도 한다.

② 괴사의 종류

a. 응고 괴사(Coagulative Necrosis)

괴사의 형태학적 변화로서 조직의 단백질이나 세포의 괴사부위가 응고한 상태로 있는 것으로, 주위 조직에 비해 약간 단단하고 건조되어 있으며 긴장성이 소실되어 있다. 대표적인 예로 혈관 폐색에 의한 허혈성 괴사를 들 수 있으며, 경색과 허혈에 의한 저산소증 시 심장근이나 신장에서의 쐐기모양(wedge shaped)의 허혈성 경색 등이 있다.

b. 액화 괴사(Colliquative Necrosis)

액화괴사는 박테리아나 곰팡이균에 의한 감염에서 흔히 볼 수 있으며, 가수분해 효소의 작용에 의한 액화가 조성되어 조직이 괴사되는 동시에 단백질의 변성보다 용해가 발생하여 나타나는 괴사의 한 종류이며, 일반적으로 응고 괴사가 일어난 후 연이어서 액화 괴사가 일어나게 된다. 예를 들면 고름(pus)은 박테리아와 죽은 조직이 액화 괴사된 형태이다. 뇌조직의 허혈성 손상에서도 특징적으로 관찰된다.

(4) 괴저(Gangrene)

① 정의

일반적으로 괴사와 크게 다른 것은 없으나, 괴사 이후 혈액공급이 소실되고 그 후에 세균성 감염 등의 원인으로 부패한 현상을 의미한다.

② 괴저의 종류

a. 건성 괴저(Dry Gangrene)

일차적으로 혈류공급의 차단에 의한 조직의 괴사가 주요 원인이고 이차적으로 세균의 감염이 있는 경우도 있으나 그 영향은 작거나 아주 미약해서 상처가 마르고 액체성분이 적을 경우에 이것을 건성괴저라고 한다. 신생아의 탈락한 제대(umbilical cord)나 혈관폐색으로 인하여 일어나는 사지의 괴사 등 괴사부의 수분이 증발하여 생기는 경우이다.

b. 습성 괴저(Wet Gangrene)

괴사부에 세균의 감염이 많아 죽은 조직이 분해되어 액체성분이 괴저의 조직에 많이 발생되어 습해지는 상태를 습성괴저라고 한다. 괴저성 충수염 등이 여기에 속한다.

(5) 충혈(Hyperemia)

① 정의

국소의 동맥혈이나 모세혈관이 확장되어 국소적으로 혈류량이 증가하여 나타나는 혈액의 분포 이상의 상태를 말하며 국소부위가 선홍색을 띠는 현상이다. 국소의 혈관(주로 동맥) 내에 흐르는 혈액량이 늘어나고 있는 상태로 국소에 흘러드는 동맥성의 혈액량이 늘어나기 위해서는 동맥이 확장되지 않으면 안 된다. 물리치료에서 온열 및 수치료의 적용 시 소동맥이 확장되면서 혈류에 대한 혈관의 마찰이 감소되기 때문에 말초의 소동맥이나 모세혈관의 압력이 상승하고 혈류 속도가 빨라지게 된다. 이처럼 혈류가 빠르기 때문에 산소의 소모가 많지 않으므로 국소의 혈액은 선홍색을 띠게 되며 조직은 약간 부어오르게 된다. 이러한 현상을 물리치료에서 치료적으로 이용하게 된다.

② **충혈의 종류**

a. 신경성 충혈

반사성 충혈(reflectory hyperemia)이라고도 하며, 뜨거운 열이 신체에 가해질 때 피부가 붉어지는 현상이나, 화가 나거나 부끄러울 때 등의 갑작스런 감정의 변화가 있을 때 얼굴이 붉어지는 현상 등 혈관 확장 신경의 자극으로 나타난다. 또한 신경작용을 통해서 생기는 동맥의 확장에는 동맥을 수축시키는 신경의 마비에 의해서 생기는 신경마비성 충혈과 동맥을 확장시키는 신경의 긴장에 의해서 생기는 신경긴장성 충혈 등이 있다. 염증이 있는 경우에 볼 수 있는 염증성 충혈과는 구별하여야 한다.

b. 기능성 충혈

장기 조직의 기능항진이 있을 때나 운동을 심하게 할 때 혈관 확장 신경의 자극으로 그 국소에 대한 혈액 관류량이 늘어나 충혈을 일으킨다. 이것을 기능적 충혈이라고 한다.

c. 보상성 충혈

신체의 한 부위가 다른 부위의 기능까지 담당하려 할 때 나타나는 현상으로 허파, 콩팥 등에서 한쪽의 장기에 대한 혈액 관류량이 감소한 경우에 다른 쪽 장기에 혈액이 과잉으로 흘러드는 충혈을 대상성 충혈이라고 한다. 이러한 경우 관련 조직의 세포 분열 및 증식이 동반되어 조직의 용적이 점점 비대해지는데 이를 보상비대(compensatory hypertrophy)라고 한다.

d. 근육성 충혈

동맥벽의 수축이나 확장이 근육층 자체의 생리적 기능과 이것을 지배하는 혈관운동신경의 작용에 의해서 생기는 현상이다.

e. 방측성 충혈

어느 국소부위의 혈액정지 또는 빈혈성 경색이 발생하는 경우, 반대로 그 주변 조직에 충혈이 생기는데 이를 방측성 충혈이라고 한다.

(6) 울혈(Congestion)

① 정의

특정 원인에 의해 몸 안의 장기나 조직에 정맥의 피가 몰려있는 증상을 말하며, 정맥혈이 수동적으로 정맥 및 모세혈관에 고어 있는 상태이다.

② 울혈의 종류

a. 국소의 울혈

국소의 정맥혈이 혈류장애를 받는 현상을 말한다. 이러한 원인으로 피부나 점막이 푸르스름해지는 것으로 이를 청색증(Cyanosis)이라 하며, 적혈구속에 산소와 결합하여 산소를 운반하는 혈색소가 산소와 결합하지 못한 것을 환원 혈색소라고 하며 대개 이 환원적혈구의 혈중농도가 5 % 이상일 경우에 청색증이 나타난다. 이 청색증은 특히, 입술, 손가락의 끝, 귀 등에서 쉽게 관찰이 되어 진다. 국소의 울혈은 물리치료와 관계가 깊으며, 특히 심장이나 폐의 질환에서 나타난다. 뇌 혹은 심장이나 폐의 질환 등의 울혈 시 다리의 고온욕을 실시하면 효과를 보기도 한다.

b. 전신의 울혈

전신의 만성 울혈은 심장 판막증이나 심근장애, 폐공기증, 폐 섬유증 등이 있을 경우에 나타난다. 혈관 속의 혈전이나 기타 이물질 등으로 국소적으로 일어나는 경우가 있으며, 오른심실이나 심방의 기능상실 또는 심장막 염증 등의 원인으로 전신적으로 일어나는 경우가 있다. 일반적으로 만성적인 혈액의 정체로 일어나는 만성 수동성 울혈이라고도 한다. 전신성 울혈이 있을 경우 심장성 천식(cardiac asthma) 등이 발병되어 심장쇠약이나 폐부종(pulmonary edema) 등으로 사망하기도 한다.

(7) 출혈(Hemorrhage)

① 정의

혈액의 성분이 혈관계 밖으로 유출되는 현상을 출혈이라 하며, 혈관의 연속성이 끊어져서 혈관의 내막 밖으로 혈액이 유출되어 일어나는 파열성 출혈(ruptured H.)과 혈관이 찢어지지 않고 혈액이 유출되는 누출성 출혈(transudative H.)이 있다. 또한 혈액이 체외로 유출되는 경우를 외출혈이라 하며 조직 내 또는 체강 내로 유출되는 경우를 내출혈이라고 한다.

② 출혈의 종류

a. 파열성 출혈

일반적으로 골절 등의 외상에 의해 정상적인 혈관벽이 파열되는 외상성 출혈과 동맥경화증이나 동맥류 등 혈압 상승의 원인에 의해 특별히 외력이 작용하지 않아도 그 압력을 이기지 못하고 혈관벽의 파열로 출혈이 일어나는 혈압 항진성 출혈의 경우가 있다. 대부분 고혈압, 동맥경화증, 동맥류 등의 원인으로 뇌출혈이 일어나는 경우가 된다.

b. 누출성 출혈

누출성 출혈이라고도 하며, 혈관벽에 뚜렷한 파열이 없이 혈액이 유출되는 현상으로 모세혈관이나 세동맥, 세정맥 등에서 내피세포가 한 층이고 다른 성분이 부족한 혈관계통에서 혈관투과성이 항진되어 출혈이 일어나기 쉽다. 비타민 C 결핍(괴혈병)이나, 세균성독소의 작용 등으로 나타나기도 한다. 일반적으로 혈관 벽의 내피세포 간격의 확대, 혈액의 응고성 감소, 혈압의 항진 등이 주요원인이 된다.

③ 출혈의 예후

a. 전신적 변화

과도한 출혈 시 혈압의 저하가 나타나고, 심장 기능 장애로 인해 얼굴이 창백해지고 쇼크(shock) 상태에 빠지게 된다. 전체 혈액량의 1/3 이상 출혈 시 생명의 위험성이 높아지며, 적은 출혈량이라 할지라도 다리뇌(pons)나 숨뇌(medulla oblongata) 등에 있으면 사망의 위험이 높다.

b. 국소적 변화

출혈 후 국소적으로 혈관이 수축되고 반사성 혈압 하강과 관련되어 혈관벽의 틈이 막히게 되며, 응고된 혈액성분은 융해되어 흡수된다. 출혈된 혈액이 위액과 섞이게 되면 위산의 영향을 받아서 검게 변하게 되기 때문에 위궤양이나 위벽에서의 출혈이 있을 때 볼 수 있는 토혈(hematemesis)은 검게 된다.

(9) 부종(Edema)

① 정의

부종 또는 수종이라고도 하며, 신체의 조직 간격이나 장막강에 수분이 과도하게 축적되어 정상보다 증가된 상태를 말한다. 인체의 조직은 세포와 세포들 사이의 공간을 채우는 세포

사이물질로 구분할 수 있는데, 대부분의 부종은 세포사이물질에 수분이 축적된 부종이다.

② 부종의 원인

a. 국소성 인자

국소부위 내에 장애가 발생하여 수분을 저류시키는 인자를 의미하는데 부종은 모세혈관의 압력 증가, 혈장 단백질의 감소, 혈장 교질 삼투압의 감소, 모세혈관 투과도의 증가, 림프관의 폐쇄, 조직의 압력 등에 의해 발생한다.

a) 모세혈관의 압력증가

세동맥에서 모세혈관으로 이행하는 부위의 압력은 보통 32 mmHg이며, 모세혈관에서 세정맥으로 이행하는 부위의 압력은 12 mmHg이다. 이 부위에서 모세혈관의 내압을 결정하는 요인으로는 다음과 같다.

첫째, 세동맥의 저항이 원인이다. 신체의 일부분에 온열이 가해지면 그 부분의 세동맥이 열리고 모세혈관내압도 올라가서 부종을 일으킨다. 또 편마비에 있어서는 혈관운동 시 신경의 긴장도가 저하되어 혈관이 확장되므로 혈관 확장 쪽에서 부종이 일어난다. 일반적으로 동맥내압은 급격히 떨어지고 모세혈관으로 가는 이행부에서는 32 mmHg가 된다.

둘째, 정맥압의 변화이다. 정맥압이 항진되면 모세혈관에서 세정맥으로 가는 이행부가 저항을 받게 되어 모세혈관 내압이 올라간다. 종격 종양 등에서 안면에 부종이 나타나는 것은 정맥압의 항진이 그 원인이 되기 때문이다. 또 우심부전이 있으면 전신성으로 정맥압이 올라가서 부종을 일으킨다. 또한 정맥내 혈전증의 원인으로 모세혈관 내의 압력이 국소적으로 증가되는 경우에서 볼 수 있으며, 전신적으로 모세혈관 내 압력이 증가되는 경우는 울혈성 심부전증, 협착성 심낭염, 소금의 과잉섭취 시에서 볼 수 있다.

셋째, 중력 차에 의한 정수역학적 압력의 차이이다. 정수압이란 정지하여 있는 물이나 액체의 압력을 말하는데, 이것은 인체의 모세혈관에서 오른심방까지의 높이를 혈액주로 가정하였을 때의 압력이다. 장기간의 침상환자나 상위 수준의 척수 손상 환자에서는 이 압력이 낮아진다.

b) 혈장 교질삼투압의 감소

단백질이 물을 끌어들여서 자기 스스로 용해되려고 하는 힘을 교질삼투압이라 하고 정상에서는 28 mmHg이다. 조직액에서도 다소의 단백질이 포함되어 10 mmHg의 교질삼투압이 있다. 거기에서 혈장과 조직액 각각의 교질삼투압의 차를 유효교질삼투압이라 하며 정상에서는 18 mmHg이다. 이 유효 교질삼투압과 모세혈관 내압은 반대방향으로 작용하고 있기는 하지만 정상 상태에 있어서는 균형이 잡혀있다. 혈장단백질이 5 % 이하 또는 알부민이 2.3 % 이하로 되면 부종이 일어난다. 혈장 교질삼투압의 감소는 혈장 단백질 중에서 특히 알부민의 합성이 감소되거나 혹은 손실이 증가 되어 일어날 수 있으며, 생산 감소현상은 간 경화증과 같은 간질환 혹은 단백질 섭취의 장애와 같은 영양 섭취 불량 시에 나타날 수 있고, 손실증가는 신증이나 심한 화상에서 나타난다. 또한 혈장단백합성의 장애 또는 급격한 혈액 희석 등에서 나타난다.

c) 모세혈관 투과성 증가

모세혈관 투과성은 구멍크기와 갯수에 의해 결정된다. 국소적으로 투과성이 증가되는 것은 화학적, 세균적, 온열적 및 기계적 자극에 의하여 투과성이 높아지게 되며 단백질과 같은 큰 입자도 통과할 수 있게 된다. 또한 심한 외상, 화상, 염증 시에도 볼 수 있으며, 알레르기나 세균독소 등에 의하여 전신적으로 증가되는 경우도 일어날 수 있다.

d) 림프관 흐름 장애

림프관에 염증이나 감염 등으로 흐름의 장애를 받으면, 림프관염이 발생하여 막힐 수 있으며, 암 치료 목적으로 근치수술(radical operation)후에도 폐쇄현상이 나타나게 되어 정상적으로 흡수되던 여과액이 조직에 남게 되면서 국소적으로 모세혈관 내 압력이 증가되어 심한 부종을 일으키게 된다.

e) 조직압

혈장 교질삼투압 외에 액체가 모세혈관에서 조직 쪽으로 이동하는 것을 저지하는 조직의 힘을 조직압이라고 한다. 이것은 정상 상태에서 30~40 mmHg이고 사지보다 하지에서 높다. 콩팥증후군(nephrotic syndrome)이나 종말증(cachexia)일 때 하지의 부종이 일어나기 쉽다.

b. 전신성 인자

체액조절인자가 주요인으로써 전신성 부종은 몸 전체의 수분과 전해질 균형을 유지하는 신장의 장애로 인한 것과 심장의 장애로 인한 것이 많다. 주로 이와 같은 장애로 몸 전체의 염분과 수분이 저류된 상태에서 발생하는 부종이다.

(10) 멜라닌(Melanin) 대사 장애

멜라닌 대사는 물리치료에서 광선치료와 관련이 깊으며, 인종의 차이를 결정하는 피부색깔을 나타내는 과립으로 멜라닌 세포에서 생성하게 된다. 인종의 색깔은 멜라닌 세포의 수가 아닌 세포가 생성하는 멜라닌 양의 차이에 의해 결정된다. 또한 피부의 표피, 유방, 모발, 눈의 망막(맥락막), 중추신경계 등에 분포되어 있으며, 강한 일광선이나 자외선 조사 시 멜라닌이 형성되어 신체를 보호하는 방위 색소로 작용하게 된다. 또한 빛을 흡수하여 체내에 열에너지로 전환시켜 보온 및 세포의 기능을 높이는 중요한 역할을 하고 있다. 그러나 과다하게 형성되어 피부에 침착되는 문제가 발생되기도 한다.

① 몽고인 반점(Mongolian spot)

선천성 피부반점의 한 형태로 동양인종계의 82~100 %, 인디언계에서 90 %, 백인계에서 약 9.2 % 정도 신생아에서 발현한다. 특이한 점은 청흑색, 청회색, 또는 짙은 갈색의 형태로 허리 척추나 엉치부의 진피에 다량의 멜라닌이 침착되어 나타나는데 이는 전신발모의 퇴화적 흔적이라 생각되어 지고 있다.

② 색소성 모반(Pigmented nevus)

흔히 점이라고도 하며, 하등동물에서 감각반(感覺班)의 흔적으로 일종의 모근(毛根)기형이다. 색소성 모반은 멜라닌 세포 계통의 모반세포로 이루어진 양성종양을 말하는데, 가려움증이나 압통, 통증 등이 있거나 궤양이나 출혈 등이 동반될 경우 악성 종양으로 이행되는 경우가 있으므로 외과적으로 적출을 시도할 때 주의하여야 한다.

③ 흑색종(Melanoma)

멜라닌색소를 만들어내는 피부세포를 멜라닌세포(melanocyte)라고 하는데, 흑색종은 이 멜라닌 세포 또는 모반세포의 악성 종양으로 피부암에서 가장 많이 발생하며, 악성도가 높은 질병이다. 원인은 불분명하지만 백인종에서 유색인종보다 발병률이 높으며, 특히 자외선이 강한 지역에서 더 높은 발병률의 보고가 있다.

④ 백반증(Vitiligo)

멜라닌 세포의 파괴나 감소로 인하여 피부가 하얗게 보이는 현상으로, 여러 가지 크기와 형태의 백색 반점이 피부에 나타나는 후천적 탈색소성 질환이다. 인종이나 지역에 차이 없이 인구의 약 1~2 %에서 발생하며, 대개 10~30세 사이에서 호발하며. 그 중 50 %는 20세 전에 나타나기도 한다. 정확한 원인은 아직 알 수 없으며, 일반적으로 30 %에서 가족력의 소견이 보이기도 한다.

(11) 요산대사 장애

요산은 체내에 핵물질로부터 만들어지고 또 체내에서 글리신이나 탄산 등으로 합성되는 외에 육식을 할 때 섭취한 근육의 퓨린(purine)체에서도 만들어진다. 신장은 요산을 요산염의 형태로 하루에 7~8 mg/kg을 배출하는데 이 대사에 장애가 생기면 여러 가지 문제가 일어난다. 그 중에서 대표적인 질환이 통풍(gout)이다. 통풍은 관절염의 일종으로 단백질을 섭취하여 분해가 되는 과정에서 이루어지는 "퓨린대사"의 장애로 혈중에 과도한 요산이 존재하고 이 요산은 결정을 만들어서 관절 주위 및 연부 조직에 침착되어 격심한 발작성 관절통을 야기하는 급성 염증성 관절염을 일으키게 된다. 통풍환자의 요량은 하루에 2ℓ 이상이지만 알칼리성으로 바꾸지 않을 때에 요산은 요세관 말단부에 침착되어 신장애나 신결석을 유발하기 쉽다. 따라서 단백뇨, 혈뇨를 수반하는 환자는 통풍을 의심할 수도 있다. 보통염색체 우성으로 유전하는 유전성 질환이나 남자와 여자에서 표현율이 달라서 남자가 95 % 이상을 차지한다.

(12) 황달(Jaundice, Icterus)

체내의 적혈구에 함유되어 있는 헤모글로빈의 수명이 다하면 분해되어 빌리루빈(bilirubin)이라는 물질로 바뀌게 되는데 이 빌리루빈은 간에서 하루 50~200 mg 생성되며, 쓸개즙에 섞여 담도를 타고 십이지장으로 배출되게 된다. 혈액 중의 총 빌리루빈량은 0.2~1.0 mg/dl인데, 흔히 황달은 혈액 내에 빌리루빈이라는 물질이 여러 가지 이유로 많아져 2 mg/dl를 초과하게 되면 피부의 색깔이 빌리루빈의 색깔인 황색으로 보이는 병적인 상태를 말한다. 연골이나 신경조직, 각막 등을 제외한 신체 모든 조직에 침착될 수 있으며, 경미한 황달은 안구결막에서 약간 보이는 정도이다.

① 황달의 종류

a. 용혈성 황달

적혈구가 다량으로 파괴되어 용혈성 빈혈이 발생된 경우 빌리루빈이 급격히 증가(2 mg/dl)하게 되어 간세포의 처리능력 한계에 도달하게 된 상태를 말한다. 대표적인 예로서 간전성 황달(prehepatic jaundice)이 있다. 경도의 증상은 두통, 권태감 외에 미주신경자극으로 인한 느린맥(bradycardia)이 나타나고 때로는 피부가 가려워진다. 중증의 황달은 발열, 간부분의 통증, 혼수 등을 볼 수 있으며, 급성 간위축증, 간경화증, 간암 등의 경우에서

볼 수 있다

b. 신생아 황달

신생아에게 생기는 생리적 현상으로 출생 3~5일 후 부터 나타나서 7~10일, 경우에 따라 2주 정도 지나면 사라지게 된다. 이는 출생과 동시에 폐에 많은 양의 산소가 유입되면서 태생기의 적혈구가 필요 없게 되어 생리적으로 붕괴되는 현상이며, 신생아의 적혈구는 성인의 적혈구보다 현저히 약해 잘 깨지게 되어 빌리루빈을 많이 발생하게 되기 때문이다. 또한 신생아는 간의 기능이 미숙하기 때문에 빌리루빈을 제거 하지 못하므로 더욱더 나타나기 쉽다.

c. 태아적혈모구증(Erythroblastosis fetalis)

신생아 황달의 중증형으로 분만 시 이미 양수도 황색으로 변해있으며, 산모와 신생아 간의 혈액형의 부적합에 의한 항원과 항체반응의 결과로 모체에서 생성된 Rh항체가 태반을 통해 태아의 몸속으로 들어가 적혈구의 파괴가 일어난다. 황달 현상은 생후 24시간 이내에 심하게 진행되어 간장이나 비장 등 혈액 속에 적아세포(erythroblast)가 증가하고 빈혈증과 피하출혈, 부종 등이 동반된다. 혈중 빌리루빈이 20 mg/dl 이상이 되면 대뇌 바닥핵(basal ganglia)이 황염(黃染)되고 신경세포를 파괴시키게 되는데 이것을 핵황달(kernicterus)이라고 하며, 무산소증이 심하게 되어 구토증상이 나타나기도 한다. 사산되기도 하며 생명을 구하였을 경우 불수의적 운동을 동반하는 뇌성마비가 일어나기도 하고 청력장애, 치아 이상 등의 황달 후 뇌 기능 장애를 남기는 수가 많다. 설파민제(sulfamin)를 투여하든지 비타민 K를 과도하게 복용하는 경우에도 핵황달이 나타나는 경우가 있다. 임신 횟수를 거듭할 때마다 모체에 항체가 증가하기 때문에 첫째 아기보다는 둘째 아기 때부터 일어날 가능성이 많다.

(13) 탈수증(Dehydration)

인체의 체액에서 수분이나 전해질 또는 수분과 전해질이 함께 상실되어 나타나는 병적인 상태를 말한다. 일반적으로 체중의 5 % 이상의 수분이 상실되면 탈수증이 나타나며, 수분의 10~25 %가 감소되면 생명이 위태롭게 된다. 탈수증은 의식장애나 구강을 통한 물의 섭취가 어려운 환자나 이뇨제의 과용 등으로 체액에서 수분이 상실되어, 전해질에 대한 수분의 양이 적어진 수분결핍성 탈수 또는 고장성 탈수와 체액에서 전해질이 소실되어, 전해질에 대한 수분의 양이 많아진 염결핍성 탈수 또는 저장성 탈수가 있다.

(14) 염증(Inflammation)

염증이란 신체에 어떤 자극이 가해졌을 때 생체조직의 방어반응의 일종으로 손상을 국소화시키고 손상부위를 회복시키기 위한 다양한 변화 즉, 물질의 대사 장애, 조직의 변질 또는 증식, 순환장애와 삼출(exudation) 등이 나타나는 복잡한 병변을 일컫는다. 국소증상은 발적(redness), 종창(swelling), 열감(heat), 통증(pain), 기능상실(loss of function) 등의 5대 징후가 있으며, 임상적으로 3~4주간의 경과를 급성염증이라 하며, 이 시기에는 그 모든 징후가 발견되지만 4주 이상의 만성염증에서는 그 증세가 경감되어 있으며 조직의 세포나 혈관의 증식이 현저하게 나타나게 된다. 따라서 염증이 있을 경우 온열치료의 적용 시 급성과 만성염증을 구별하여 신중하게 적용하여야 한다.

(15) 재생(Regeneration)

생체조직의 일부가 상실되거나 손상된 부분에 남아있는 조직이 증식하여 새로운 조직이 생겨 복구되는 현상을 말한다. 일반적으로 생리적 현상에 의해서 소실되는 조직을 계속해서 규칙적으로 정연하게 보충되는 생리적 재생(physiologic regeneration)과 병적으로 잃어버린 부분이 보충되는 병리적 재생(pathologic regeneration)이 있다. 생리적 재생은 상피세포, 월경, 손톱, 발톱, 혈구의 재생 등에서 볼 수 있다. 재생의 완전성 여부에 따라 잃어버린 부분과 똑같은 종류의 조직이 보충되는 완전 재생과 불완전하지만 형태적이나 기능적인 부분에서 어느 정도 유사하게 보충되는 불완전 재생 등이 있으며 우리 인체는 완전재생 보다 불완전 재생이 더 많다. 조직에 따라 재생 능력에 차이가 있으며 중추신경계 세포나 심근의 경우는 전혀 재생이 되지 않으며, 샘상피, 뼈대근육, 민무늬근육 등은 자극을 받게 되면 안정 세포에 의한 빠른 분열로 손상된 조직을 정상으로 회복시켜 재생이 되나 비교적 그 능력이 약하고, 결합조직, 말초신경, 혈액, 표피, 점막상피 등은 일생동안 증식하면서 탈락 또는 사멸된 세포를 채워주는 불안정 세포에 의해 재생능력이 강한 조직이다.

[참고문헌]

세계보건기구(WHO, 국제기능·장애·건강분류(International Classification of Functioning, Disability, and Health, ICF), 2001. 보건복지부.

강순희 외 편저, 오설리반 & 슈미츠 질환별 물리치료, 개정4판, 영문출판사, 2007.

민경옥, 김순희, 박래준, 질환별 물리치료, 2001.

박지환 외 편저, 근골격계 질환별 물리치료, 현문사, 2007.

지제근, 알기쉬운 의학용어 풀이집 제3판, 고려의학

이진우, The Root of Ambulatory Care, 군자출판사.

제 2 장 근육계질환
(Muscular System Disease)

1. 근육 퇴행성 위축증
2. 중증 근무력증
3. 선천성 근긴장증

제2장 근육계질환 (Muscular System Disease)

1 근육퇴행위축증

(진행성 근이영양증, Progressive muscular dystrophy)

1) 개요

근육퇴행위축증(근 이영양증 muscular dystrophy)은 뼈대근육의 약화를 일으키는 유전성 근육질환이다. 근육퇴행위축증은 중추신경계나 말초신경계의 손상이 없는 상태에서 근 자체의 이상으로 인해 발생하는 근육 질환의 하나로서 진행성으로 나타난다. 증상으로는 대칭성 근 위축 및 근쇠약, 근단백질 결손, 근육 세포와 조직의 괴사 등으로 특징지어지며 감각 및 피부 반사는 정상이다. 대부분의 근육퇴행위축증은 심장, 위장관계, 신경계, 내분비계, 피부, 눈, 기타 장기를 포함한 신체전체의 다발성 질환(multi-system disorder)으로 나타난다. 근육퇴행위축증에는 크게 뒤시엔느형(Duchenne), 베커형(Becker), 팔다리이음형(limb girdle), 선천성형(congenital), 얼굴어깨위팔형(facioscapulohumeral), 근긴장형(myotonic), 눈인두형(oculopharyngeal), 메머리-드레이푸스형(Emery-Dreifuss) 등으로 분류되지만 이와 유사한 질환은 100가지도 넘게 존재하며 흔히 임상적 특성에 따라 구분하거나 싱염색체 유진형태, 상염색체 우성 유전형태 및 상염색체 열성 유전형태로 구분한다(표 2-1).

〈표 2-1〉 근육퇴행위축증의 유형별 분류

성염색체 열성 근육퇴행위축증 (X-linked recessive type)	상염색체 열성 근육퇴행위축증 (Autosomal recessive type)	상염색체 우성 근육퇴행위축증 (Autosomal dominant type)
뒤시엔느형(Duchenne type) 베커형(Becker type) 메머리-드레이푸스형 (Emery-Dreifuss type)	팔다리이음형 (Limb-girdle type)	얼굴어깨위팔형 (Facioscapulohumeral type) 어깨종아리형(Scapuloperoneal type) 근긴장형(Myotonic type) 눈인두형(Oculopharyngeal type)

2) 진단

일반적으로 근육퇴행위축증의 진단은 근생검으로 확진하며 이학적 검사, 병력청취, 혈청검사, 요검사, 근전도 등이 함께 이루어진다. 어떤 경우에는 DNA검사가 필요할 때도 있다. 이학적 검사에는 근력검사, 반사검사, 감각검사 등이 포함되는데 주로 물리치료사에 의해 이루어지며 의사가 진단을 내릴 때 기초적 자료로 활용된다.

3) 예후

근육퇴행위축증의 예후는 질환의 유형과 진행에 따라 다양하다. 대부분의 경우 중증 근약화, 기능장애, 보행장애를 나타내지만 일부의 경우 경증으로 나타날 수도 있다. 정상적인 수명에 걸쳐 매우 느리게 진행되는 경우도 있으나 중등도의 장애인 경우만 성인까지 생존가능하며 나머지는 유아기에 사망하게 된다. 근육의 쇠약 또는 위축은 다양하게 나타나며, 골반, 어깨, 얼굴, 어디든지 발생할 수 있다. 근육퇴행위축증은 성인에도 침범할 수 있으나, 대부분의 형태는 소아에서 일어나는 경우가 많다.

4) 치료

현재까지 알려진 치료법은 없으며 질환의 악화를 예방하기 위해 침상안정을 취하는 등 활동을 줄이고 물리치료, 작업치료, 언어치료, 보장구 등의 사용으로 도움을 준다. 물리치료는 구축을 예방하고 근긴장도를 유지하는데 도움을 주며, 보조기와 교정을 통해 변형을 최소화하고 기능적 능력을 최대화하여 삶의 질을 개선시키는데 도움을 준다.

5) 근육퇴행위축증의 유형 및 유형별 병인과 증상

(1) 뒤시엔느 근육퇴행위축(Duchenne muscular dystrophy)

① 개요

뒤시엔느 근육퇴행위축(Duchenne muscular dystrophy)은 근육퇴행위축증 중 가장 발생빈도가 높고 중증의 형태로, 근육의 퇴행이 급속하게 진행되어 결국 보행장애와 사망으로 이끄는 형태이다. 일반적으로 모성유전(X 염색체)에 의해 남성에게만 나타나며 주로 다리의 거짓비대(pseudohypertrophy)가 특징적인 임상 소견이다.

근육의 진행성 변성으로 인해, 움직임이 상실되고 마비로 이어지게 되는데, 3~5세부터 보행곤란과 같은 증상들이 나타나기 시작하여 10살이 되면 보행 시 보장구가 필요하게 되며 12살이 되면 대부분의 환자는 휠체어에 의존하게 된다. 지적능력의 경우 떨어지는 경우도 있으나 진행성으로 더 나빠지지는 않는다. 진행성 근육퇴행위축증 환자의 평균 수명은 십대 초반에서 30대 중반까지 다양하며 40대, 50대까지 생존한 사례도 있다.

② 증상

뒤시엔느 근육퇴행위축증의 주요 증상은 수의근 특히 골반과 종아리근육이 가장 먼저 침범되며 나타나는 근약화와 관련된 진행성 신경근 장애이다. 팔과 목 등 다른 부위에서도 근약화는 나타나지만 다리에서 가장 빨리 나타난다. 증상은 6세 이전의 남아에서 주로 나타나며 유아기에 관찰될 수 있다. 초기에는 다리와 골반의 몸쪽의 진행성 근위축이 관찰되나 결국 팔과 목 등으로 근약화가 퍼지게 된다. 종아리의 거짓비대가 나타나고 서있거나 계단을 올라가기가 힘들어 지고 일반적으로 걷고, 뛰기에 서툰 편이며 종아리의 근긴장도가 증가되어 앞발로 걸으려는 경향이 있다〈그림 2-1〉. 또한 무릎 폄근의 약화를 보상하기 위해 발가락으로 걸으려고 한다(tip to walking). 쉽게 피로감을 느끼고, 척주앞굽음증(lumbar lordosis)이 증가되어 엉덩관절 굽힘근이 단축된다. 발꿈치힘줄(achilles tendon)과 넙다리뒤근육(hamstring)이 구축되면서 결합조직이 섬유화되고 근섬유가 짧아진다. 점점 걷기가 힘들어지고 근섬유 변형으로 인해 종아리는 확장된 근육이 지방과 결합조직으로 대체되어 거짓비대가 된다〈그림 2-2〉. 행동과 학습장애가 생기고 보통 12세가 되면 걷는 능력을 상실하게 된다. 마지막에는 비정상적인 뼈의 발달로 인해 척주옆굽음증(scoliosis) 등의 뼈 변형을 가져오게 된다.

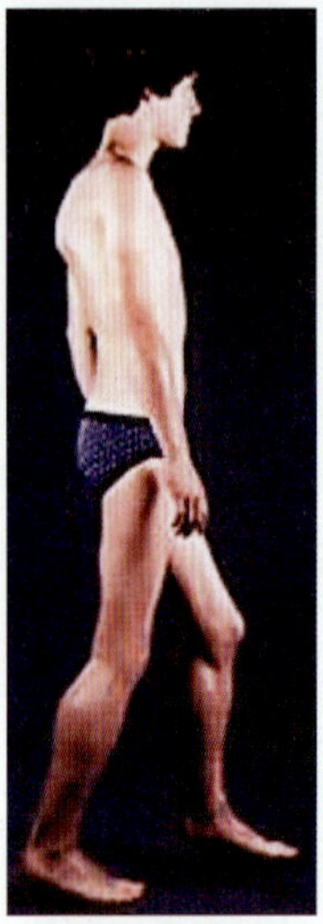

〈그림 2-1〉

13세된 소년의 걷는 모습으로 중간 디딤기 동안 엉덩관절을 위하여 과도한 몸통 앞굽음과 발목관절 발바닥쪽 굽힘을 보여주고 있다.

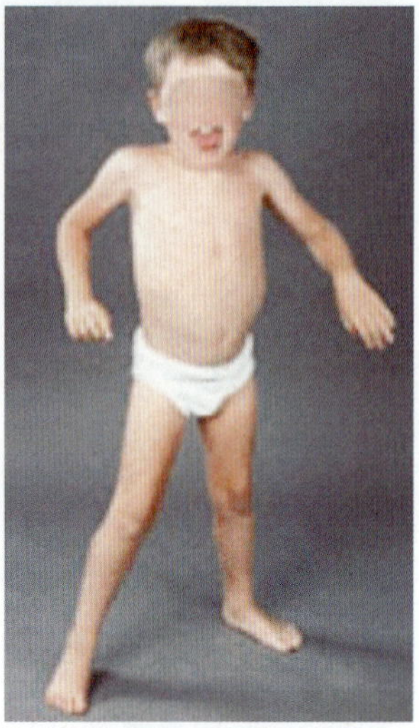

〈그림 2-2〉

심하게 침범된 5세 정도의 아이로 기저면이 넓은 보행을 하기 위하여 아래 다리 바깥돌림을 취하고 있다.

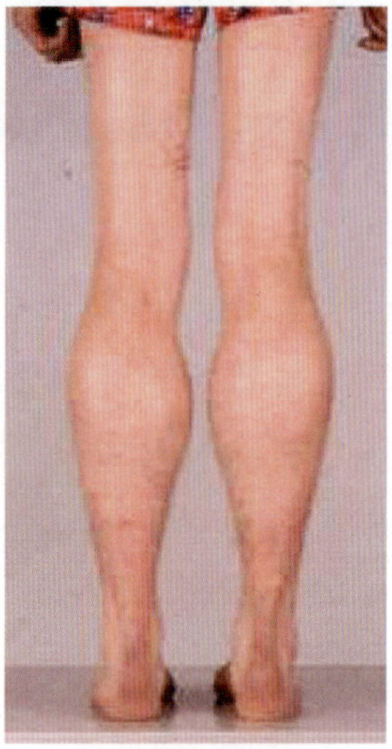

〈그림 2-3〉

종아리근 거짓비대

③ **검사**

a. 가우어스 징후(Gower's sign)

몸쪽 근육, 특히 다리의 근약화를 나타내는 임상적 징후로, 환자를 바닥에 엎드린 상태에서 일어서게 하면 바로 일어서지 못하고 처음에는 손으로 바닥을 짚으며 네발기기 자세를 취하고 다음에는 무릎을 잡고 밀면서, 다시 허벅지를 짚으며 천천히 일어나게 되는 것을 가우어스 징후라 한다〈그림 2-4〉.

b. 오버 검사(Ober's test)

이 검사는 엉덩정강근막띠(iliotibial tract)의 구축을 평가하기 위한 검사이다. 평가하는 동안 환자는 검사할 쪽 다리가 위로 가도록하여 환자를 옆으로 눕게 하고 검사자는 위에 있는 다리의 엉덩관절(고관절, Hip joint)을 최대한 벌림, 폄(시킨 다음 무릎관절을 굽힘 시킨다. 이 자세에서 천천히 벌림된 다리를 놓으면 엉덩정강근막띠의 길이가 정상일 경우 모음 상태로 돌아오나(음성), 구축이 있는 경우 그대로 벌림 상태로 유지된다(양성).

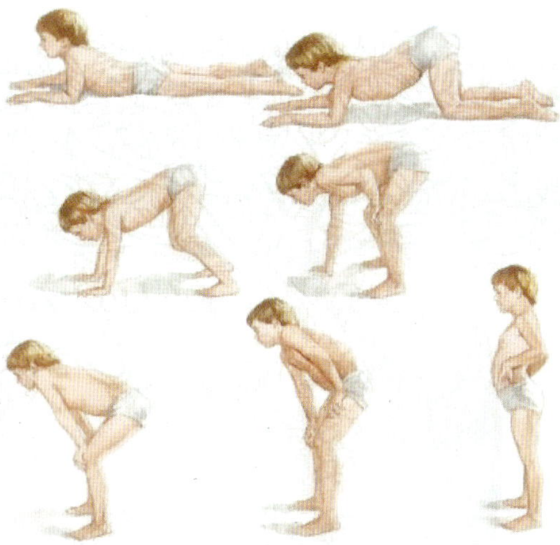

〈그림 2-4〉 Gower's sign

c. 토마스 검사(Thomas test)

토마스 검사는 엉덩관절 굽힘근의 단축 또는 구축여부를 평가하기 위한 방법이다. 환자를 진찰대 위에 바로 눕게 한 다음, 허리뼈의 생리적 앞굽음증을 편평하게 하여 골반을 고정시킨 다음 검사자가 한쪽 엉덩관절을 굽힘시킨다. 환자는 굽힘 시킨 한쪽 다리를 가슴에 붙들고 유지시키는 동안 반대측 엉덩관절의 폄을 유지할 수 있다면 정상일 것이고 반대측 다리가 바닥에서 떨어지면 엉덩관절 굽힘 구축이 있는 것을 의미한다. 엉덩관절 구축의 정도는 환자를 측면에서 관찰해보면 쉽게 알 수 있으며 다리를 완전히 폈을 때 테이블과 환자 다리 사이의 각을 측정하면 된다.

④ **예후**

뒤시엔느형 근육퇴행위축증은 심장근과 호흡근을 포함한 모든 수의근에 침범하게 된다. 일반적인 기대수명은 십대 후반에서 20대 중반이며 최근 의학의 발달로 수명을 연장시키고 있다.

⑤ **치료**

치료법은 알려져 있지 않으나, 최근 줄기세포연구 등으로 손상된 근육조직을 대체하는 방법이 연구되고 있다. 치료는 일반적으로 증상을 완화시켜 삶의 질을 높이는데 있다.

또한, 물리치료를 통해 근력, 유연성, 기능을 유지하는데 도움을 주며 보장구 등을 통해 이동과 일상생활동작능력을 개선시킨다.

a. 물리치료

물리치료는 환자가 가지고 있는 최대한의 잠재력을 이끌어내는데 중점을 두어야 하며 적절한 스트레칭 프로그램을 통해 구축과 변형을 최소화하여 관절의 가동 유지, 근위축을 예방하여 독립적인 보행 능력을 최대한 연장하도록 하며 호흡근의 약화를 예방하고 지구력을 강화하여 이차적인 합병증을 최소화하고 예방하는데 치료 목적이 있다.

a) 초기 치료

1. 초기단계에서 가장 중요한 것은 앞서 말했듯이, 근력이 약화되기 전에 근력을 유지 및 증진시킬 수 있는 치료계획을 정확하게 세우는 것이다.
2. 다리이음뼈(pelvic girdle)와 몸통의 근육들에 대하여 하루에 몇 회 정도 환자가 피로하지 않는 범위 내에서 짧은 시간동안 운동을 시킨다.
3. 강력한 운동은 근육을 파괴하는 파괴율을 높이므로 너무 강한 운동계획은 절대로 피해야 한다.
4. 구축의 교정보다는 구축의 예방에 관점을 두고 운동치료를 실시하는데, 이러한 목적 달성을 위하여 물리치료사는 환자의 가족에게 수동운동의 원리를 잘 가르쳐주어 하루에 2~3회 정도 규칙적으로 실시하게 한다.
5. 구축 방지를 위한 운동계획에는 엉덩정강근막띠, 넙다리뒤근육, 엉덩관절과 무릎관절 굽힘근, 발목관절 발바닥쪽굽힘근 등의 신장운동이 포함되어야 한다.

b) 후기치료

1. 후기에는 신장운동과 등척성 운동이 특히 강조되도록 운동계획을 세워야 한다.
2. 근육의 침범은 초기에는 엉덩허리근(iliopsoas), 넙다리네갈래근(quadratus femoris), 큰볼기근(gluteus maximus) 등이, 후기에는 앞톱니근(serratus anterior), 큰가슴근(pectoralis major), 넓은등근(latissimus dorsi), 위팔두갈래근(biceps brachii), 아래팔근, 손의 작은 근육 등이 침범되고, 장딴지근(gastrocnemius)이나 발의 근육은 말기까지 근력이 유지된다는 사실에 유념하여 운동계획을 세운다.
3. 환자가 독립적인 보행이 어려울 때는 다리의 근력을 보조해줄 수 있는 적당한 보조기를 착용시키고, 환자가 넘어졌을 때 심한 손상을 당하지 않도록 팔을 이용해 넘어지는 방법을 가르쳐준다.
4. 균형훈련(balance training)은 환자가 똑바로 선 자세를 견딜 수 있게 되면 곧바로

시작한다. 이때 키가 작고 마른 근육퇴행위축증 환자는 키가 큰 환자보다 측방에서 측방으로 체중을 이동하는데 있어 훨씬 더 많은 문제점을 가지고 있다는 사실을 인식하고 이에 대한 대처를 해야 한다.

5. 발목과 무릎 등의 각종 변형에는 적당한 부착물을 첨가하여 교정해준다.
6. 휠체어는 도저히 혼자서는 독립적인 보행을 할 수 없는 환자에게 적용된다. 휠체어는 환자의 상태에 따라 적당한 형태와 기능적 부착물을 단 것을 선택한다.
7. 호흡기능을 모니터하여 호흡 운동을 도와주고 분비물을 제거하는 방법을 가르친다.

c) 외과적 치료

외과적 치료로는 주로 기형에 대한 수술적 교정이 해당되는데, 발목의 꿈치들린휜발(equinus) 변형이나 꿈치바깥들린휜발(equinovarus), 엉덩관절과 무릎관절의 굽힘 구축, 척추 변형 등에 대한 수술이 대부분이다.

(2) 베커형 근육퇴행위축증

베커(Becker)형 근육 위축증은 뒤시엔느형 근육퇴행위축증과 마찬가지로 성염색체 열성 질환으로, 장딴지 근육의 거짓비대가 나타나고, 주로 몸쪽 부분의 근 쇠약이 나타나며, 혈청 크레아틴키나아제(creatine kinase) 수치가 높은 등의 임상적 양상이 거의 비슷하나 뒤시엔느형에 비해 늦게 발병하며 임상질환도 덜 하고 질환이 느리게 진행되는 것이 특징이다.

① 치료

침상안정 또는 너무 오래 앉아있는 자세는 질환을 더욱 악화시키므로 활동을 장려해야 한다. 물리치료를 통해 근력을 유지하는 것을 돕고 보장구, 휠체어 등을 사용하여 보행과 일상생활동작을 개선시킨다. 물리치료와 외과적 치료는 뒤시엔느형과 거의 비슷하다.

② 예후

베커형 근육퇴행위축증의 예후는 뒤시엔느 근육퇴행위축증에서보다 다양하며 질환이 발병한 나이에 따라 경증에서 중증까지 달라진다. 베커형 근육퇴행위축증은 일반적으로 11세경에 발병하며 2세부터 21세까지도 발병할 수 있다. 20대까지 계단을 오르기나 보행이 가능한 정도로 느린 진행을 보이고 40대 이후까지 생존하기도 한다.

(3) 에머리-드레이푸스 근육퇴행위축(Emery-Dreifuss Mmuscular Dystrophy; EDMD)

에머리-드레이푸스형 근육퇴행위축증은 또 하나의 성염색체 유전 근육퇴행위축증으로 뼈대근육과 심장의 근육에 주로 영향을 주는 질환이다. 초기에 나타나는 특징은 관절의 움직임을 제한하게 되는 변형과 구축이다. 구축은 주로 팔목, 발목, 목 주변에 흔히 나타나며 소아에서부터 십대까지 나타나게 된다. 대부분 느린 진행성 근 약화를 보이고 팔과 다리에서 시작하여 어깨와 골반으로 진전된다. 특히, 대부분의 에머리-드레이푸스 환자에게 어릴 때 심장질환이 발생하게 되어 심장박동조율기(pacemaker)를 달아야 하는 경우가 흔하며 심전도 결손, 부정맥, 느린 맥 등으로 인해 치료하지 않을 경우 심장마비로 사망할 수도 있다.

6) 상염색체 열성 근육퇴행위축증

(1) 팔다리이음형 근육퇴행위축(Limb Girdle Muscular Dystrophy)

이 질환은 상염색체 열성 근육퇴행위축증에 속하는 유전성 질환으로 뒤시엔느형 다음으로 발생빈도가 높으며 어깨와 골반 등 일반적으로 팔다리이음뼈에 가장 심각하게 침범하게 되는 질환이다. 팔다리이음뼈 근육퇴행위축의 증상은 근 약화, 근긴장증, 심근병증, 종아리근 비대증, 혈청 크레아틴 키나제(CK)의 상승 등의 특징적인 형태로 뒤시엔느형과 매우 유사하다. 일반적으로 팔다리의 몸쪽부분에 양측성으로 나타나며 느린 진행을 보인다. 통증은 거의 나타나지 않으며 지능도 정상이다. 성염색체 열성 근육퇴행위축증과 달리 성과 관련이 없으며 발병연령 분포는 유아에서부터, 청소년, 장년층에서 다양하게 나타나며 일반적으로 10세와 30세 사이에서 발병한다. 어린 나이에 발병 할수록 병의 진행이 더 빠르며, 사춘기 혹은 성인이 된 후 발병한 경우 느리게 진행된다.

상염색체 열성 근육퇴행위축증에는 팔다리이음형 외에도 침범 부위에 따라 골반이음형(pelvic girdle type), 어깨이음형(shoulder girdle type)으로 나누기도 한다.

① 치료

팔다리이음형 근육퇴행위축증의 치료는 일반적으로 운동과 물리치료를 통해 근력과 관절의 유연성을 유지하는데 중점을 둔다. 폐와 심질환에 대한 주의도 요구된다. 정맥 주사용 면역 글로불린(IVIg)을 통해 섬유화와 염증을 예방하여 이차적으로 근력을 증가시키고 진행을 예방한다.

(2) 선천성 근육퇴행위축(Congenital Muscular Dystrophy)

선천성 근육퇴행위축은 출생 시부터 팔다리 근 쇠약 및 흐느적거림의 근육증상이 나타나 느리게 진행되며, 몸쪽부분 및 몸통 근육의 구축이 있고, 근 쇠약의 심각성 및 진행성이 다양한 상염색체 열성 근육퇴행 위축증의 하나이다.

현재 특별한 치료법은 없으며 물리치료와 작업치료, 수술적 치료 등과 보장구 등으로 도움을 준다.

7) 상염색체 우성 근육퇴행위축증

(1) 얼굴어깨위팔 근육퇴행위축(Facioscapulohumeral muscular dystrophy)

얼굴어깨위팔 근육퇴행위축(facioscapulohumeral muscular dystrophy)은 상염색체 우성 질환으로 얼굴과 어깨, 그리고 위팔의 근육이 일차적으로 침범되어 나타나는 질환으로 골격근 유전질환 중 세 번째로 흔한 형태이다. 진행성 근 약화가 비대칭성으로 나타나며 여러 형태의 근육퇴행위축증 중 가장 예후가 양호한 질환이다. 증상은 유아기부터 시작되어 95 %는 10대가 되면 드러나게 된다.

특징으로는 처음에 대부분 얼굴에서 양측성으로 근 쇠약이 일어나고, 팔을 머리까지 들어올리기 어렵거나 날개어깨뼈(winged scapular)모양 혹은 천사날개모양(angel-wing appearance)을 보이는 특성을 보이며〈그림 2-5〉, 다리에서도 몸쪽 근육 침범과 더불어 종아리 근육 쇠약이 심하다. 특히 위팔에서 아래팔보다 심한 근 쇠약 형태를 나타낸다고 하여 '뽀빠이 형태(popeye effect)'라고도 부른다〈그림 2-6〉. 정강이 근육 쇠약과 발처짐 현상

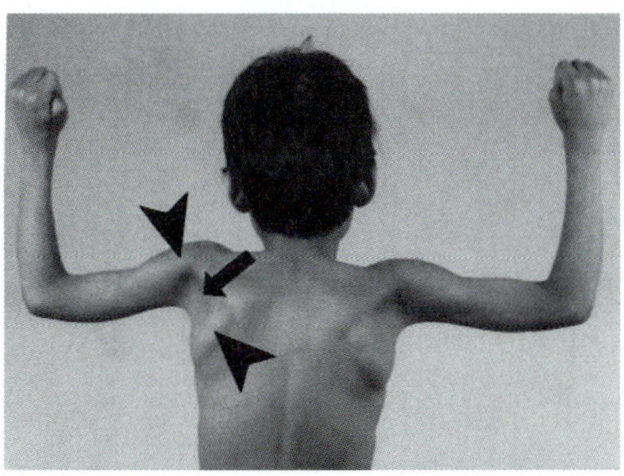

〈그림 2-5〉 날개 어깨뼈(Winged Scapular)

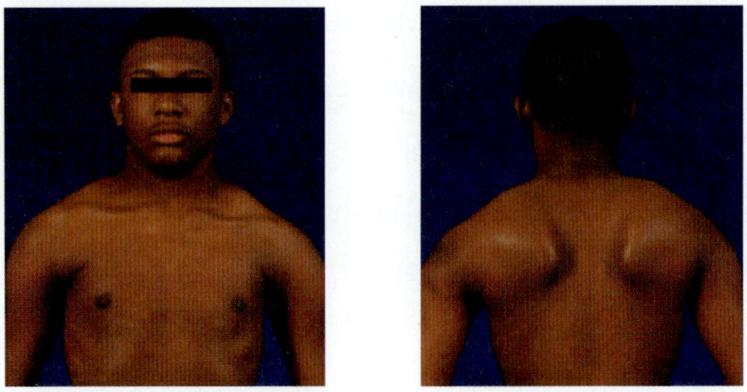

등세모근의 약화와 팔의 체중에 의해 빗장뼈 수평위를 취하고 복장빗장관절이 돌출된 모습

Popeye type

〈그림 2-6〉

으로 동요성 보행을 나타낸다.

(2) 어깨종아리 근육퇴행위축(Scapuloperoneal Muscular Dystrophy)

어깨종아리 근육퇴행위축증은 얼굴어깨위팔 근육퇴행위축증의 한 변형으로 종아리뼈와 앞정강근(tibialis anterior)이 질병의 초기에 침범되어 발처짐(foot drop)이 생긴다. 그리고 연이어 어깨의 근육 약화로 얼굴어깨위팔 근육퇴행위축의 전형적인 증상을 나타낸다. 그리고 이들 환자의 약 1/2이 얼굴근육의 약화를 나타낸다.

(3) 근육긴장성 근육퇴행위축(Myotonic Dystrophy)

이 질환은 상염색체 우성 유전의 질환으로 출생 후부터 노인까지 어느 연령대에도 발생할 수 있으며 만성으로 느리게 진행되고 다발적으로 발생한다. 백내장(cataracts), 심장근육병증, 내분비계 변화와 근긴장 등 여러 기관을 침범하여 여러 가지의 증상 발현이 일어나는 것이 특징이다. 발병 연령에 따라 임상적 양상에 차이가 있지만, 근육긴장성 근육퇴행위축(myotonic dystrophy)은 성인에서 가장 흔한 유전성 근육퇴행위축의 한 형태에 속한다.

a. 임상증상

근육긴장증의 현상은 강한 수의적 수축이후 즉시 이완이 잘 안되어 지연되는 상태를 말한다. 대부분의 경우 성인이 되기 전까지는 근 쇠약이 일어나지는 않으며 근위축은 먼쪽부위를 중심으로 나타나며 다리에서보다 팔에서, 굽힘근 보다 폄근이 장애를 받아, 주로 아래팔의 폄근과 더불어 손의 작은 근육들에서 근 위축이 일어난다. 또한 얼굴에서는 눈꺼풀 근육 및 얼굴 근육들이 쇠약이 일어난다. 목 근육이 위축되어 목이 앞으로 굽는 백조목(swan neck) 형태를 보이는 경우도 있으며, 인두 및 후두 근육들의 쇠약으로 목소리가 약해지거나 삼킴 곤란이 일어날 수도 있다. 근육 이외 조직들에서 퇴행위축성 변화가 일어나는 특성으로 가장 흔한 형태는 백내장(cataracts)이다.

b. 치료

특별한 치료법은 없으며 근육긴장증을 개선하기 위하여 키닌(quinine), 페니토인 나트륨(phenytoin sodium) 및 기타 항경련제를 사용하기도 하며 주기적인 심전도 검사도 필요하다.

(4) 눈인두 근육퇴행위축(Oculopharyngeal Dystrophy)

눈인두 근육퇴행위축은 30대에 흔히 발병하며, 인두근(pharyngeal muscle)의 침범으로 삼킴 곤란과 말더듬증(조음곤란, dysarthria)이 생기고 엉덩관절과 어깨관절의 약화가 일어난다.

2 중증 근무력증(Myasthenia Gravis)

1) 개요

중증 근무력증의 어원은 근 약화(weakness)라는 뜻의 그리스어 어원의 '근무력증(myasthenia)'과 심하다(severe)는 라틴어 어원의 '중증(gravis)'이란 단어를 복합하여 만들어진 용어로 문자 그대로 중증의 근 약화를 말하며 근 약화와 피로를 일으키는 신경근 질환이다. 특히, 반복적인 활동이나 지속적인 긴장을 할 때 수의근이 비정상적으로 쉽게 피로를 일으키고, 약화가 일어나는 잠행성(insidious type) 질환이다.

병리학적 특성으로는 신경근이음부(neuromuscular junction)에서 아세틸콜린 수용체를 차단하는 항체에 의한 자가면역질환으로, 신경전달물질인 아세틸콜린과 아세틸콜린 수용체의 결합을 억제하여 정상적인 근 섬유 수축을 촉발시키는 활동전위가 발생하기에는 불충분한 상태가 발생한다.

일반적으로 중증 근무력증에서는 가슴샘(thymus gland)의 침범이 일어나고, 가슴샘에서 종양이 발견되는 경우는 중증 근무력증 환자의 10~15 % 정도이며, 약 65 %의 환자에서는 림프구증식(lymphoid hyperplasia)을 나타낸다.

중증근무력증은 콜린에스터라아제(cholinesterase) 억제제 또는 면역억제(immunosup-pressant)등의 약물로 치료하거나 일부의 경우 가슴샘절제술(thymectomy)을 시행한다.

2) 증상

중증근무력증의 가장 큰 특징은 피로감이다. 활동하는 동안 근육이 쉽게 피로해지고 휴식을 취한 후에 일시적으로 회복된다. 특히, 눈, 눈꺼풀, 얼굴 표정근, 씹고 말하고 삼키는 근육에 잘 침범되는 편이며 호흡근, 목, 사지의 근육도 침범될 수 있다. 호발연령은 10~30대이며 그다음으로 많은 연령은 50~60대이며, 흔히 40대 이전에 남자보다 여자에서 3배 이상 더 많이 발병한다.

발병은 근 쇠약이 하루 중에도 잠시 발생하였다가 쉬면 곧 회복되는 형태로서 다양하게 일어날 수 있으며 점차 진행하면 오랫동안 완화와 악화 상태가 반복되고 간헐적으로 증상이 나타날 수 있어 진단하기 어려운 경우가 많다.

중증근무력증으로 인한 근 약화의 정도는 환자마다 달라, 눈 근육으로만 국한된 경우에서, 호흡근을 포함한 전신근육에 중증으로 침범하는 경우까지 다양하게 나타난다. 대부분의 경우, 첫 번째 증상은 눈 근육의 약화로 나타나 중증 근무력증 환자의 절반에서 눈꺼풀 올림근(levator palpebrae)과 바깥눈근육(extraocular muscles)들에서 처음으로 근 쇠약이 발생한다. 결국 눈 주위 근육의 침범이 일어나는 경우는 중증근무력증 환자의 85~90 %에서 일어나고 얼굴 표정, 음식 씹기, 삼키기 또는 언어작용에 관여하는 근육들이 침범되는 증상들을 나타낸다.

결과적으로 환자들은 눈 근육의 약화로 인한 비대칭적인 눈꺼풀 처짐(ptosis), 겹보임(diplopia), 삼킴 곤란(dysphagia), 호흡곤란(dyspnea), 말더듬증(dysarthria), 불안정하거나 뒤뚱거리는 걸음, 팔과 다리의 약화, 표정근의 변화 등 다양한 증상을 호소하게 된다.

또한 모든 침범된 근육들은 휴식에 의해 일시적으로 회복되지만 반복되는 운동을 하면 다시 피로해지고, 아침에 상태가 가장 좋고 저녁에 가장 나쁘다.

3) 신체검사

중증 근무력증을 검사하는 방법으로 다음과 같은 것들이 있으며 되도록 많은 근육의 근피로감이 검사되어야 한다.

- 눈을 위쪽과 옆쪽으로 30초간 쳐다보기 : 눈꺼풀처짐(ptosis), 겹보임(diplopia)
- 바로 누운 자세에서 발쪽으로 60초간 쳐다보기
- 발을 앞으로 내민 자세에서 60초간 유지하기
- 무릎 굽혔다 펴기 10회
- 발끝과 뒤꿈치로 각각 30회 걷기
- 누운 자세에서 일어나 앉기 5회

4) 치료

치료는 약물치료와 수술적 치료가 시행된다. 약물요법은 직접적으로 근 기능을 향상시키기 위해 neostigmine(prostigmin), ambenonium 등의 콜린에스터라아제 억제제를 사용하고, 자가 면역을 완화시키기 위해 프레드니손(prednisone), 시클로스포린(cyclosporine), 아자티오프린(azathioprine) 등의 면역억제제를 사용한다. 중증근무력증의 치료를 위한 수술적 치료는 가슴샘절제술을 시행하기도 한다. 휴식이 적응증이 되며 절대 무리한 운동으로 피로를 유발해서는 안 된다. 물리치료로는 마사지나 수동운동, 가벼운 운동 등을 실시하는데, 환자가 편안해 하는 범위에서만 실시한다. 질환의 말기에는 심폐기능의 유지와 보호에도 신경을 써야 한다.

3 선천성 근긴장증(Myotonia Congenita)

1) 개 요

이 질환은 유전성의 신경근 이온통로병증이며 선천성 질환으로 근긴장과 강직으로 근육의 이완이 지연되는 증상을 나타낸다. 근육의 전기적 흥분을 억제시키는 유전자의 돌연변이에 의한 것으로 증상으로는 근육 뻣뻣함(stiffness), 비대(enlargement), 경련(cramp), 통증 등이 있다. 근육의 뻣뻣함은 주로 다리의 근육과 눈꺼풀, 손에서 잘 일어나며 차갑고 활동을 하지 않을 경우 악화되고 운동할 때 완화되는 경우도 있다.

통로병증성 근육병증(channelopathic myopathy) 중 하나인 염화물 통로병증(cloride channelopathy)은 톰슨형(Thomsen)이라 부르는 선천성 근육긴장증(myotonia congenita)과 베커형(becker)이라고 부르는 전신성 근육긴장증(generalized myotonia)이 대표적이다. 이 두 질환은 증상의 정도와 유전 패턴에 따라 구별된다. 특히, 선천성 근육긴장증은 상염색체 우성 유전의 질환으로 근육긴장증, 근육비대증 및 비진행성 경과 등을 특징으로 한다. 베커형은 톰슨형보다 더 늦게 나타나고 근육의 강직 또는 통증이 더욱 중증으로 나타난다. 베커형 환자는 팔과 손에 특히 근 약화가 일어나고 영구적으로 지속된다.

2) 임상 증상

유아기에 나타나는 초기증상은 삼킴 곤란, 구토(gagging) 등이 있으며 반복운동 이후에 근육긴장성이 더 발생하게 되고 특히 오랫동안 쉬었을 때 운동 시작 초기에 어려움을 호소한다.

3) 치료

치료에 의해 증상이 호전되는 경우도 있으나 일반적으로 치료는 별 도움이 되지 않는다. 필요할 경우 증상의 완화를 위해, 키닌(quinine), 페니토인(phenytoin), 메시레틴(mexiletine), 또는 기타 경련억제제를 투여한다. 근육의 기능을 돕기 위해 물리치료 계획이 필요하다. 한냉에 매우 민감하여 한냉에 노출되면 근 경련이 증가된다. 그러므로 따뜻하게 옷을 입혀주고 영양분을 충분히 공급해 주어야 한다. 근 경련의 감소를 위하여 흔히 수치료가 이용되는데, 따뜻한 목욕(warm bath), 소용돌이욕, 하바드 탱크에서의 치료로 근경련 감소 효과를 가져 올 수 있다. 운동치료는 신경생리학적 접근에 의한 치료방법이 있다.

4 선천성 근 무긴장증(Amyotonia Congenita)

1) 개요

과거 선천성 근 무긴장증은 '오펜하임병(Oppenheim disease)'라고도 하여 근육에 침범되는 선천성 질병으로 이완성 마비(flaccid paralysis)의 형태를 나타내는 질환을 뜻하였으나 근래에는 증후군으로 생각되어 '지헨-오펜하임 증후군(Ziehen-Oppenheim syndrome)'이라고 한다.

2) 임상 증상

신생아에서 근육이 이완되어 다리의 이완성 근무력증과 마비가 나타나고 깊은힘줄반사(deep tendon reflex)가 소실된다.

3) 치료

치료에 의해 증상이 호전되는 경우도 있으나 일반적으로 치료는 별 도움이 되지 않으며 물리치료를 통해 어린이가 자신의 팔다리를 이용하여 앉고, 일어서고, 걷는 방법을 가르쳐 주도록 하며 보조기는 원칙적으로 잘 사용하지 않는다.

제3장 물렁(연부)조직 병변

1. 굳은 어깨
2. 테니스팔꿉증
3. 골퍼팔꿉증
4. 채찍질 손상
5. 궁둥구멍근 증후군
6. 가슴문증후군
7. 가시위근 손상
8. 무릎관절 십자인대 손상
9. 무릎관절 반달연골 손상
10. 곁인대 손상
11. 발목관절 인대 손상
12. 발꿈치 힘줄 손상

제3장 물렁(연부)조직 병변

물렁조직 손상은 관절내 연골이나, 근막, 활액초와 힘줄, 근육, 인대 등과 같은 조직에 병변이 발생한 것으로 이들 조직들은 대부분 뼈가 골절되거나 어긋남(탈구)될 때 동반되어 손상을 당하는 경우가 많다. 그러므로 치료의 원칙이나 원리는 다른 정형외과적 손상에서와 거의 비슷하다. 여기에서는 연부조직 손상치료를 위해 알고 있어야 할 연부조직에 대한 전체적인 개요와 골절이나 어긋남이 동반되지 않은 연부조직의 물리치료에 관하여 기술하고자 한다.

1 굳은 어깨(Frozen shoulder)

굳은 어깨는 오십견 또는 유착성 관절주머니염(유착성 관절낭염, adhesive capsulitis)이라고도 한다. 굳은 어깨는 어깨관절에 발생하고 어깨관절의 통증과 능동적, 수동적인 운동범위 제한을 가진다.

1) 병인

굳은 어깨는 확실한 원인은 알 수 없지만 보통 40대에서 60대에 호발하고, 주로 남성보다 여성에서 빈번하게 발생된다. 팔을 심하게 사용한 후나 오랜 고정, 손상, 어깨관절 주위의 골절, 석회성 가시위근 힘줄염(calcific supraspinatus tendinitis), 돌림근띠 파열(회선근개

파열, rupture of rotator cuff), 감염, 종양, 수술, 허혈성 심장질환, 심근 경색증, 갑상선 기능저하증, 우울증, 당뇨병 등 다양하다. 위팔두갈래근 힘줄염(biceps brachii tendinitis)이 가장 흔한 원인 중 하나로 보고한 사람도 있다. McLaughlin(1961)은 만약 어깨관절을 매일 몇 회씩만 관절가동 범위 운동을 시킨다면 관절주머니염이 발생되지 않는다고 보고하므로 운동성이 이 병과 깊은 관계가 있음을 알 수 있다. 특히 당뇨병이 있는 경우 5배 이상 위험성이 증가하며, 양측성으로 발생하는 경우가 흔하므로, 굳은 어깨가 양측성인 경우 당뇨병을 확인해 볼 필요가 있다.

2) 증상

굳은 어깨는 일반적으로 3단계로 나눠지고 1단계는 약 3개월에서 6개월, 2단계는 4개월에서 12개월간 그리고 마지막 시기인 3단계는 12개월에서 24개월간 지속된다.

1단계는 통증기(painful phase), 또는 냉동기(freezing)로 어깨관절의 통증이 점차적으로 증가하는 시기로 어깨 관절에서 팔전체로 방사되는 통증이 나타나고 통증은 벌림, 가쪽 돌림, 폄시 악화된다. 심해지면 환부 쪽으로 누워 잠자는 것이 힘들 정도로 야간통이 심해진다. 이와 같이 환자는 팔의 움직임이 저하되고 통증이 지속되면서 2단계인 강직기(stiffening phase, 또는 frozen phase)로 진행되고, 이 시기에는 환자는 통증 감소 목적으로 움직임을 제한하며, 휴식 시 통증은 감소되고, 기간은 4~12개월간 지속된다. 환자는 일상생활 활동에 제약을 받으며 운동시 날카로운 통증을 호소하게 된다. 어깨세모근(deltoid), 가시위근(supraspinatus), 가시아래근(inpraspinatus)의 위축을 가져온다. 3단계로서 해빙기(thawing phase)는 운동범위가 점차 회복되고 통증이 감소되는 시기로 물리치료, 도수조작 등의 치료를 실시한다. 객관적인 운동 범위의 완전 회복은 일어나지 않는다. 단순 방사선촬영에서는 일반적으로 비정상소견은 보이지 않고 관절경 검사에서는 관절주머니가 줄어든 모습이 보인다. 기능적인 평가는 어깨관절 어프레이 스크래치(Apley scrach) 검사로 확인할 수 있다〈그림 3-1〉.

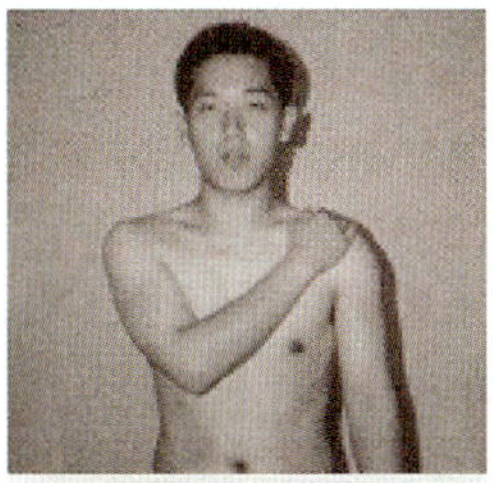

A

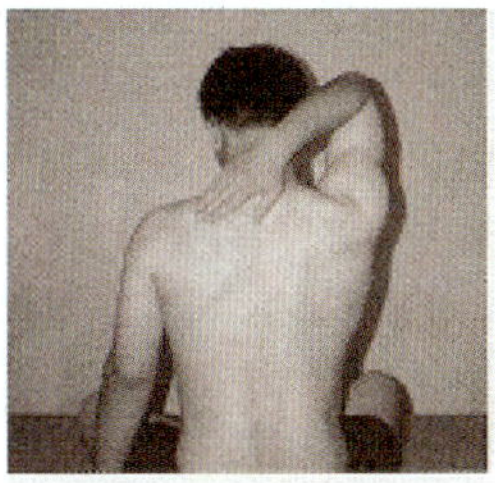

B

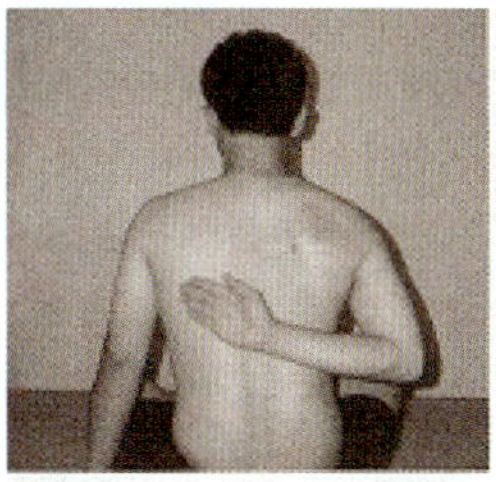

C

A. 어깨관절 굽힘, 모음, 안쪽돌림　B. 어깨관절 굽힘, 벌림, 바깥돌림
C. 어깨관절 폄, 모음, 안쪽돌림

〈그림 3-1〉 Apley scrach 검사

3) 치료

굳은 어깨의 가장 중요한 관리는 예방이고, 환자에게 회복될 수 있음을 확신시키는 것이 무엇보다 중요하다. 초기에는 비수술적 치료로 통증과 염증의 감소에 중점을 두고, 보존적인 치료로 휴식 및 습열 등을 적용하고 필요에 따라 안정제, 진통제, 비스테로이드성 항염제 투여 및 주사를 병행한다. 운동치료 초기에는 코드만의 진자운동(Codman's pendulum ex)을 실시하고, 통증이 감소된 후부터는 손가락으로 벽을 잡고 올라가는 운동(finger tip wall climbing exercise), overhead pulley 운동, shoulder wheel, stall bars등 능동 보조 운동이 주로 권장된다〈그림 3-2, 그림 3-3〉. 운동을 실시할 때는 먼저 굽힘과 폄 그 다음 모음, 벌림, 안쪽돌림, 가쪽돌림 운동 순으로 실시한다. 관절가동범위가 정상이면 어깨관절 주위 근육에 근력강화 운동을 실시한다. 보존적 치료로 3개월간 주사, 투약, 치료 등을 실시했는데도 호전이 없는 환자는 수술적 치료가 요구된다.

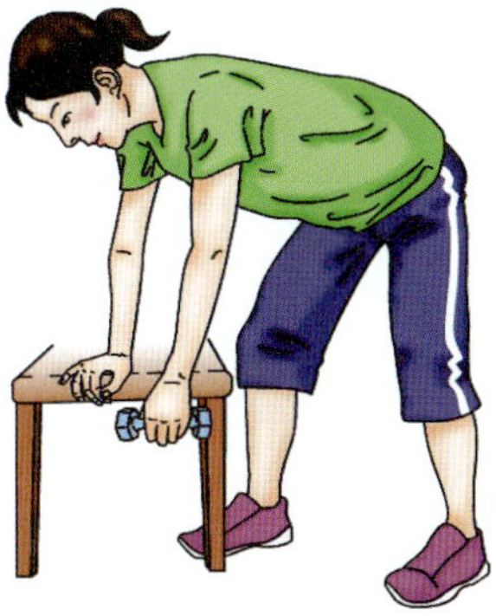

〈그림 3-2〉 진자운동(pendulum exercise)

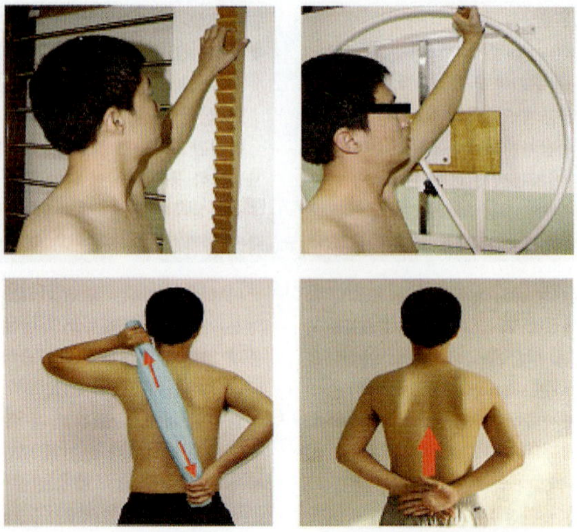

A. 어깨 사다리를 이용한 신장운동 B. 휠을 이용한 신장운동
C. 타월을 이용한 신장운동 D. 자가 신장운동

〈그림 3-3〉 어깨관절 능동 운동

2 테니스팔꿉증(Tennis Elbow)

1) 병인

테니스팔꿉증은 손목관절을 폄시키는 근육들의 과도한 긴장(over stain)에 의해 발생되는 병변으로 팔의 돌림과 손목의 폄을 요하는 동작을 위해 무리하게 아래팔근육을 사용하는 경우, 팔꿉관절 주위 근육에 무리한 힘이 계속적으로 가해지는 직업에 종사하는 사람이나(특히 몸쪽노자관절의 운동) 무거운 라켓을 사용하는 테니스 선수 등에서 빈발한다. 폄공동힘줄(Common extensor tendon)의 이는곳 염증과 관계가 있으며 발병은 항상 점진적으로 진행되면서 악화되어 일어난다. 최근에 들어와서는 테니스팔꿉증이라는 용어대신 통증성 팔꿉관절증후군(painful elbow syndrome) 혹은 좀 더 협의의 개념으로 가쪽위관절융기염(lateral epicondylitis)이라고도 부른다.

2) 병리적 형태

테니스팔꿉증의 원인에 대한 설명은 Romer에 의한 설명과 Cyriax에 의한 설명이 일반적이다〈그림 3-4〉.

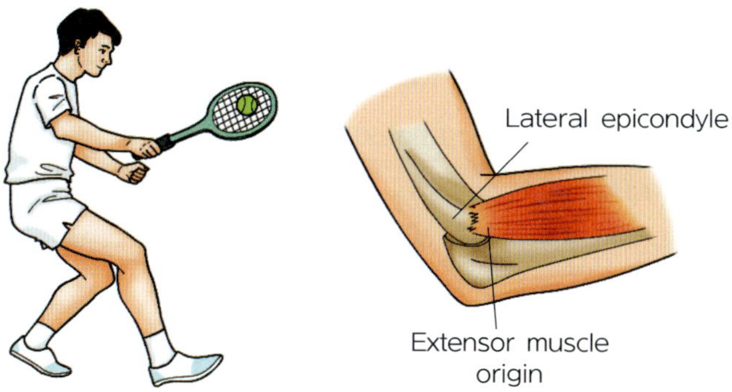

〈그림 3-4〉 테니스팔꿉증의 손상기전

(1) Romer에 의한 설명

Romer는 테니스팔꿉증의 원인들에 다음과 같은 것들이 있다고 하였다.

① **근염 혹은 섬유염**(Myositis or Fibrositis)

위팔의 안쪽관절융기나 가쪽관절융기에서 시작하는 근육의 지속적인 율동(jerking)의 결과로 나타난 근염 혹은 섬유염의 형태가 있는데 주로 가쪽관절융기나 관절융기위능선(supracondylar ridge)에서 시작하는 근육들이 침범된다. 위팔노근(brachioradialis)은 back-hander 테니스 선수에서 많이 침범된다.

② **뼈막염**(Periostitis)

가쪽관절융기와 뼈막염을 일으키는 것으로 손목 폄을 일으키는 어떤 근육이 뼈막의 부착점으로부터 떨어져 파열되면서 일어나는 것으로 생각되어지고 있다.

③ **윤활막염**(Synovitis) **혹은 관절염**

몸쪽노자관절에 나타나는 것으로 머리띠인대(anular ligament)의 손상과 함께 발생하는 것으로 생각되어지고 있다.

(2) Cyriax에 의한 설명

Cyriax는 테니스팔꿉증의 원인에는 다음과 같은 것들이 있다고 하였다.

① 위팔의 가쪽위관절융기(lateral epicondyle)와 폄공동힘줄의 힘줄뼈막이음부(tenoperiosteal junction) 파열

② 노쪽폄근 힘살(radial extensor bellies)과 폄공동힘줄 이음부의 파열

③ 긴노쪽 손목폄근(extensor capri radialis longus)의 이는곳(기시부) 파열

④ 노쪽 손목폄근(extensor capri radialis)의 힘살 파열

Romer의 분류에 동의하고 있는 여러 저자들은 짧은노쪽손목폄근(extensor capri radialis brevis)이 주된 침범근이라는데 역시 동의하고 있으며, Watson- Jones 같은 사람들은 짧은노쪽손목폄근과 폄공동힘줄의 불완전한 파열로 통증을 유발하는 상태라고 설명하고 있다.

이러한 사실들을 요약하여 보았을 때 테니스팔꿉증은 힘줄뼈막성(tenoperiosteal), 힘줄성(tendinous), 근힘줄성(musculotendinous) 병변이라고 말할 수 있으며 장기적인 염증성 반응에 연이어 흉터조직(scar tissue) 형성을 반복적으로 파괴하는 능동운동에 의해 일어난다는 것을 알 수 있다.

3) 증상 및 평가

(1) 팔꿉관절 주위에 통증이 있으며 가끔 팔로부터 손목에 이르는 부챗살통증(방사통)이 나타난다.

(2) 손을 쥐는 힘이 약해지고, 30세에서 60세 사이에서 흔하게 나타나고 40대 초반에 발병이 높고 남자, 여자에게 비슷하게 나타난다.

(3) 압통점이 있는데 압통점을 압박하였을 때 작열감(burning sensation)을 느끼게 된다. 이것은 병변의 위치를 확인하는데 매우 도움이 된다.

(4) 아래팔 가쪽돌림과 안쪽돌림시 통증이 있고 노뼈머리 위에 압통과 팽윤이 있으면(없을 수도 있음) 이것은 보통 윤활막염이나 관절염의 지표가 된다.

(5) 저항을 준 상태에서 손목관절의 노쪽치우침 및 폄운동을 시키면 팔꿉관절 근처에서 통증이 유발된다. 이때 통증은 일반적으로 가쪽위관절융기 부위에서 나타난다. 이것은 코젠검사(Cozen's test)이다〈그림 3-5〉.

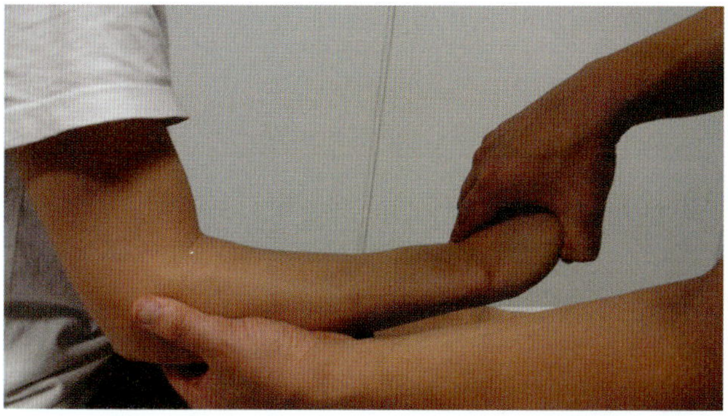

〈그림 3-5〉 코젠검사(Cozen's test)(Tennis elbow test)

(6) 또 다른 통증 유발 검사로 밀 검사(Mill test)와 마우드슬리 검사(Maudsley test)가 있다〈그림 3-6〉.

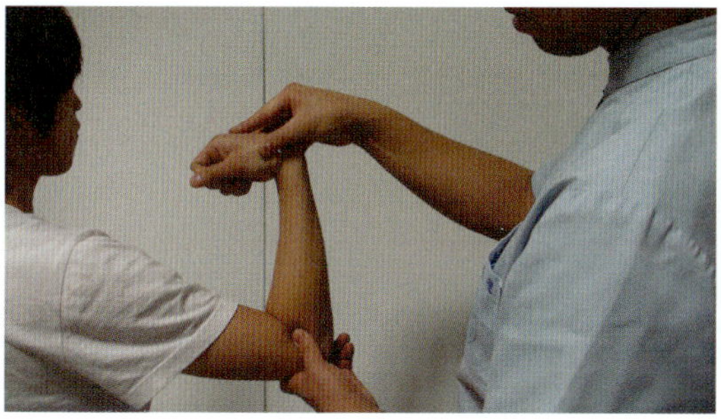

A. 아래팔 뒤침과 손목굽힘검사

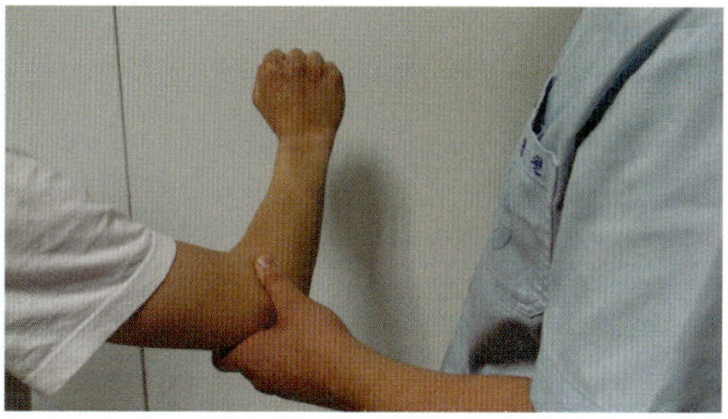

B. 아래팔 엎침과 손목폄 검사

〈그림 3-6〉 밀 검사(Mill test)

4) 치료

(1) 힘줄 혹은 근 힘줄형(Tendinous or Musculotendinous Type)의 치료

급성기의 치료로 가장 바람직한 것은 안정(rest)과 한냉치료이다. 통증이 심할 경우 각종 전기치료기구를 이용한 치료를 실시하고 손목관질 폄근의 운동을 제한하는 테이핑을 하거나 손목 관절 폄 상태에서 손목에 2~3주 덧대(부목)를 착용한다. 물리치료의 관점에서 보았을 때 급성기의 일차적인 치료목표는 통증의 이완과 유착의 예방이다.

만성기의 물리치료는 급성기가 지나면 온열과 마사지를 실시하는데 이는 통증의 완화와 유착방지를 위함이다. 온열은 온습포, 적외선, 극초단파, 단파, 초음파 등 어떤 것이든지 적용이 가능하지만 저자의 경험에 의하면 초음파가 가장 효과적이었다. 초음파는 $1W/cm^2$의 강도로 3~10분 정도 적용하는 것이 바람직하다.

마사지는 처음에는 유날법(petrissage)이나 경찰법(effleurage)을 이용하여 가볍게 시작하나 도수교정을 준비하는 단계거나 유착을 제거하기 위한 목적이라면 Cyriax의 마찰법(friction)을 첨가한다.

Cyriax의 마찰법을 실시하기 위해서 먼저 환자의 팔꿉관절을 90°굽힘시킨 다음 아래팔을 완전히 가쪽돌림시켜 치료용 침대 위에 놓고 물리치료사는 환자의 팔 옆에 앉아서 폄공동힘줄의 이는곳을 촉진하는데 가쪽위관절융기의 꼭대기(apex)가 아닌 앞쪽을 촉지하여야 한다. 이렇게 하여 촉지를 한 다음 물리치료사의 한 손으로는 환자의 손목관절을 고정하여 완전한 가쪽돌림 상태를 유지하게 하고 다른 한 손의 엄지는 먼쪽관절을 굽힘하여 환자의 가쪽위관절융기의 앞방향 위를 깊이 누른다(presses deeply). 이때 반대압은 팔꿉관절의 안쪽을 감싸고 있는 손가락을 이용한다. 엄지는 팔꿈치머리(olecranon)를 향하게 하고, 엄지의 끝으로는 가쪽위관절융기 끝(tip)에 대항해서 지속적인 압력을 주어야 하는데, 이때 손가락과 엄지의 굽힘 운동이 동시에 일어난다〈그림 3-7〉.

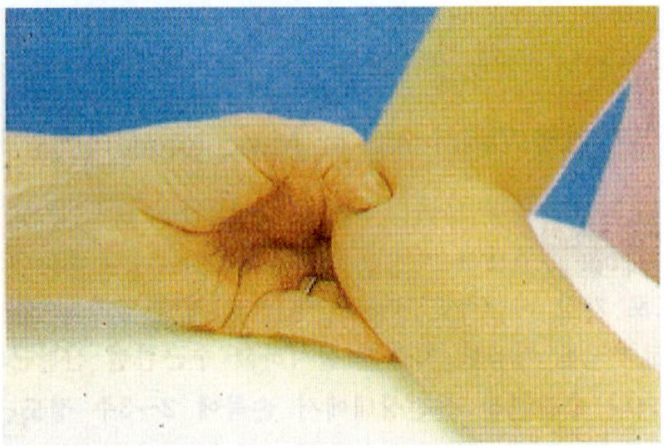

〈그림 3-7〉 Dr. Cyriax의 도수교정 전 마찰법

마사지는 다른 치료를 병행하지 않을 때는 15~20분 정도 실시하는데 도수교정 전에 이 마사지를 실시하면 충혈과 부분적인 국소마취 효과가 나타난다. 도수교정법으로는 Mill의 도수교정법이 있다.

Mill의 도수교정은 주로 힘줄뼈막성 병변에 의한 테니스팔꿉증에 사용하는 것으로 위팔뼈 가쪽위관절융기에만 압통이 있을 때 적용한다. 힘줄뼈막성 병변은 이미 설명한 바와 같이 손목뼈관절의 노쪽치우침과 손목관절 폄시킬 때 저항을 준 상태에서 운동을 시키면 위팔뼈

가쪽위관절융기에서 심한 통증을 호소하는 것을 확인함으로써 알 수 있다. Mill의 도수교정은 환자가 팔꿉관절을 완전히 펼 수 없거나 외상성 관절염을 유발할 수 있는 소지가 있을 경우에는 실시하지 않는다.

약물치료로는 압통이 가장 심한 부위에 스테로이드 주사를 놓고, 비스테로이드성 항염증 약물(NSAID)을 사용한다. 또한 호전이 되지 않으면 수술적 방법을 고려할 수 있다.

(2) 관절형(Arthritic Type)의 치료

이들 경우에는 운동에 대한 통증이 없어질 때까지 취하는 안정기간이 힘줄성 혹은 근힘줄성에서 보다 긴데, 마사지는 보통 노자관절에 주어지는 운동은 2~3주 정도 지연되며 능동운동은 1개월 이내에는 허용되지 않는다.

3 골퍼팔꿉증(Golfer's Elbows)

1) 병인

가쪽위관절융기염(lateral epicondylitis)과 같은 원인으로 발생되는 안쪽위관절융기염(medial epicondylitis)은 발생부위가 안쪽위관절융기이고 주로 골프 치는 사람에 발생하여 "골퍼팔꿉증"이라고 한다.

골퍼팔꿉증은 골프운동, 공 던지기, 드라이브나 망치작업 등과 같이 손목관절과 아래팔을 많이 반복해서 사용할 때 팔꿉관절의 안쪽위관절융기에서 이는 원엎침근(pronator teres), 긴손바닥근(palmaris longus), 자쪽손목굽힘근(flexor carpiulnaris), 노쪽손목굽힘근(flexor carpiradialis)에 손상이 나타난다.

2) 증상

위팔뼈(humerus)의 안쪽위관절융기를 촉지하면 국소 압통이 나타나며 아래팔을 엎침 또는 손목관절굽힘시 긴장을 주면 팔꿉관절의 안쪽에 현저하게 통증이 증가한다.

3) 평가

골퍼팔꿉증은 팔꿉관절을 굽힘, 아래팔을 뒤침하고 팔을 몸통에 고정하고 검사자의 저항에 대해 손목을 굽히고 엎침시킬 때 안쪽위관절융기에 국소적인 통증과 압통을 통해 임상적으로 진단한다〈그림 3-8〉.

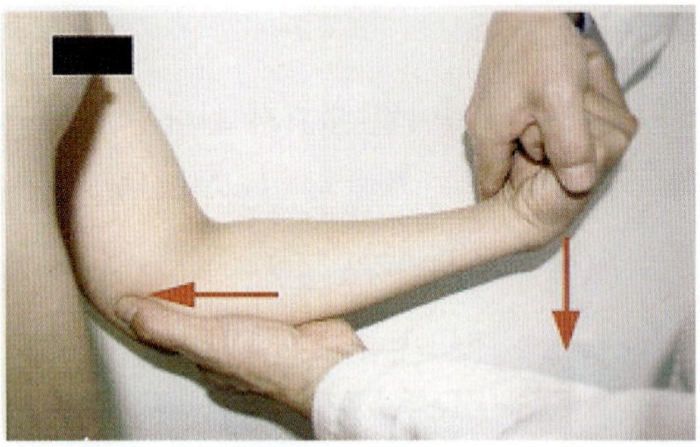

〈그림 3-8〉 골퍼팔꿉증 검사(Golfer elbow test)

4) 치료

치료는 테니스팔꿉증과 거의 같은 원리로 접근하면 된다. 초기에는 통증을 유발하는 던지기나 들기 같은 손목굽힘 운동을 피하고, 꽉 쥐는 동작을 못하게 교육한다. 비스테로이드성 항염증약물(NSAID)을 투여하면 도움이 될 수 있고 증상이 호전되지 않으면 스테로이드를 국소주사할 수도 있다. 통증이 감소되면 근육강화 치료를 시작해야 한다.

4 채찍질손상(Whiplash Injury)

1) 병인

채찍질손상은 목이 갑자기 앞으로 과굽힘(hyperflexion)되거나 젖힘(hyperextension)되면서 목뼈부에 발생한 손상을 말하는데 교통사고 시에 흔히 일어나며 관성의 법칙이 작용한 결과이며, 손상기전으로 채찍질손상은 흔히 두 유형으로 나눌 수 있다.

(1) 과굽힘 후 젖힘되는 경우

목뼈부의 과굽힘이 먼저 일어나고 연이어 젖힘이 일어나는 경우는 주행하고 있는 차 속에 타고 있는 승객들에게서 자주 발생하는데 주행하고 있던 차가 갑자기 급정거하거나 혹은 물체에 부딪히면서 차가 순간적으로 정지하면 운동하고 있던 물체는 계속 운동하려고 하는 관성의 법칙에 의해 몸이 앞으로 이동하면서 먼저 과굽힘이 일어나고 이어서 젖힘이 일어나게 된다.

(2) 젖힘 후 과굽힘되는 경우

목뼈부의 젖힘이 먼저 일어나고 연이어 과굽힘이 일어나는 경우는 주로 정차해 있는 차 속에 타고 있는 승객들에게서 자주 발생하는데 정지하고 있는 차의 후방에서 갑자기 외력이 가해지면서 차가 전방으로 이동하면 정지해 있던 물체는 계속 정지하려고 하는 관성의 법칙에 의해 젖힘이 일어나고 연이어 과굽힘이 일어나게 된다.

2) 병리적 소견

(1) 과굽힘이 일어나는 동안에는 뒷목근(posterior neck muscle)의 파열이나 목덜미인대(ligamentum nuchae), 가시사이인대(interspinous ligaments). 관절주머니(capsules of facet joint), 뒤세로인대(posterior long-itudinal ligament), 신경뿌리(nerve root) 등에 손상이 흔히 발생한다.

(2) 젖힘이 일어나는 동안에는 척추원반 섬유륜의 전부(anterior part)나 앞세로인대(anterior longitudinal ligament), 앞목근(anterior neck muscle)의 손상이 흔히 일어나고 관절면이나 신경뿌리, 가시돌기(spinous process) 등이 자주 압박당한다.

(3) 만일 손상 당시에 목부의 돌림이나 가쪽굽힘이 동반되면 손상은 보다 광범위해진다.

(4) 손상 후 2~4일 정도가 지나면 손상된 조직 내에 삼출물과 혈종 같은 염증성 변화가 일어나 환자의 고통이 심해진다.

(5) 손상 후 1~3주 정도 지나면 삼출물과 혈종이 흡수되고 섬유성 교원조직(fibrous collagen tissue)이 자리잡게 된다〈그림 3~9, 그림 3~10〉.

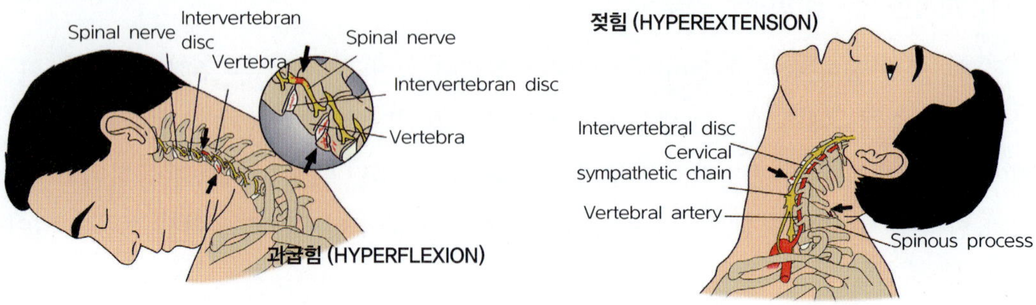

〈그림 3-9〉 과굽힘과 젖힘시의 손상 양상

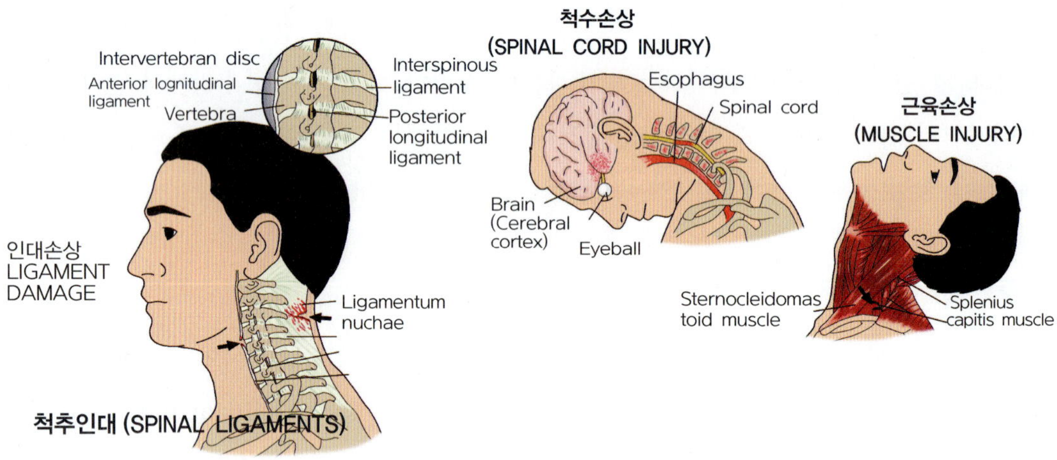

〈그림 3-10〉 채찍질 손상시 근육과 인대, 척수의 손상 양상

3) 증상

(1) 목부의 통증이 운동에 의해 악화되는데 특별히 더 악화되는 방향이 있다.

(2) 연관통(referred pain)이 어깨부나 어깨뼈(scapula), 위팔(양쪽 혹은 한쪽으로), 등뼈(thoracic vertebra) 또는 머리(head)에 방사된다.

(3) 운동시 예리한 통증(sharp pain)이 나타나는 것이 특징이고 처음 며칠 동안은 일정한 통증(contrast ache)이 있다.

(4) 지각이상(paresthesia)이 있을 수 있는데 특히 손의 자뼈(ulnar border)에 잘 나타난다.

(5) 어지럼(vertigo)이나 불안정이 나타날 수 있다.

(6) 목부나 팔이음뼈 근육에 근연축(muscle spasm)이 나타날 수 있다.

(7) 보호반응에 의해 목부의 운동이 상실된다.
(8) 시야가 흐려지거나 귀울림(enechema), 삼킴곤란(dysphagia)과 같은 증상이 드물게 나타날 수 있다.
(9) 가슴통(chest pain)이나 가슴에 멍이 좌석벨트에 의해 발생할 수 있다.

4) 치료

손상의 정도에 따라 다양한 형태의 관리가 이루어지는데 대략 다음과 같은 기준에 의한다.

(1) 안정(Rest)

아주 경미한 환자를 제외하고는 모두 안정이 필요하다. 특히 심한 어지럼(vertigo)이 있거나 삼킴곤란(dysphagia)을 호소하는 환자는 병원에 입원하여 안정하는 것이 좋다. 또 안정과 함께 목뼈 보조기를 착용시키는데 낮에는 견고한 목뼈 칼라(firm neck collar)를 사용하고, 밤에는 부드러운 목 칼라(soft neck collar)를 사용하게 한다. 목뼈 칼라는 가능하면 단기간만 착용하고 가능한 한 조기에 제거하는 것이 좋다. 앉아 있을 때는 등받이가 높은 의자를 사용하고 위팔과 목부분은 베개 등을 이용하여 지지해 준다.

안정기간은 가능하면 짧은 것이 좋으며 일반적으로 48시간 정도면 충분하다.

(2) 가동운동

손상 후 2~3일 정도가 지나면 운동을 시작하는데 이 시작 시기는 매우 중요한 의미를 갖는다. 왜냐하면 이 시기에 운동을 시작해야만 염증성 삼출물이 흡수되고 교원성 섬유조직이 운동 선(lines of movement) 내에 자리잡게 되며, 이 시기가 지연되면 지속적인 통증과 함께 흥분성 통증(irritating pain)이 발생하여 치료가 잘 되지 않고 수개월간 물리치료를 받아야 하기 때문이다.

마사지는 근연축(muscle spasm)의 감소와 염증성 삼출물의 이동을 위해서 적용하는데 근연축의 감소를 목적으로 할 때는 경찰법(effleurage)이나 유날법(kneading)을 율동적으로 연축이 있는 근육에 적용하고, 염증성 삼출물의 이동을 위해서는 같은 방법으로 말초에서 구심성으로 적용한다.

관절면의 운동성 확보를 위한 가동운동은 처음에는 등급 Ⅰ이나 Ⅱ정도로 앞뒤 미끄러짐(posteroanterior gliding)를 시키고 생리적 운동의 범위가 증가함에 따라 등급을 높여가면서 치료하는데 중요한 것은 칼텐본(Kaltenborn)의 오목-볼록 법칙(concave-convex rule)에 의해 관절면(치료평면)에 평행하게 운동시켜야 한다는 것이다. 일반적으로 치료되는 척추의 수는 3~4개 정도이다.

손상 4~5일 정도가 지나도 여전히 근 경축이 남아 있으면 유지-이완기술(hold-relax technique)을 사용해야 한다. 그리고 6~7일 정도가 지나면 자유 능동 목운동(free active neck exercise)을 시킨다. 운동은 일반적으로 돌림이나 가쪽굽힘으로부터 시작하고 환자의 상태에 따라 보조를 한 상태에서 굽힘이나 폄을 추가시킨다. 굽힘과 폄은 처음에는 옆으로 누운 자세에서 실시하여 중력을 제거해주는 것이 좋고, 통증이 유발되지 않는 관절 가동범위 내에서 실시한다. 앉은 자세에서의 자유능동운동은 움직일 때 통증이 없고, 움직여도 위험이 없다는 확신을 환자 자신이 갖게 되면 곧 시작한다. 맨 마지막으로 실시하는 운동은 대각선 패턴운동(oblique pattern movements)과 여러 가지 동작이 복합된 운동들이다.

(3) 통증의 경감(Relief of pain)

안정이나 가동운동, 진통제를 이용하여 통증을 경감시키고 환자의 상태에 따라 물리치료에서 사용하는 TENS, SSP 또는 기타 통증완화를 위한 물리치료를 적용한다. 신경뿌리 통증(nerve root pain)이나 바늘로 찌르는 듯한 통증(pins and needles pain)이 있을 때는 목뼈의 가벼운 당김(traction)이 도움을 줄 수 있는데 처음에는 약 3kg 정도의 작은 견인력으로 약 10분 정도로부터 시작한다. 지속적 당김을 할 것인가 간헐적 당김을 할 것인가는 손상의 정도에 따르는데 손상이 심할 경우에는 간헐적 당김을 사용하는 것이 바람직하다.

(4) 근력의 강화(Muscle strengthening)

경도로부터 중등도의 환자에 대해서는 손상 후 3~4일 정도가 지나면 목부 근육에 대하여 등척성 운동을 적용하는데 도수저항에 대항하여 등척성 운동이 일어나도록 한다. 이러한 등척성 운동은 근력유지뿐만 아니라 염증성 삼출물의 제거에도 도움이 된다. 운동성의 회복과 함께 통증이 감소되면 전범위 운동(full range exercise)을 시키는데 처음에는 물리치료사가 도수저항을 적용하여 시키고 좀더 진전되면 환자 스스로 저항을 주면서 운동을 하게 한다.

(5) 기타

환자가 자신감을 가질 수 있도록 상담을 통해 격려해주고 생활이나 치료에 대한 여러 가지 조언과 함께 이 질병의 특성에 대해 정확한 설명을 통해 재발을 방지할 수 있도록 해준다.

5 궁둥구멍근 증후군(Piriformis Syndrome)

궁둥구멍근 증후군은 궁둥구멍근(piriformis)이 궁둥신경(sciatic nerve)을 압박하여 볼기부위에 통증을 호소하고 그들이 분포하고 있는 다리에 방사통이 나타나는 궁둥신경통(sciatica)으로 표현되는 질환이다〈그림 3-11, 그림 3-12〉. 남자보다 여자에게 발생빈도가 높다.

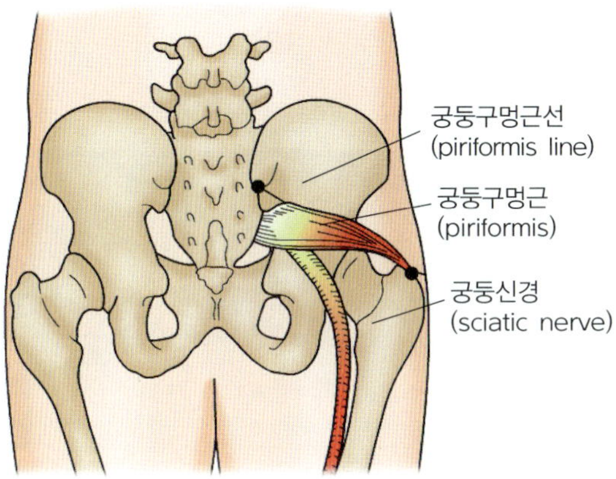

〈그림 3-11〉 궁둥구멍근(piriformis)과 궁둥신경(sciatic nerve)

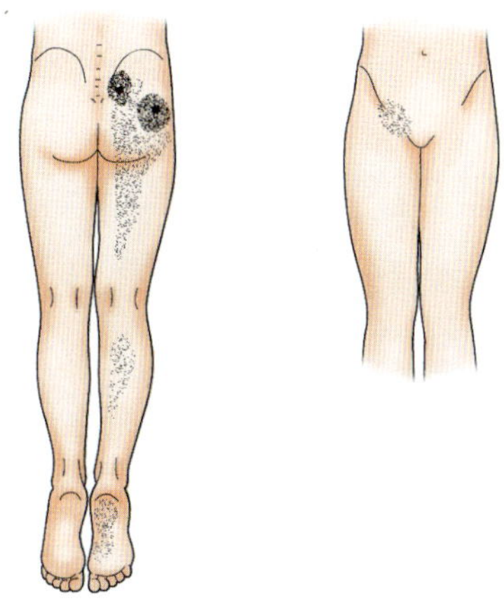

〈그림3-12〉 궁둥구멍근(piriformis)의 발통점(유발점)과 연관통의 분포

1) 병인

궁둥구멍근(piriformis)의 비대, 골화성 근염, 궁둥뼈신경의 해부학적이상, 엉치엉덩관절(sacroiliac joint)의 기능장애, 볼기부위의 직접적인 이상으로 발생되며 스포츠로 인한 손상은 아이스하키 선수에게 많이 발생된다.

2) 증상

볼기부위의 통증, 특히 작열감, 저림, 마비, 이상감각, 당김 등이 나타난다. 궁둥구멍근 부위나 볼기부위를 압박하면 압통이 나타나고 넙다리를 안쪽돌림 시키면 증상이 악화된다. 딱딱한 의자에 앉는 경우나 엉덩관절의 굽힘, 모음이나 안쪽돌림을 일으키는 자세는 증상이 심해진다. 요통이 나타나지 않는 것으로 추간판수핵탈출증(HNP)과 감별할 수 있다.

3) 평가

감각검사, 근력검사, 반사검사 등을 실시하고 볼기부위의 압통을 확인한다. 누운 자세에서 환측발의 위치는 궁둥구멍근의 긴장으로 인해 넙다리가 가쪽돌림 된다. 이 질환에서 양성으로 나타나는 검사로 수동적으로 볼기부위를 벌림시키거나 안쪽돌림 시키면 궁둥신경을 눌러 통증이 나타나는 경우로 프레이베르그징후(Freiberg's sign)라고 한다. 뻗음발올림검사(striaght leg raising, SLR)시 통증이 나타나면 양성이다. 또한 운동장애의 유무와 통증의 재현을 확인하기 위해 Saudek's test를 할 수 있다〈그림 3-13〉.

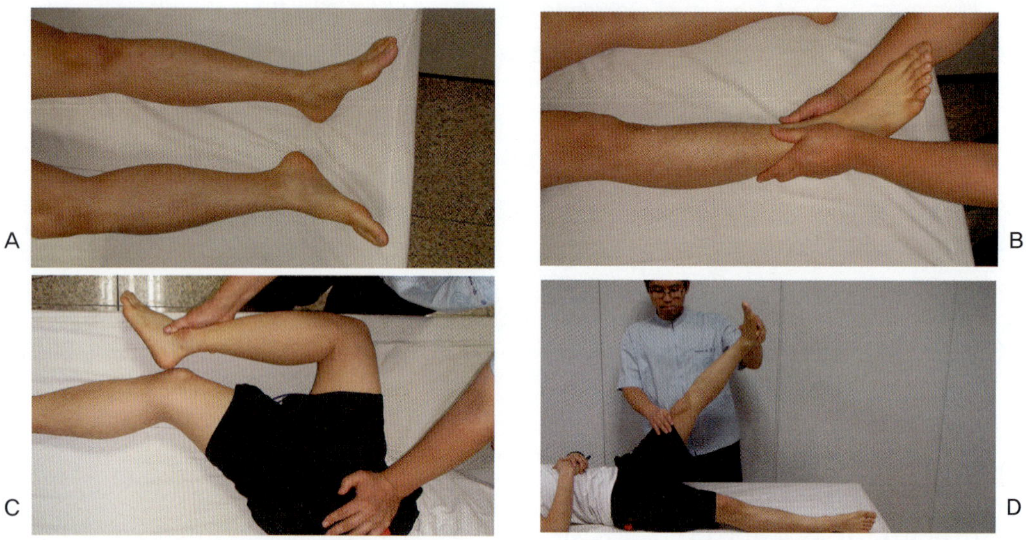

A. 궁둥구멍근증후군의 발의 위치
B. Freiberg's sign
C. Saudek's test
D. SLR with hip interal rotation

〈그림 3-13〉 궁둥구멍근증후군의 검사

4) 치료

초기치료는 엉덩관절을 가쪽돌림 시킨 자세로 안정을 취하게 하고 진통소염제를 복용하거나 통증감소를 위해 직접 주사를 실시한다. 물리치료로는 얕은열치료(superficial heating)와 깊은열치료(deep heating), LASER조사, 깊은 마사지 등을 시행하고 엉덩관절을 굽힘상태에서 수동적인 모음과 안쪽돌림을 반복시켜 궁둥구멍근을 신장시켜준다. 통증이 사라진 후에는 근력강화운동을 실시한다.

6 가슴문증후군(Thoracic Outlet Syndrome)

1) 병인

가슴문은 제 1갈비뼈(first rib), 빗장(clavicle), 앞목갈비근(scalenus anterior muscle), 중목갈비근(scalenus mediusm)에 둘러싸여진 부위로 여기에 위팔신경얼기(brachial plexus), 빗장밑동·정맥(subclavian artery vein)이 통과한다〈그림 3-14〉. 이들 신경이나 이 공간내에서 선천형 기형, 목갈비근(Scalene)의 비후, 종양이나 외상 등에 의해 긴장과 압박을 받아 발생하게 된다. 그 외에도 여성의 경우 가슴 크기의 증가와 남성의 경우 과도하게 발달한 근육, 그리고 비만은 남녀 모두 해당된다. 20~50세 사이에서 여자가 남자보다 발병률이 높다.

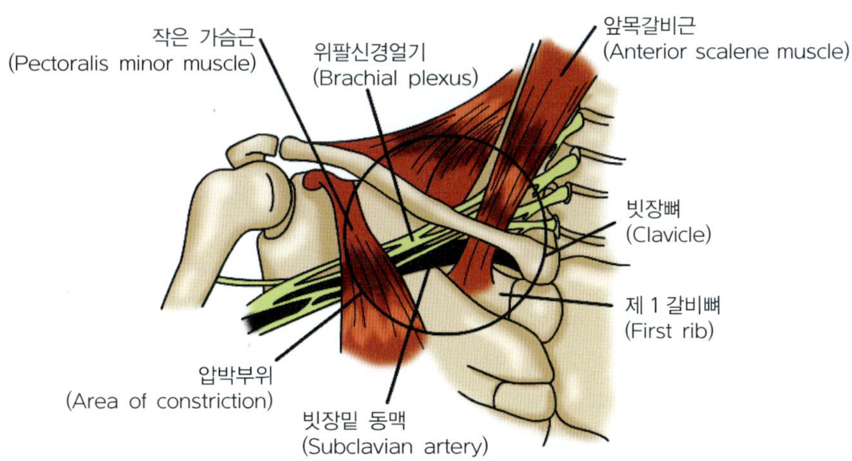

〈그림 3-14〉 가슴문의 해부도

가슴문증후군은 해부학적 구조물에 따라 목갈비뼈증후군(cervical rib syndrome), 앞목갈비증후군(scalenus anticus syndrome), 갈비빗장증후군(costoclavicular syndrome), 과벌림증후군(hyperabduction syndrome)으로 나뉜다〈그림 3-15〉.

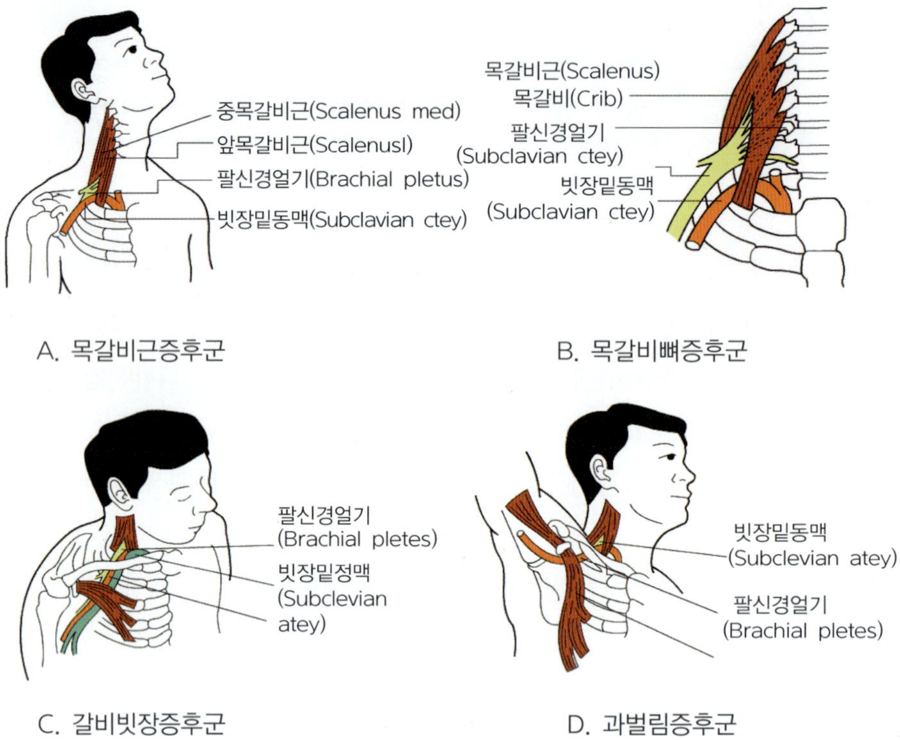

〈그림 3-15〉 가슴문증후군(흉곽출구증후군)위치

(1) 목갈비뼈증후군(Cervical Rib Syndrome)

제 7목뼈 가로돌기가 현저히 길게 된 것으로서 그 때문에 팔의 혈관 신경이 압박되어서 팔(상지)에 여러 가지 증상을 발생시키며, 목과 어깨 및 팔의 안쪽의 통증을 호소하는 경우도 있으며, 특히 자뼈신경을 따라 방사되어 새끼손가락 부위와 제 4, 5 손가락의 통증 및 감각둔화, 저림 등을 보인다. 정맥이 압박될 때는 팔의 통증을 유발하고 아래팔, 손의 청색증(cyanosis)과 부종 등이 나타나고, 드물게는 동맥의 압박, 색전증에 의해 손가락 말단과 괴사가 발생하기도 한다.

(2) 앞목갈비증후군(Scalenus Anticus Syndrome)

빗장밑동맥이 비정상적으로 비후된 앞목갈비근에 의해 압박을 받아 생기는 증후군이다. 이 증후군은 중년에 호발되고 여자에게서 나타나며 목갈비뼈가 존재하기 때문에 있는 일이 많다.

(3) 갈비빗장증후군(Costoclavicular Syndrome)

빗장뼈(clavicle)앞 1/3, 제 1갈비뼈 앞 1/3, 앞·중목갈비근의 제 1갈비뼈 부착부에서 삼각공동(triangular space) 내에 혈관, 신경이 압박된다.

원인으로서 제 1갈비뼈 골절로 인한 부정유합, 빗장뼈 골절, 제 1 갈비뼈의 기형, 과다한 애벌뼈(가골)형성, 또한 팔을 뒤로 돌리고, 목을 뒤로 젖혀 일해야 하는 직업, 오랜 질환에 의한 전신 쇠약으로 어깨이음뼈의 지지근(supporting muscle)이 위축된 경우도 원인이 될 수 있다.

(4) 과벌림증후군(Hyperabduction Syndrome)

팔의 과벌림으로 인해 작은가슴근(pectoralis minor)이 긴장되어 작은가슴근과 제 1갈비뼈 사이에서 팔신경얼기와 빗장밑동·정맥이 압박되어 그로 인해 손과 손가락의 팽만감, 둔감, 저림 등이 초래되는데 이를 과벌림증후군이라 한다. 주로 목이 짧고 두꺼운 근육의 젊은 남자가 손을 위로 쳐들고 목을 젖혀 일하는 직업에 종사할 때, 수면 중 팔의 과벌림자세로 증상이 발생하기도 한다. 이 증후군은 다른 가슴문증후군과 달리 신경압박보다 지속적인 혈관의 잦은 외상에 의한 것으로 볼 수 있다.

2) 증상

팔로 방사통, 감각저하(paresthesia), 저린감(numbness), 타는 듯한 통증 등이 보인다. 운동장애도 나타나며 엄지근, 새끼손가락근, 뼈사이근 등이 위축되어 악력이 저하된다. 아래팔이나 손의 부종(edema)이 나타나는 경우가 있다. 노동맥(radial artery)의 박동은 약화 내지 소실된다. 일반적으로 통증이 누워있을 때 심해지는데, 이는 가슴이 머리방향으로 이동하면서 목갈비근이 단축되는 동시에 공간협소를 일으키므로 나타나며 이 때 자세를 변화시키면 통증이 사라진다.

3) 치료

가슴문 증후군의 환자 대부분은 온열치료와 자세의 교정이나 자세교육, 근력강화 운동에 초점을 둔 물리치료 프로그램을 통해 치료될 수 있다. 환자에게 무거운 물건 드는 것을 피하게 하고, 아픈쪽 어깨에 핸드백, 안전밸트, 브래지어 같은 각종 띠들이 둘러지지 않도록 한다. 또한 격렬한 유산소 운동이나 장시간 머리를 뒤로 젖힌 채로 하는 활동, 아픈 쪽으로 자는 것 등도 피해야 한다. 환자의 증상을 유발시키는 팔의 잘못된 자세가 반복되지 않도록 하고, 적절한 자세를 유지하는 것도 중요하므로, 허리를 쭉 펴고 바른 자세로 서 있는 법을 교육한다. 그리고 NSAID, 근 이완제, 통증점(pain point)에 주사, 냉각, 소염진통제, 경피신경전기자극(TENS)도 증상을 감소시키는데 도움이 된다. 그 외에도 직업을 바꾸어 보도록 권장할 수도 있다. 목갈비뼈 같은 선천성 기형이 있다면, 물리치료가 도움이 되지 않을 경우에 수술적 방법을 시행 할 수도 있다〈그림 3-16〉.

다음 운동법은 신경혈관조직을 압박할 수 있는 연조직들을 스트레칭 시키기 위하여 고안된 것이며, 각각 하루 두 번씩 각 세트당 10회씩 반복하도록 한다.

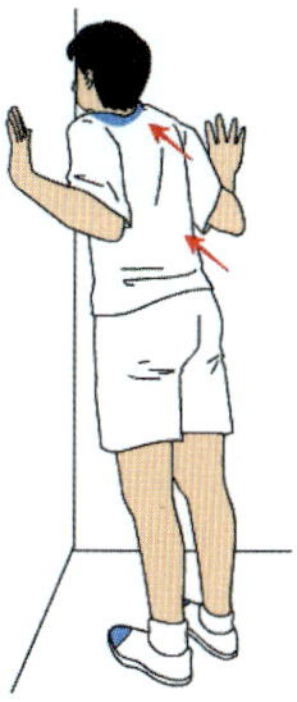

1. Corner stretch
   벽과 한쪽 모서리에 그림과 같이 양손을 어깨 높이에 위치하고 선 자세를 취한다. 서서히 스트레칭이 되도록 코너쪽으로 몸을 기울이고 5초간 자세를 유지한다.

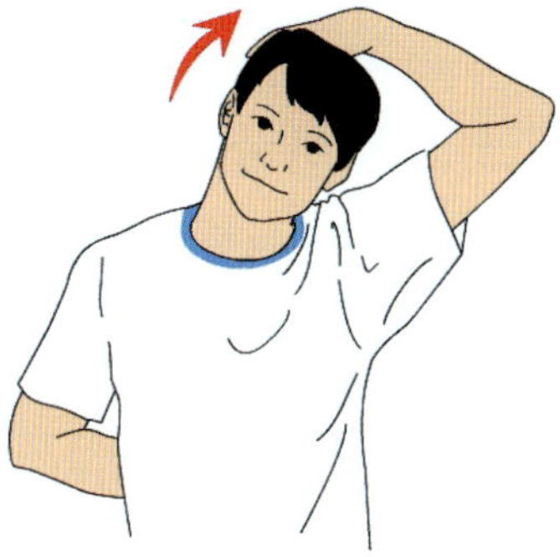

2. Neck stretch
   그림과 같이 오른손은 등뒤로, 왼손은 머리 위에 올려놓는다. 다음에 머리를 왼쪽 어깨쪽으로 향하여 스트레치가 느껴질 때까지 잡아 당긴다. 5초간 동작을 유지한다. 팔을 바꿔서 같은 동작을 반복한다.

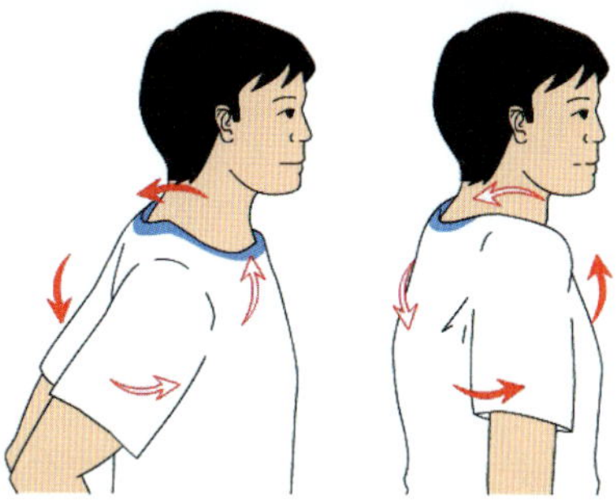

3. Shoulder rolis
   어깨를 원을 그리면서 으쓱 올렸다가 뒤로 다시 돌려 내리는 동작을 반복한다.

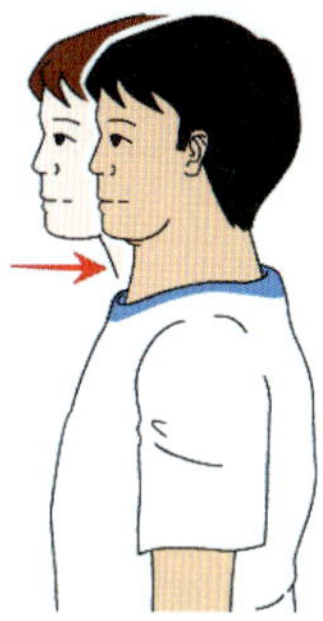

4. Neck retractuion
   머리를 턱의 위치까지 오도록 뒤로 바로 잡아당기고 5초간 동작을 유지한다.

이러한 운동을 하는 동안 증상이 악화되면 운동을 멈추고 주치의와 상의한다.

〈그림 3-16〉 가슴문증후군환자의 운동법

7 가시위근 손상(Supraspinatus Injury)

1) 가시위근 힘줄염(극상근 건염, Supraspinatus tendinitis)

(1) 병인

어깨관절은 운동성이 인체에서 가장 넓은 관절로 짧은 근육들의 힘줄과 인대로 보강되어 있다. 그 중 중요한 것이 돌림근띠(rotator cuff)인데, 돌림근띠는 네 개의 근육으로 이루워지는데 가시위근(supraspinatus), 가시아래근(infraspinatus), 작은원근(teres minor), 어깨밑근(subscapularis) 등이 그것이다. 이들 중 가시위근, 가시아래근, 작은원근 등은 모두 위팔뼈의 큰돌기(대결절, great trochanter)에 부착하며, 팔을 몸 옆으로 내려뜨린 자세에서 보면 가시위근은 어깨뼈봉우리(acromion) 바로 밑에 그리고 가시아래근은 가시위근 뒤에 있으며 작은원근은 이들 근육의 바로 뒤에 있다. 어깨밑근은 어깨뼈 안쪽에 있기 때문에 돌림근띠 근육 중 촉지가 안되는 근육이다. 가시위근의 힘줄은 이처럼 돌림근띠의 맨 위쪽(upper cuff)에 위치해 있다.

이들 힘줄 중 특히 가시위근은 그 부착부가 위팔뼈의 큰돌기와 어깨뼈봉우리 사이에 있기 때문에 팔을 들어 올릴 때 큰돌기가 안쪽 방향으로 이동되어 힘줄의 이동이 일어난다. 이와 같은 사실은 이들 근육에 염증성 병변이 있을 때 약 60°~120°의 벌림 범위에서 특히 통증을 나타내는 원인이 된다. 40세가 지나면 윤활주머니가 약해지고 돌림근띠는 퇴행성 변화가 나타난다. 이 중에서도 가시위근이 손상받기 가장 쉬운 근육으로 어깨에 지속적인 스트레스가 염증성 반응과 근섬유화를 일으키고, 그로 인해 근 탄력성이 떨어지고 심하면 파열 될 수도 있다. 가시위근 힘줄염과 가시위근의 파열은 어깨관절 통증의 가장 흔한 원인이다.

(2) 증상

가시위근 힘줄염은 만성의 경우 대부분 돌림근띠의 앞위쪽 및 가쪽의 퇴행성 변화에 의하여 초래된다. 하지만 급성 염증은 어깨뼈봉우리밑 윤활주머니염(Subacromial Bursitis)에 석회화 물질이 유입되어 석회화 현상을 동반하는 경우가 많은데 이것을 급성 석회화 힘줄염(acute calcareous tendinitis)이라고 부른다.

급성 석회화 힘줄염은 주로 25~45세 사이의 젊은 층에서 호발하며 어깨관절을 무리하게 사용하였을 경우 매우 심한 통증을 호소하게 된다. 이 때 돌림이나 벌림 운동은 현저하게 제한되나 굽힘이나 폄은 거의 제한되지 않는다. 환자의 어깨관절을 수동적으로 벌림시키면 봉우리 아래의 염증부위에 압력이 가해져서 갑자기 통증의 강도가 증가된다.

만성 힘줄염(chronic tendinitis)은 50~60세 사이에서 호발하는 데 반복적인 팔의 벌림 운동이 가시위근에 자극을 주고, 위팔뼈 큰돌기부분에 압력과 마찰을 일으키게 하여 힘줄염을 유발하게 된다. 또 연령의 증가는 어깨세모근밑 윤활주머니(subdeltoid bursa)의 활동 저하를 일으켜 계속적인 기계적 자극을 힘줄에 줌으로써 국소적인 염증을 일으키게 된다.

가시위근힘줄염의 병변은 보통 4부위로 분류할 수 있는데, 치료시 이들을 서로 구분하여 치료하면 매우 효과적이다. 이들 병변은 비교적 쉽게 구별할 수 있는데, 바로 통증호 증후(painful arc syndrome)를 이용하는 것이 그것이다. 병변이 힘줄뼈막 부위일 경우에는 수평위(horizontal position) 부근에서 통증이 출현하나 힘줄뼈막 이음부 깊은부위일 때는 완전올리기를 했을 때, 그리고 힘줄의 먼부분 끝일 때는 수평위와 완전 올리기시 통증이 심하게 출현한다. 그러나 힘줄염이 근의 이음부일 때는 통증의 출현이 없다〈그림 3-17~21〉.

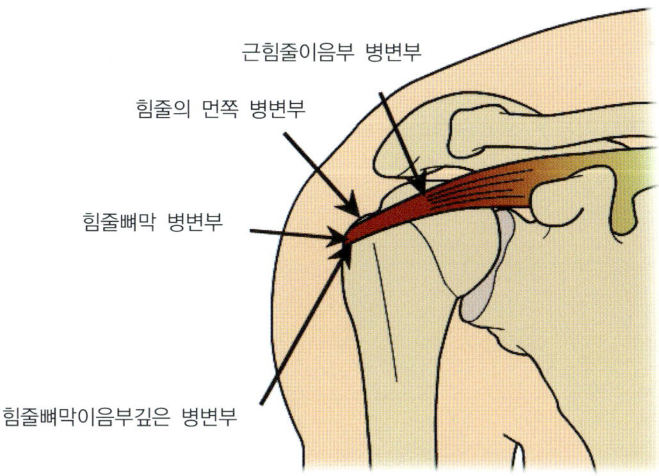

〈그림 3-17〉 가시위힘줄염(극상건염)의 4가지 병변부위

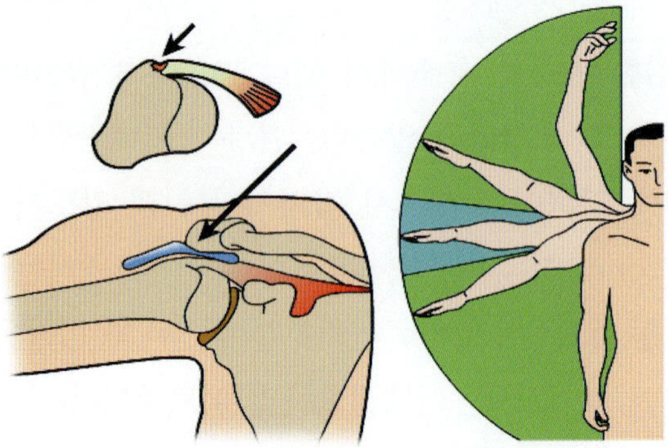

〈그림 3-18〉 힘줄뼈막부(tenoperiosteal site) 병변시 통증 출현 형태

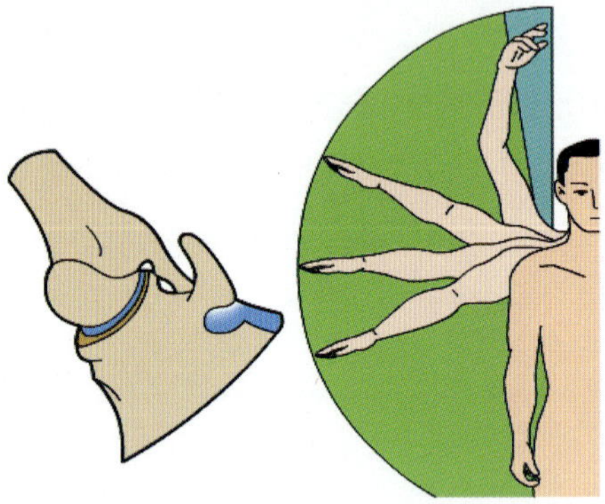

〈그림 3-19〉 힘줄뼈막 이음부 깊은부(tenoperiosteal junction, deep aspect)병변시 통증 출현 형태

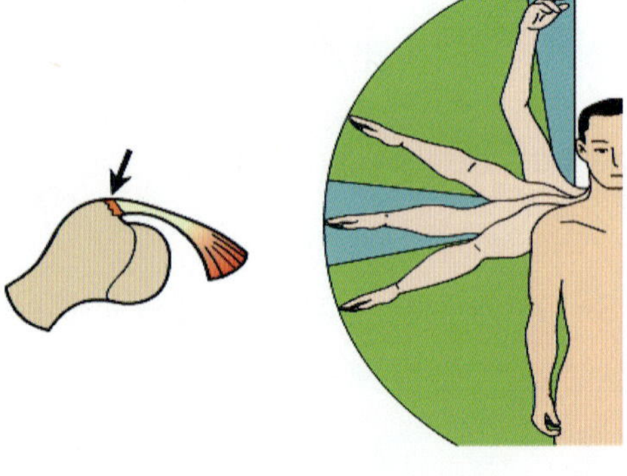

〈그림 3-20〉 힘줄의 먼쪽 끝 병변시 통증 출현 형태

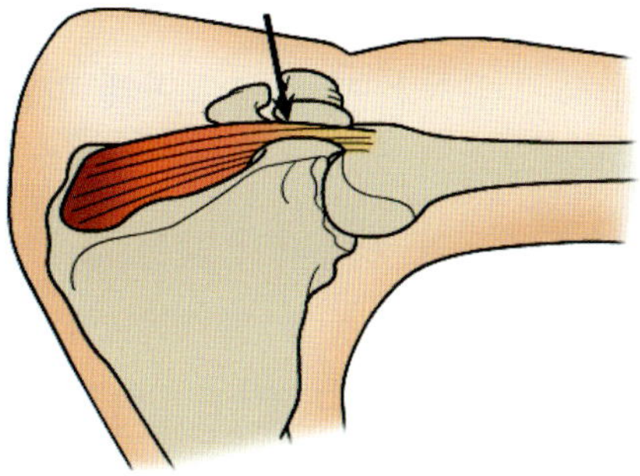

〈그림 3-21〉 근힘줄이음부통증 부위

(3) 치료

① 정형외과적 치료

초기단계에서 정형외과적 치료는 기능의 완전한 회복을 위하여 매우 중요한데, 급성일 경우에는 덧대(부목)나 또는 벨포 붕대법(Velpeau dressing) 등으로 단기간 고정하여 안정요법을 시행할 수 있다. 그러나 장기간의 국소안정(절대안정)은 금기이다. 약물요법으로는 아스피린이나 NSAID를 사용하여 통증을 감소시키거나 스테로이드 제재를 국소 주입하기도 한다. 힘줄의 부분적 손상이 동반되었을 경우에는 팔을 90°벌림 및 45°가쪽돌림 상태에서 덧대를 하거나 삼각끈을 하여 안정할 수 있도록 해준다.

보존적 치료로써 1~2개월 이내에 증상이 호전되면 수술을 고려할 필요가 없다. 그러나 2개월 이후에도 증세의 호전이 없거나 3~4개월 후에도 잔여 증세가 남는 경우에는 수술을 고려해 볼 수 있다.

② 물리치료

초기 급성기에는 한냉치료를 실시하고 어느 정도 부기(부종)가 사라지면 온열치료를 시작하는데 보통 적외선이나 가타 복사를 이용한 복사열 혹은 단파 등을 많이 이용한다. 이것은 온습포 등에서 유발되는 압박을 피하기 위함이다.

환자는 온열치료시 어깨관절에 통증이 유발되지 않는 안락하고 편안한 자세를 취하도록 하고 만일 온습포를 사용할 경우에는 압박을 피할 수 있는 자세를 취해준다. 경우에 따라서는 온열이 증세를 더 악화시킬 수도 있으므로 환자를 잘 살펴보고 이러한 증세가 나타나면 온열치료를 중단한다. 염증성 삼출물이 있을 경우에는 초음파가 효과적인데 적용은 힘줄 부위에 하도록 한다.

③ 운동치료

보존적 치료시 어깨관절의 초기 운동은 매우 중요한데 만일 1~2주 이상 어깨관절을 절대 안정하면 이로 인해 어깨관절의 구축이 일어나게 되어 이 구축을 치료하는데 수개월이 소요되는 경우가 많으며 영구히 운동범위가 회복되지 않는 경우도 많다. 가장 중요한 운동은 수동 굽힘운동이며 상태가 호전되면 돌림운동을 첨가하고 마지막으로 벌림운동을 시키는 것이 좋다. 수동적인 운동범위가 좋아지면 가능한한 초기에 능동운동을 시작한다. 그러나 초기 운동의 형태에 대해서는 많은 의견들이 있는데 Jenkins 같은 사람은 초기에 운동을 시키는 것은 주위조직의 유착을 예방하는 효과가 있기 때문에 통증을 유발하지 않는 범위 내에서 완전이완 수동운동(completely relaxed movement)을 하루에 1~2회 정도 실시하는 것이 좋다고 주장하였다. 그의 운동방법은 환자를 바로 눕게 한 자세에서 물리치료가 신중하게 환자의 팔과 어깨를 지지하여 부드럽게 그리고 천천히 어깨관절을 벌림하면서 동시에 가쪽돌림시키는 것인데 이 때 통증이 나타나면 즉시 중단한다. 이와 같은 운동을 통증이 나타나지 않는 범위 내에서 몇 회 반복시키면서 운동의 범위를 점차적으로 증가시켜 나간다. 이 초기단계에서는 환자뿐만 아니라 물리치료사에 의해서도 통증의 범위를 넘어가는 운동을 시켜서는 안된다고 하였다.

염증이 가라앉으면 능동운동과 유착조직 신장을 위한 운동 혹은 근의 길이를 늘이기 위한 신장운동 또는 근력증강운동 등을 첨가하는데 이와 같은 운동으로는 현수운동(suspension exercise)이나 수치료(pool therapy), 머리위활차(overhead pulley)를 이용한 치료, 코드만 운동(Codman's exercise), 어깨 사다리(shoulder ladder)를 이용한 운동, 고유수용성 신경근촉진법을 이용한 치료, Kaltenborn의 정형물리치료 등이 있다.

2) 가시위근의 파열(Supraspinatus Rupture)

(1) 병리 및 증상

가시위근의 파열(Supraspinatus Rupture)은 어깨로 떨어지거나 넘어질 때 혹은 손을 갑자기 잡아당기는 것과 같은 과신장 상태에서 주로 발생하며 근이 파열되면 환자는 날카로운 통증(sharp pain)을 느끼게 된다. 파열은 거의 힘줄 부착부에서 일어나게 된다. 통증은 급속하게 악화되며 특히 밤에는 참을 수 없을 정도로 심하고 경우에 따라서는 목과 팔에서부터 손까지 뻗어내리는 통증을 경험하게 된다.

가시위근이 부분적으로 파열되었을 경우에는 다음과 같은 특징적인 통증이 나타나게 된다.

◆ 가시위근이 부분 파열되었을 때의 통증 형태

① 어깨관절 부위에 날카로운 통증이 있다.
② 팔꿉관절 아래까지 관련통이 있다.
③ 힘줄의 촉진시 압통(tenderness)이 있다.
④ 통증호가 존재한다.
⑤ 저항 벌림운동 시 통증이 있다.

◆ 가시위근 완전 파열시의 운동 특성

한편 완전파열이 일어나면 벌림모순(abduction paradox)이 나타나 벌림운동을 능동적으로 수행할 수 없으며 수동적 운동은 가능하나 통증의 원인이 된다. 그리고 통증은 휴식을 취하면 소실되지만 일을 하면 다시 악화되고 특히 중간 호(mid-arc)에서 심하다. 가시위근이 완전 파열되면 다음과 같은 특징적인 운동 특성을 나타낸다.

① 어깨관절 초기 벌림운동이 불가능하다.
② 수동적 벌림운동은 완전하다.
③ 수동적으로 20~30도 정도 벌림시켜 주면 어느 정도 스스로 벌림이 가능하다.

(2) 치료

힘줄의 부분파열이 동반되었을 때는 힘줄에 대한 치료가 필요한데 치료는 보존적 치료를 시행하는 것이 바람직하다. 이 경우 과도한 벌림 상태에서의 안정 혹은 덧대(부목)는 별 가치가 없다. 가장 바람직한 치료는 위팔걸이(arm sling)를 사용하여 어깨관절을 수일간 안정시킨 다음 통증이 없어지면 온열치료와 함께 운동을 시키는 것이다.

힘줄의 완전한 파열이 있을 경우 손상 후 4~6주 후에도 강력한 벌림력을 얻을 수 없으면 모든 섬유들을 연결하는 수술이 필요하다. 부목을 제거한 후에는 완전한 운동성이 획득되도록 능동운동을 실시한다.

예후는 손상 후 곧 수술을 실시했을 경우에는 비교적 좋은 편이나 수술이 지연되었을 경우에는 나쁘다. 그러므로 어떤 의사들은 손상 후 오래되고 통증이 없을 경우에는 수술을 하지 않는 것이 좋다고 주장하기도 한다.

모든 치료를 다 실시하였음에도 불구하고 통증이 계속되거나 힘줄이 치유가 되지 않으면 의사는 어깨뼈봉우리를 제거하는 수술을 고려하게 되는데 이것은 큰돌기와 어깨뼈봉우리 사이에 가시위근 힘줄이 벌림시 압박을 받아 통증이나 치유지연이 일어난다고 판단되었을 때 실시한다. 수술 후 물리치료는 가시위근 힘줄염에서의 치료와 비슷하다.

8 무릎관절 십자인대 손상(Injury of Cruciate Ligament)

1) 개요

넙다리뼈와 정강뼈가 접하는 관절면은 관절강 내에서 십자형으로 교차하는 강한 두 개의 인대, 즉 앞십자인대(anterior cruciate ligaments)와 뒤십자인대(posterior cruciate ligaments)로서 단단히 연결되어 있다.

이들을 합쳐서 십자인대(cruciate ligaments)라 하는데 앞십자인대는 정강뼈 융기사이융기의 앞쪽에서 시작하여 위가쪽 뒤쪽으로 넙다리뼈 융기사이오목의 가쪽벽에 정지하고 뒤십자인대는 거의 수직으로 융기사이융기의 뒤쪽융기 융기 사이오목의 안쪽벽을 결합하고 있다〈그림 3-22〉.

앞십자인대는 과도한 무릎관절 젖힘시 긴장상태가 되며 넙다리뼈 위에서 정강뼈가 앞쪽 이동(displacement)되는 것과 돌림되는 것을 막아준다. 여기에 비해 뒤십자인대는 굽힘상태나 폄상태 모두에서 긴장이 일어나고 정강뼈의 뒤쪽 이동(displacement)을 막는 기능을 갖고 있다.

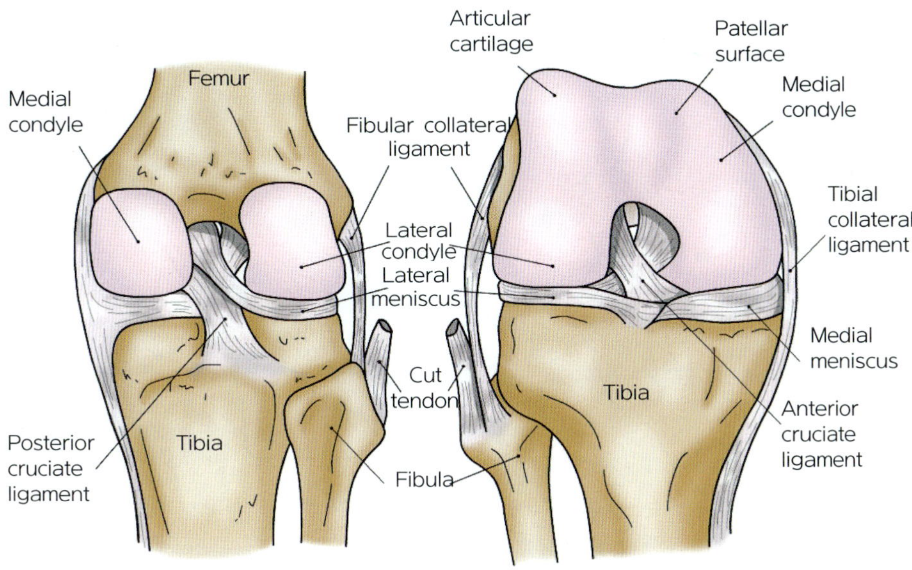

〈그림 3-22〉 무릎관절의 십자인대와 반달연골

2) 손상기전

십자인대만의 단독적인 손상은 매우 드문 편이며 보통 다른 연부조직의 손상을 동반한다. 앞십자인대는 무릎관절의 젖힘과 정강뼈 안쪽돌림 때 무리한 힘에 의해 많이 손상을 당하고 뒤십자인대는 정강뼈의 뒤쪽 이동(displacement)과 무릎관절 굽힘 상태에서 정강뼈 상단이 지면에 충돌할 때 주로 손상을 당한다. 앞십자인대, 안쪽 곁인대의 파열과 더불어 안쪽 반달연골(내측반월상연골)의 파열이 동시에 있을 때 이를 불행 삼주징(unhappy triad O'Donoghue)라고 부른다〈그림 3-23, 그림 3-24〉.

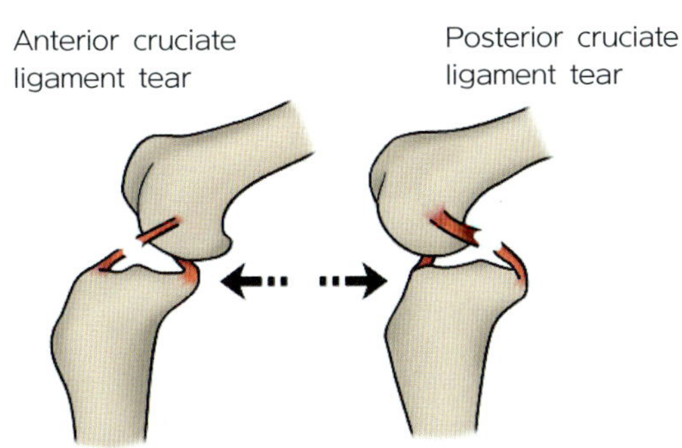

〈그림 3-23〉 앞십자 및 뒤십자인대 손상

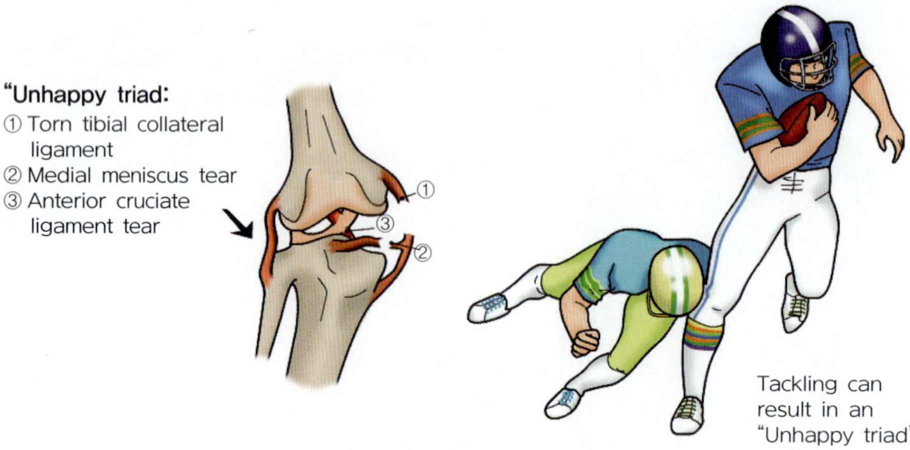

〈그림 3-24〉 불행 삼주징

3) 증상

앞십자인대 손상 시에는 손상 당시 인대가 끊어지는 소리를 감지하고 '퍽'소리(단열, pop sensation)를 들으며 심한 통증으로 사용할 수 없게 되고 관절 출혈과 종창으로 무릎의 불안정을 호소한다.

뒤십자인대 손상은 오금 부위에 통증과 종창, 혈종으로 기능장애가 생기며, 국소 압통과 함께 관절이 불안정하고 체중 지탱이 어려워 보행에 장애를 가져온다.

4) 검사

십자인대 손상의 진단에는 서랍징후(drawer sign)가 매우 중요하다.

서랍징후(끌림징후)에는 앞쪽 서랍징후(anterior drawer sign)와 뒤쪽 서랍징후(posterior drawer sign)가 있는데 앞쪽 서랍징후에 의해 앞십자인대 손상을 진단하고, 뒤쪽 서랍징후에 의해 뒤십자인대의 손상을 진단한다.

먼저 앞십자인대의 안전성을 검사하기 위하여 검사용 침대 위에 무릎관절을 90°굽힘시킨 상태로 환자를 바로 눕히고 발바닥이 침대 시트에 닿도록 한 다음 검사자는 침대의 가장자리에 걸터앉아 볼기부위로 환자의 발을 안정시킨다. 그리고 무릎관절 주위를 검사자의 손으로 감싸는데 이때 손가락으로는 안쪽과 가쪽 넙다리뒤근의 닿는곳을, 엄지손가락으로는 안쪽·가쪽 관절선(joint line)을 잡는다. 이렇게 한 다음, 환자의 정강뼈를 검사자의 가슴쪽으로 그림과 같이 끌어당긴다〈그림 3-25〉. 만일 넙다리뼈부로부터 정강뼈가 앞쪽으로 5 mm 이상 견인되면 앞십자인대의 손상을 의미하는데 이것을 양성 앞쪽 서랍징후(positive anterior drawer sign)라고 한다. 그러나 아주 약간만 견인되면서 왼쪽과 오른쪽이 끌려오는 정도가 같으면 정상이다.

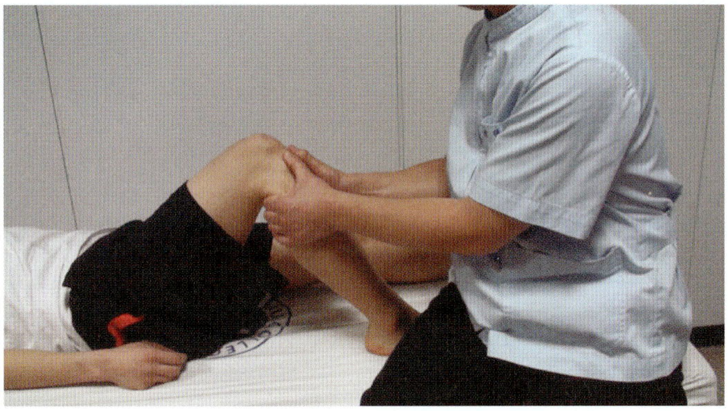

〈그림 3-25〉 앞쪽서랍징후검사

검사자가 만일 양성 앞쪽 서랍징후를 발견하였다면 환자의 다리를 안쪽돌림 혹은 가쪽돌림한 상태에서 앞십자인대만의 단독손상과 앞십자인대와 관절낭 뒤안쪽 부위(postero-medial portion)의 tightness가 일어나 앞십자인대가 손상을 받았다하더라도 정강뼈의 앞쪽 견인 감소가 일어난다. 그러나 만일 다리 가쪽돌림 자세에서의 정강뼈 앞쪽 이동과 중위자세에서의 앞쪽 이동의 크기가 동일하다면 앞십자인대와 관절주머니의 뒤안쪽 부위(안쪽 곁인대의 손상일 가능성이 높다) 모두에 손상이 있음을 의미한다.

한편 안쪽돌림은 무릎부분의 뒤가쪽 부위(posterolateral portion) 구조물에 대한 긴장감(tightness)를 가져오기 때문에 다리를 앞으로 끌어당겼을 때 앞십자인대의 손상이 있다하더라도 이동의 감소가 일어난다. 만일 넙다리에 대한 정강뼈의 앞운동 크기가 안쪽돌림 자세에서와 중위자세에서 서로 같다면 앞십자인대와 관절주머니 뒤가쪽 부위 구조물에 손상이 있음을 의미한다. 보통 앞십자인대는 안쪽 곁인대와 함께 손상을 입는다.

뒤십자인대도 비슷한 방법으로 검사하는데 앞십자인대 검사자세에서 이번에는 반대로 정강뼈를 뒤쪽으로 민다. 만일 정강뼈가 뒤쪽으로 움직이면 뒤십자인대의 손상을 의미하는데 이것을 양성 뒤쪽 서랍징후(positive posterior drawer sign)라고 한다〈그림 3-26〉. 앞쪽 서랍 징후가 뒤쪽 서랍징후에 비해 좀 더 흔한데 이것은 앞십자인대의 손상이 뒤십자인대의 손상보다 발생률이 높음을 의미한다.

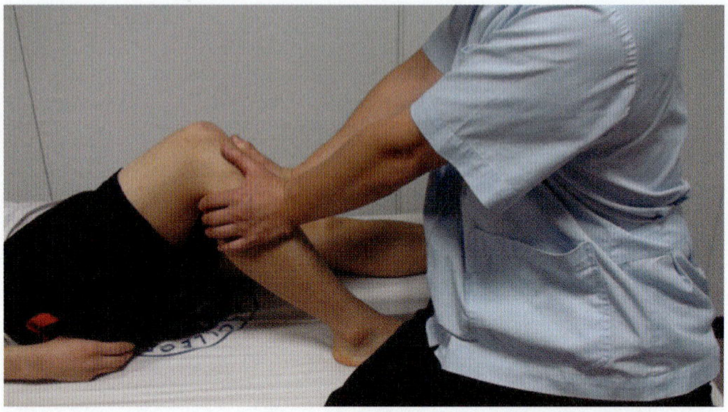

〈그림 3-26〉 뒤쪽서랍징후(후방 끌림징후)검사

Lachman 검사는 앞십자인대 손상에 대한 검출율과 정확성이 높아 흔히 사용하는 신체 검진으로 무릎을 15~20도 정도로 굽힘시킨 후에 앞쪽 이동(displacement) 유무를 검사하는 방법이다. 이때 검사자는 환자의 다리를 들어 올려서 한 손으로 환자의 넙다리뼈부를 고정시켜 놓고 다른 한 손으로는 정강뼈를 검사자의 몸 쪽으로 잡아 당긴다〈그림 3-27〉.

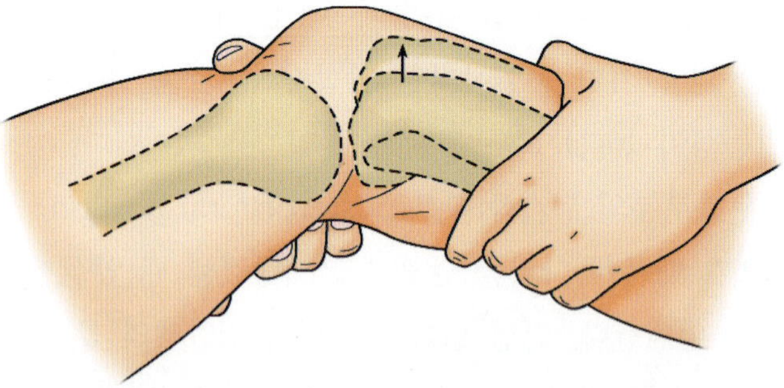

〈그림 3-27〉 Lachman 검사 (Lachman's test)

동반 가능한 회전 불안정성을 증명하는 검사로는 pivot shift, Slocum, Losee's test 등이 있다. 중쇠 이동검사(추축이동검사, pivot shift test)는 환자가 옆으로 누운 상태에서 검사자는 바깥굽음력(valgus force)과 안쪽돌림력을 동시에 가하면서 무릎관절을 완전히 폄

한 상태에서 서서히 굽힘 시킨다〈그림 3-28〉.

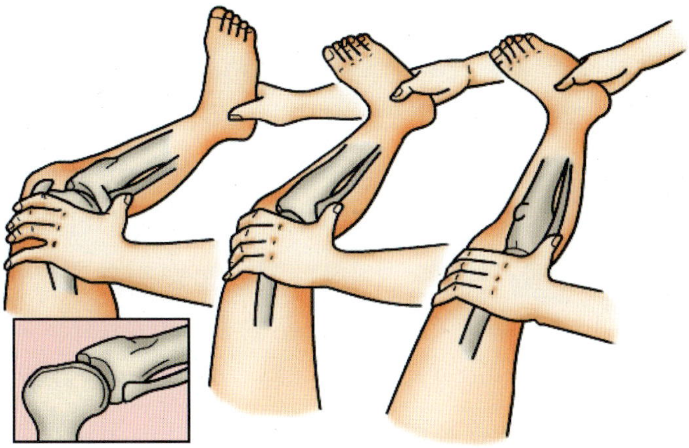

〈그림 3-28〉 Losee pivot shift 검사

관절경검사(Arthroscopy)는 손상부위와 정도를 쉽게 확진할 수 있고, 진단이 정확하다. 경우에 따라서 동반된 반달연골 손상에 대한 치료도 함께 할 수 있는 장점이 있다. 영상 검사는 단순 방사선 촬영을 비롯해서 스트레스 방사선 촬영, 자기공명촬영 등이 있고, 앞십자인대 손상 뿐만 아니라 관절 내외의 다른 구조물의 손상 여부도 알아볼 수 있다.

5) 치료

(1) 정형외과적 치료

인대의 파열이 경미하거나 부분적일 경우 굽힘상태(flexion position)에서 석고 고정을 2개월 정도 실시한 후 걷기연습(보행훈련)을 보조기를 착용한 상태에서 실시한다. 그러나 운동선수 또는 십자인대의 완전 파열시는 조기수술로 파열부의 수복을 도모해야 하며 특히 불행 삼주징 환자는 반드시 조기수술로 치료해야 한다. 확진이 늦어져 만성화한 경우에는 관절연골의 퇴행성 변화 등 2차성 병변 때문에 예후가 나쁘게 된다.

(2) 물리치료

수술을 실시하지 않은 환자의 경우 골절편에서 언급하였던 바와 같이 부기(부종)의 방지나 순환증진을 위해 가능할 경우 등척성 수축운동이나 능동운동을 실시해주고 다리를 올리기 시킨 상태에서 무릎관절을 약간 굽힘하여 안정을 취하게 된다. 그리고 초기에는 한냉을 이용하여 부기를 가라앉히고 나중에는 적당한 온열치료를 실시하고 일반적인 물리치료를 실시한다.

수술을 실시한 환자일 경우에는 처음 수술 후 약 10일 정도는 부종을 방지한다든지 순환을 증진시키는 것과 같은 일반 침상환자에게 실시하는 예방적 치료만을 간단하게 실시한다. 만일 다른 합병증이 없이 치유가 진행되면 8일째 정도는 석고를 하여 4~5주 정도 쉬게 하면서 골절에서 실시하는 고정기간 동안의 물리치료와 비슷한 치료를 처방해준다.

석고를 제거하고 실질적인 물리치료를 시작하는 것은 보통 수술 후 7주 정도 되었을 때부터인데 무릎관절 완전 폄운동, 즉 안쪽넓은근의 운동에 물리치료사는 특히 관심을 가져야 한다. 무릎관절의 굽힘범위를 증진시키기 위하여 여러 가지 다양한 자세에서 신중하게 정형물리치료를 이용한 가동성 증진운동을 실시해야 한다. 그리고 치료와 함께 삼출액에 대한 부종을 방지하기 위하여 얼음을 적용하는 방법 등을 함께 실시한다. 이러한 조치를 취했음에도 불구하고 통증이 있거나 삼출이 있을 때에는 운동계획을 약간 줄이거나 이러한 증상이 가라앉을 때까지 일정기간 중단한다.

약 8주가 지나면 체중부하 훈련을 실시하는데 처음에는 풀(pool)이나 보조기를 사용하여 부분적인 체중지지가 일어나도록 하고 독립적인 근의 기능이 증진됨에 따라 체중부하를 점차적으로 증가시켜 나간다.

후기 단계에서는 근력증강을 위해 바로 누운 자세나 앉은 자세에서 공을 양 발 사이에 끼운 다음 공이 떨어지지 않도록 유지하면서 공을 양쪽 발로 누르는 운동을 실시한다든지 침대나 의자의 모서리에 앉게 한 다음 무릎관절 굽힘 및 폄운동을 여러 각도에서 몇 초 정도 멈춰서 유지하게 하는 형태의 운동(holding) 등을 실시한다. 또 걸음(보행)의 원활을 위하여 다리의 여러 관절과 이들 관절을 움직이는 근육들에 대한 근력증진 운동을 추나 스프링 혹은 기타의 운동기구를 이용하여 실시한다. 때에 따라서는 고유수용성신경근촉진법이 효과를 보이기도 한다.

무릎관절 주위나 넙다리, 엉덩관절 손상시에는 흔히 넙다리뒤근, 모음근, 벌림근, 넙다리네갈래근 등의 위축이나 주위조직과의 부착 등이 있을 수 있으므로 마사지를 적용해주는 것이 매우 효과적이다. 여기서는 다리 상부(upper leg)에 대한 마사지와 무릎뼈 주위에 대한 마사지를 중심으로 간단히 설명하고자 한다.

다리 윗부분의 마사지를 실시하기 위하여 넙다리뒤근과 가자미근(gastocnemius)에 대한 가벼운 신장운동을 몇 차례 실시하고 양 손을 무릎오금공간(popliteal space) 바로 위에 위치하게 하여 손가락 끝으로 넙다리뒤근의 힘줄을 부드럽게 쥔 다음 힘줄을 가볍게 신장하는 듯한 느낌으로 〈그림 3-29〉에서와 같이 마사지를 해준다. 이 마사지 기술을 가자미근의 두 이는곳에 대해서도 똑같이 적용할 수 있는데 이 때는 손의 위치를 무릎오목공간의 바로 밑에 위치하게 한다.

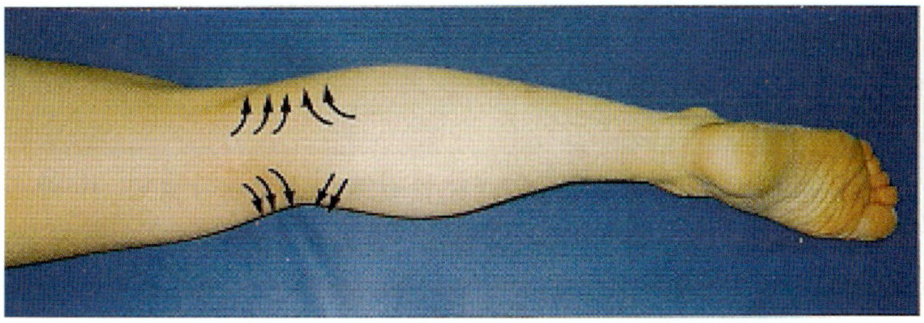

〈그림 3-29〉 종아리 상부에 대한 마사지의 적용

한편 무릎관절 주위 손상이나 골절 시 무릎뼈의 정상적인 운동성이 상실되는 경우가 많은데 이때도 마사지를 해주면 좋다. 그러나 관절염이 있을 경우에는 심부 마찰법(deep friction)에 의한 무릎뼈 마사지를 너무 심하게 실시하여서는 안 된다. 마사지를 실시하기 위하여 물리치료사의 한 손으로는 환자의 다리를 고정하고, 다른 한 손으로는 짧고 깊게 마찰법을 이용하여 무릎뼈주변(patella border)을 마사지 한다〈그림 3-30〉.

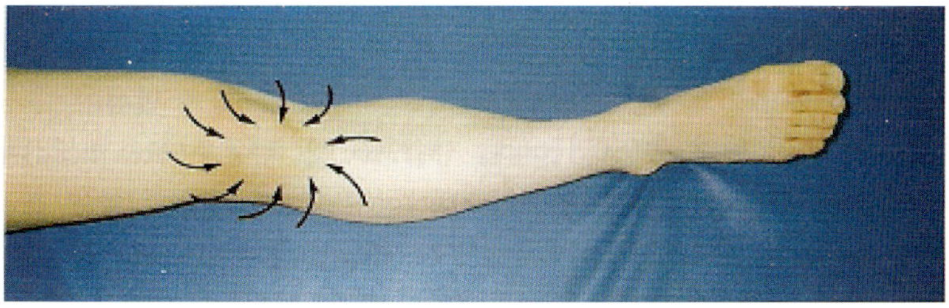

〈그림 3-30〉 무릎뼈에 대한 마찰법 마사지

한편 무릎뼈 주위를 축상으로 문지르는 축상 문지르기(pivot-like strokes)와 같은 방법도 있는데 무릎뼈 주위를 손가락으로 문지른다〈그림 3-31〉.

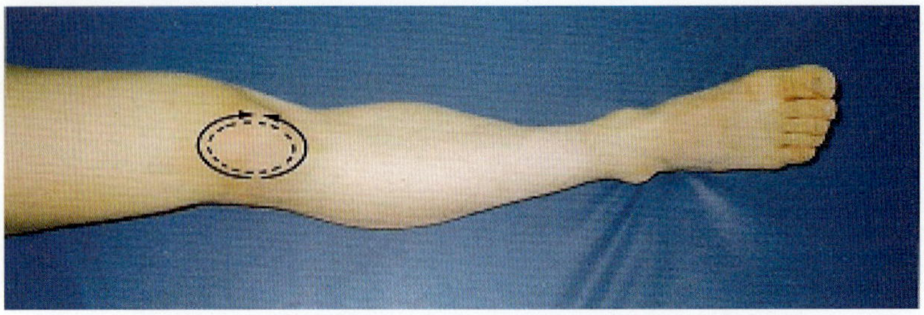

〈그림 3-31〉 무릎뼈에 대한 축상 문지르기 마사지

9 무릎관절 반달연골 손상

(Injury of Meniscus or Semilunar Cartilage of knee)

1) 개요

무릎관절은 넙다리뼈 하단의 안·가쪽관절융기(medial and lateral condyle)와 정강뼈 윗부분의 안·가쪽관절융기 사이에 형성되는 관절로 하단의 안·가쪽관절융기는 말안장과 같이 돌출되고 정강뼈의 안·가쪽관절융기 역시 고르지 못하여 이를 적합하게 하기 위하여 왼오른 두개의 연골이 부착하여 완전한 관절오목을 이룬다. 이를 안쪽반달 및 가쪽반달(medial and lateral meniscus)이라고 부르며 섬유성 연골로 되어 있고 반달모양(반월상)이며 바깥면은 두껍고 속면은 얇다. 가쪽반달은 다소 작고 윤상이며 안쪽반월은 크고 폭도 넓으며 가쪽반달의 안쪽면을 앞뒤로 싸고 있는 모양이며 외상을 받기 쉽다. 이들 반달의 앞면에는 가로로 연결되는 무릎가로인대(genu transverse ligament)가 있다.

안쪽반달연골의 아래 쪽 표면(under-surface)은 정강뼈머리(tibia head)에는 부착되어 있지 않으며 그것의 앞쪽은 관상인대(coronary ligament)에 의해 정강뼈의 앞쪽에 부착되어 있다. 또 뒤쪽부위는 안쪽인대의 최심부 섬유(deepest fiber)에 견고하게 부착되어 있어 안쪽반달연골은 관절의 앞쪽 보다는 뒤쪽에 가까이 위치해 있다. 이러한 해부학적 특징 때문에 안쪽반달연골의 앞부분과 안쪽인대의 앞쪽 가장자리(anterior margin)에 상응하는 두 부위는 연골의 부착이 견고하지 못하다. 즉 연골의 앞부분이 뒤쪽부위보다 견고하게 고정되어 있지 않기 때문에 이동(displacement)될 수 있는 가능성이 더 큰 것이다.

한편 가쪽반달연골은 안쪽반달연골에 비해 넓고 강하게 부착되어 있기 때문에 안쪽반달연골에 비해 손상의 빈도가 적다.

2) 손상의 형태

반달연골의 손상형태는 〈그림 3-32〉에서와 같이 분류한다.

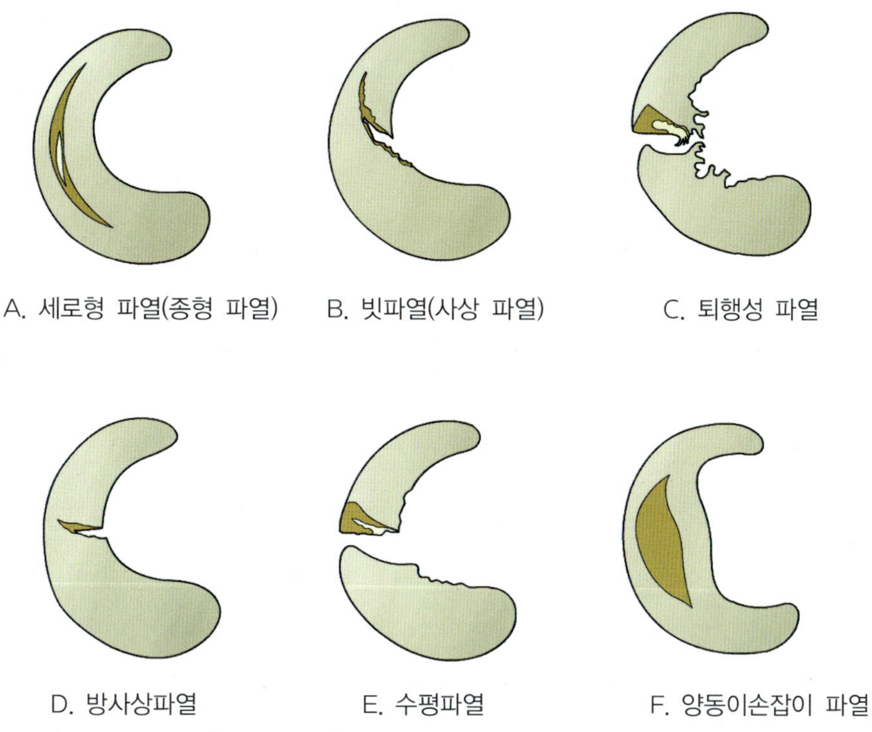

〈그림 3-32〉 다양한 형태의 반달연골 손상

3) 손상 기전

손상의 기전은 안쪽 반달과 가쪽 반달에서 힘이 가해지는 방향과 뼈의 돌림방향에 따라 달라진다. 일반적으로 반달연골의 손상은 무릎관절을 굽힌 자세에서 돌림운동이 일어날 때 많이 발생하는데, 땅에 고정된 다리에 대하여 넙다리의 안쪽돌림력이 가해지면 안쪽반달연골의 손상이 일어나고 가쪽돌림력이 가해지면 가쪽반달연골의 손상이 일어난다. 반달연골은 무릎관절의 굽힘과 폄에 따라 각각 뒤쪽과 앞쪽으로 이동하는데 심한 무릎관절 굽힘자세에서는 반달연골의 뒤쪽부가 정강뼈 넙다리 관절면 사이에서 압박되며 이 상태에서 넙다리의 안쪽돌림이 가해지면 안쪽반달연골이 관절 중앙부에 밀리게 되고 연이어 일어나는 폄에 의해 뒤뿔부는 압박 외상을 받게 된다. 이렇게 하여 안쪽반달연골의 세로 파열(종파열, longitudinal spliting) 혹은 변연부 박리(peripheral detachment)가 발생한다.

반대로 무릎관절 굽힘 자세에서 넙다리의 가쪽돌림이 가해지면 가쪽반달연골의 뒤뿔부에 외력이 작용하지만 가동성이 크기 때문에 쉽게 손상되지 않으며 무릎관절 폄으로 가쪽반달연골의 안쪽 모서리에 가로파열(횡파열, transverse tear)또는 빗파열(사선파열, oblique tear)이 발생한다〈그림 3-33〉.

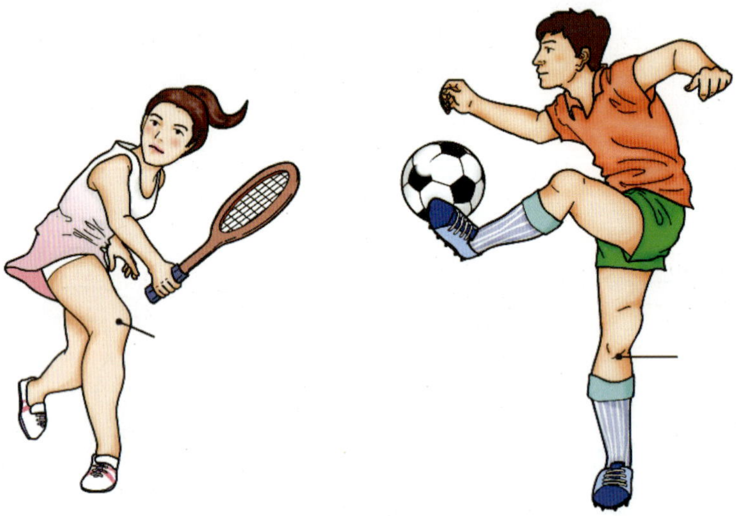

〈그림 3-33〉 반달연골의 손상기전

4) 증상

(1) 무릎관절을 약간 굽힌 자세에서 펼 때 갑자기 움직이지 못하는 locking 현상이 일어난다. 파열된 연골편이 이차성 전위(secondary displacement)로 관절면 사이에 잠김(incarceration)을 일으키는 것이 원인이다. 따라서 이 증상은 큰 연골편을 가진 손상에서 흔히 나타난다.

(2) 손상부위에 압통이 존재한다. 압통은 관절 간격을 따라 손상부에 일치해서 나타난다.

(3) 손상을 당하면 국소의 통증으로 걸음이 불가능해진다.

(4) 반달연골 손상과 윤활막 인대 닿는곳의 손상이 있을 경우 삼출액의 증가로 무릎뜸(floating patella)현상이 일어난다.

(5) 계단을 오르고 내릴 때 혹은 울퉁불퉁한 길을 걸을 때 갑자기 무릎관절의 안정성을 상실하는 buckling 현상이 나타난다. 이 현상은 반달연골의 뒤쪽 손상에 흔히 수반되어 나타난다.

(6) 손상 후에 며칠이 경과하면, 예외없이 넙다리네갈래근의 위축이 나타나는데, 특히 안쪽넓은근(vastus medialis)의 위축이 심하다.

5) 진단 및 검사

진단을 위한 검사는 여러 가지 방법이 있는데 반달연골 손상의 의심이 있을 때는 일반적으로 방사선 진단이나 다음과 같은 검사들을 시행하여 최종적인 진단을 내린다.

(1) McMurray 검사

McMurray 검사란 반달연골에 열상이 있는지의 여부를 평가하기 위한 것으로 무릎관절을 굽힘 또는 폄시킬 때 관절선(joint line)부위에서 귀로 들을 수 있는 딸각거리는 소리(clicking)나 혹은 촉지음을 평가하여 검사하는 방법이다. 관절선을 촉지하였을 경우 열상이 있으면 열상이 있는 부위에서 압통이 유발된다.

McMurray 검사를 통하여 반달연골의 손상이 확인되면 이번에는 손상이 안쪽 반달인지 가쪽 반달인지를 구별해야 한다. 검별 검사를 실시하기 위하여 환자의 다리를 중위자세에서 평편하게 하여 바로 눕게 한 다음 한 손으로는 환자의 발뒤꿈치를 그리고 다른 한 손으로는 무릎관절 위를 잡는데 이때 무릎관절 위를 잡는 손의 손가락으로는 안쪽 관절선을 그리고 엄지와 엄지두덩(thenar eminence)으로는 가쪽 관절선을 잡는다. 이렇게 한 다음 무릎관절을 완전히 굽힘시킨 상태에서 안쪽반달 연골의 열상을 검사하고자 할 때는 무릎관절의 가쪽면을 안쪽으로 밀면서 동시에 다리를 가쪽돌림시키고, 반대로 가쪽반달 연골의 열상을 검사하기 위해서는 무릎관절의 안쪽면을 밖으로 밀면서 다리를 안쪽돌림시킨다. 이렇게 하였을 때 만일 관절 내에서 딸각거리는 소리가 들리거나 촉지되면 반달 연골의 손상을 의심할 수 있다. 이 검사는 보통 뒤쪽부위에 있는 반달연골의 열상 여부를 평가하기 위하여 이용된다〈그림 3-34~37참조〉.

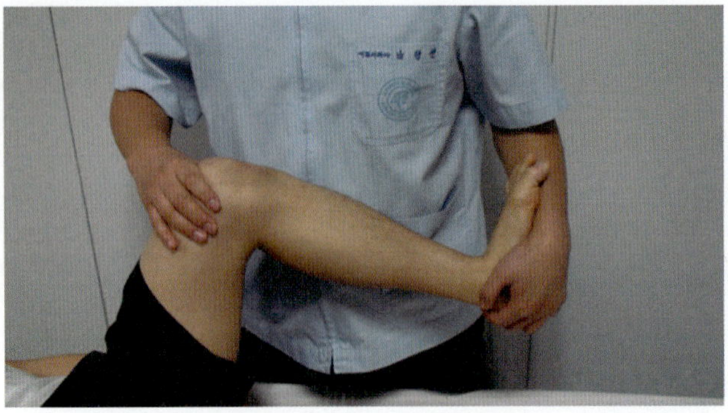

〈그림 3-34〉 반달연골 열상 평가를 위한 McMurray 검사(무릎관절 굽힘)

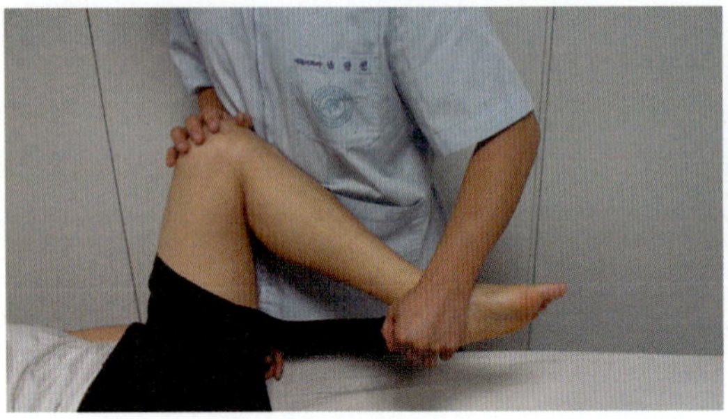

〈그림 3-35〉 넙다리에 대한 정강뼈의 안쪽돌림 및 가쪽돌림 그리고 무릎관절 굽힘

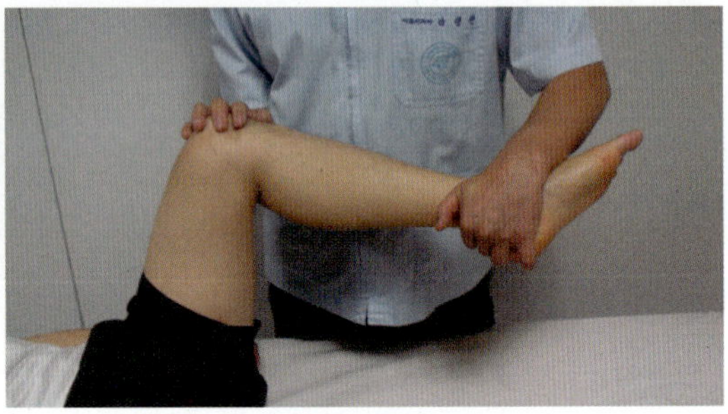

〈그림 3-36〉 다리 가쪽돌림과 함께 무릎관절 안쪽에 응력 제공

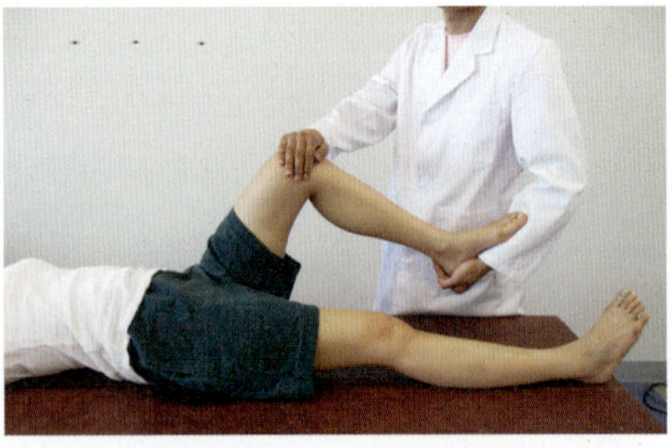

〈그림 3-37〉 뒤쪽(후방) 부위에 있는 반달연골(반월상 연골)의 열상 검사를 위해 많이 사용되는 자세

(2) Apley 검사

① 압박검사(Compression test)

이 검사는 두 가지 방법에 의해 시행되는데 압박검사와 신연검사가 그것이다.

검사용 침대 위에 한쪽 다리를 90°굽힘시킨 상태로 환자를 엎드리게 한 다음 발뒤꿈치를 아랫방향(하방)으로 내리눌러 정강뼈 사이의 안·가쪽 반달 연골에 압박을 주면서 다리를 안쪽돌림이나 가쪽돌림시킨다. 만약 이 가쪽돌림이나 안쪽돌림에 의해 통증이 유발되면 반달 연골의 손상을 의심할 수 있다. 이 때 안쪽 부위에 통증이 있으면 안쪽반달 연골의 손상이 그리고 가쪽 부위에 통증이 있으면 가쪽반달 연골의 손상이 있음을 의미한다. 이 검사는 주관적인 검사이기 때문에 가능한 한 환자에게 통증이 있는 부위를 정확하게 말하도록 하는 것이 매우 중요하다.

② 떼어당김 검사(신연검사, Distraction test)

떼어당김 검사(신연검사)는 무릎관절의 문제가 반달 연골의 손상에 의한 것인지 아니면 주위 인대에 의한 것인지를 구별할 때 도움이 되는 검사로 보통 압박검사를 실시한 후에 연이어 검사한다.

검사자세는 압박검사에서와 동일하며 넙다리뒤부분을 고정한 상태에서 다리를 위방향(상방)으로 견인하면서 가쪽돌림이나 안쪽돌림시킨다. 이 방향조절에 의해 반달 연골에는 압박이 제거되고 안·가쪽 인대구조물에는 긴장이 주어지기 때문에 만일 인대에 손상이 있으면 환자는 떼어당김 검사시 통증을 호소하게 되나 손상이 연골 단독이면 통증의 감소가 일어나게 된다〈그림 3-38〉.

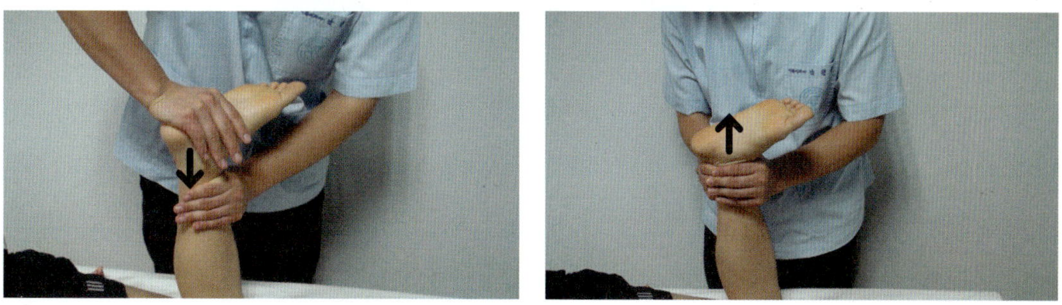

A B

〈그림 3-38〉 Apley 검사(A: 압박검사 B: 떼어당김(신연)검사)

(3) Watson-Jones 검사

바로 누운 자세에서 환자에게 무릎관절을 최대로 펌하도록 지시하면 손상부에 일치하여 통증을 호소한다.

(4) Squatting 검사

환자에게 선 상태에서 양 다리를 안쪽돌림·가쪽돌림 한 후에 앉고 서기를 하게 한다. 손상 받은 반달연골이 관절면 사이에 끼어 통증이 발생된다.

(5) Bounce home 검사

환자에게 누운 자세에서 무릎을 굽힘 한 후에 폄할 때 무릎의 폄 동작이 완전하지 못하고 불충분하면 장애가 있는 것으로 판단 한다.

(6) 관절 조영술(Arthrography)

공기나 조영제를 관절 내에 주입한 다음 관절선(joint line)에 대해 수직적으로 여러 방향의 방사선 촬영을 하여 진단하는 방법이며 반달 연골의 확진율은 매우 높다. 단순조영(simple contrast)과 이중조영(double contrast)이 있으며, 흔히 후자가 이용된다〈그림 3-39〉.

A

B

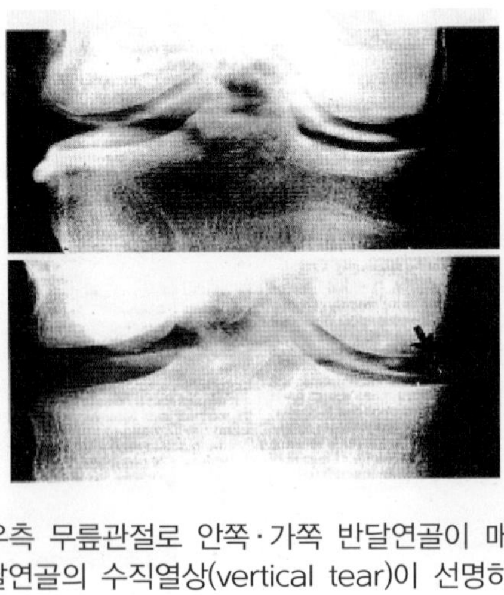

A. 정상인 우측 무릎관절로 안쪽·가쪽 반달연골이 매끄럽다.
B. 안쪽 반달연골의 수직열상(vertical tear)이 선명하게 나타나 있다.

〈그림 3-39〉 관절 조영술로 촬영한 무릎관절(슬관절)

(7) 관절경 검사(Arthroscopy)

관절 조영검사로만을 확진이 어려울 경우에 실시하며 거의 100%의 확진율을 갖는다.

현재는 무릎관절 안쪽부의 병변에 대한 진단이나 손상부위와 범위를 직접 관찰할 수가 있어서 꼭 필요한 방법으로 무릎관절 안쪽부 병변의 진단 및 치료에 이용되고 있다.

(8) 기타 검사로 자기공명영상(MRI), 컴퓨터 단층 촬영(CT)이 있다.

6) 감별진단

반달 연골손상을 다음과 같은 무릎관절 손상과 구별하여야 한다.

(1) 관절 내의 다른 유리체(loose body)
(2) 뼈연골 골절(osteochondral fracture)
(3) 인대손상(ligament injury)
(4) 무릎뼈의 아탈구(subluxation)와 탈구
(5) 무릎뼈의 연골연화증(chondromalacia patella)

7) 치료

(1) 정형외과적 치료

외과적 치료는 보존적 치료와 수술적 치료로 나눌 수 있는데 손상이 경미하고 급성일 경우 때로는 보존적 치료로 회복이 가능하다. 이때는 안정이 우선적이며 1~2주 압박붕대나 덧대(부목)를 실시한 상태에서 소염제를 투여하면 효과적이다.

반달연골의 심한 파열로 인하여 보존적 치료로는 회복이 불가능할 때 반달연골을 적출하는 수술을 하는데 전체 적출술(total meniscectomy)이 있다. 그러나 수술은 무릎관절에 퇴행성 병변을 촉진시킨다는 여러 보고가 있어 최근에는 꼭 필요한 경우가 아니면 보존적 치료에 의한 치료를 권장하고 있는 경향이 있다.

(2) 물리치료

물리치료는 보존적 치료인가 아니면 수술적 치료인가에 따라 달라지는데 보존적 치료일 경우에는 초기부터 넙다리네갈래근 위축을 방지하기 위한 운동을 적극적으로 실시하여야 한다. 마사지는 초기부터 적용되는데 처음에는 넙다리에 무찰법(effleurage)을 적용하고 팽윤을 감소시키기 위하여 유날법(kneading)을 계속 적용한다. 전기치료가 가끔 처방되는데 이것은 넙다리네갈래근의 수축증진과 팽윤을 감소시키는 효과를 가지고 있기 때문이다.

반달연골절제술을 실시했을 때는 수술 후 2일 정도가 지나면 일반 침상환자에게 실시하는 예방적 치료, 즉 부기(부종)방지나 부착(유착)방지, 근력유지 등을 위한 일반 물리치료를 실시하고 가능할 경우 넙다리네갈래근의 등척성 수축이나 발가락, 발목 등의 운동을 시킨다.

8일 정도가 지나면 물리치료사는 의사와 상의하여 약 15° 정도 덧대를 폄시킨 상태로 조절하고 압박붕대를 제거한다. 그리고 동적 무릎관절 운동을 실시한다. 무릎관절의 운동 중 가장 중요한 것은 완전한 폄운동이다. 처음에는 삼출액의 증가를 피하기 위하여 무릎관절의 굽힘운동은 매우 신중을 기하고 부기가 있을 경우 얼음 등을 적용하여 제거한다.

15일 정도가 지나면 치료용 푸울에서 운동을 시키는데 처음에는 부분적인 체중지지만을 시키고 체중지지로 인하여 발생하는 통증을 이길 수 있을 정도에서만 허락한다. 기능의 회복이 증진됨에 따라 보조기나 목발사용을 점차적으로 줄여 나가면서 전체적인 체중부하가 일어나도록 단계적으로 조절한다.

18일 정도가 지나면 관절가동 운동을 실시하고 동시에 근력증강 운동, 걸음훈련 등을 본격적으로 실시한다.

10 곁인대 손상

(Collateral Ligament Injury)

1) 개요

안쪽 곁인대(medial collateral ligament)는 얕은층과 깊은층의 두 층으로 구성되어 있는데, 얕은층은 넙다리의 안쪽위관절융기(medial epicondyle) 위와 정강뼈의 안쪽관절융기(medial condyle) 아래방향에 부착되고 깊은층은 정강뼈의 위모서리(upper margin)과 넙다리의 안쪽관절융기 아래부분에 연결되어 있다. 이들 중 보통 깊은층 섬유가 손상을 당하고 깊은층 섬유의 정강뼈 닿는곳 손상이 가장 흔하다.

2) 병인

안쪽 곁인대의 손상은 관절의 가쪽에서 직접적으로 가해지는 외력이나 관절의 가쪽돌림, 벌림, 바깥굽은력 등에 의해 발생하고, 특히 가쪽에 더욱 심한 외력이 가하면 안쪽 곁인대 손상과 안쪽반달연골, 앞십자인대가 파열되는 현상을 초래하는 불행삼주징이 발생되며 이때는 기능 장애도 크게 나타난다. 가쪽 곁인대(lateral collateral ligament) 손상은 반대로 모음이나 안쪽돌림력이 무릎관절에 가해졌을 때 많이 발생한다. 전술한 바와 같이 가쪽 곁인대보다는 안쪽 곁인대의 손상이 더 많은데, 그 이유는 관절의 안쪽에서보다는 가쪽에서 외력이 가해질 수 있는 기회가 더 많기 때문이다〈그림 3-40〉.

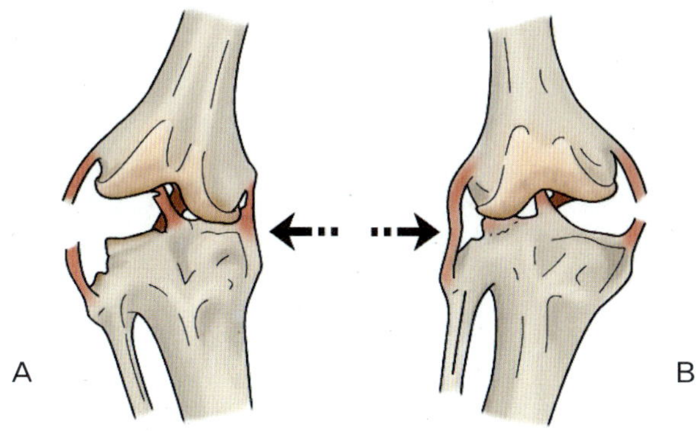

A. 가쪽 곁인대 손상　B. 안쪽 곁인대 손상

〈그림 3-40〉 곁인대의 손상

3) 증상

(1) 손상 직후에는 국소 통증이나 반사성 근 경련이 많다.

(2) 통증이나 근 경련에 의해 무릎관절은 굽힘상태에서 운동의 제한이 일어난다.

(3) 걸음이나 체중부하가 어렵게 되고 한쪽 다리 서기 자세가 더욱더 불안전하다.

(4) 관절강 내 출혈(intra-articular hemorrhage)로 12~24시간 정도 지나면 팽윤이 발생한다.

(5) 급성기를 지나면 자발통이나 압통은 점점 소멸되면서 관절 운동시 약증(weakness)이

나 근위축 등이 나타나 관절의 불안정성이 초래된다.

4) 검사

곁인대의 손상여부를 검사하기 위하여 환자를 침대 모서리에 앉히거나 바로 눕게 한 다음 한쪽 무릎관절을 완전히 굽힘하여 곁인대를 느슨하게 한다. 이렇게 한 상태에서 안쪽 곁부인대를 검사하려면 검사자는 한 손으로는 환자의 발목관절을 견고하게 고정하고 다른 손의 엄지두덩(thenar eminence)은 종아리뼈머리(비골두)를 향하도록 무릎관절을 잡은 다음 무릎관절은 안쪽으로 발목관절을 가쪽으로 민다. 만일 틈이 있다면 촉지 혹은 눈으로 확인할 수도 있는데 틈이 있을 경우 관절의 완전한 안전성을 확보될 수 없다. 손상된 관절에 주고 있던 외력을 제거하면 정강뼈와 넙다리뼈의 접촉음을 느낄 수도 있다.
가쪽 곁인대의 검사는 안쪽 곁인대 검사의 반대방향으로 외력을 줌으로써 실시할 수 있다. 이때 너무 과도한 외력을 적용하여서는 안된다〈그림 3-41〉, 〈그림 3-42〉.

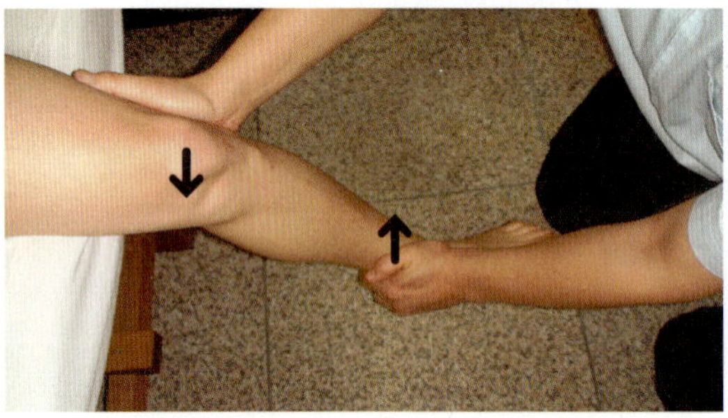

〈그림 3-41〉 안쪽 곁인대의 검사

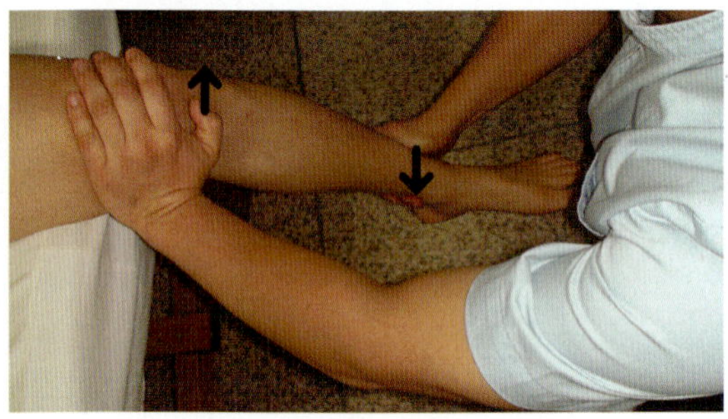

〈그림 3-42〉 가쪽 곁인대의 검사

관절내에 주사기를 삽입하여 관절뚫기검사(관절천자검사)를 시행하는데, 곁인대손상은 관절액, 십자인대 손상은 혈액, 관절 안 골절은 지방과 혈액 그리고 만성 반달연골 손상은 연노랑의 관절액을 확인할 수 있다.

스트레스 방사선촬영, 관절경검사, 관절조영술, 자기공명영상 등으로 곁인대의 손상 유무를 진단할 수 있다. 1도 손상은 미세한 외상에 의해 발생되고 신장이 부드럽다는 것이 특징적이지만 이완이 증가되거나 끝느낌이 단단해지지 않는다. 부종, 약간의 종창, 압통이 있고, 2도 손상은 관절의 불안정과 함께 완전 폄에서는 바깥굽은력을 가하면 관절 개방이 없지만

30도 굽힘 자세에서는 개방이 나타나며, 최대한 신장시 이완이 잘되지 않고 끝느낌이 단단하다. 3도손상은 완전 폄 상태에서 바깥굽은력을 가하면 개방되고 이완이 크며 완전 파열로 끝 느낌(End feel)이 없어진다. 그리고 보통 앞십자인대 손상이 동반되기도 한다.

5) 치료

초기 치료는 휴식과 냉, 압박, 다리올리기가 적용되고, 관절의 안정성이 확보되고 있고 손상이 미약할 경우에는 탄력붕대나 폄위 석고(cast splint, cylinder cast)로 3~4주 정도 고정한다. 고정을 실시하고 있는 동안에는 목발을 사용하여 부분적인 체중부하운동을 시키고 넙다리 네갈래근에 대한 근력유지운동을 손상 직후부터 실시하여 근육의 위축을 방지한다.

중등도의 손상으로 약간의 불안정성이 있을 경우 운동선수를 제외하고는 약간의 굽힘 및 모음위에서 장하지 석고로 고정한다.

인대가 완전히 파열되어 슬관절의 불완정성이 확실하거나 십자인대 손상, 반월상 연골의 손상들이 동반되면 조기에 수술을 해야 한다. 손상 조직의 봉합은 손상 직후가 가장 좋으며 예후도 좋다. 수술 후에는 5~6주 정도 장하지 석고로 고정한 후 물리치료와 운동치료 등을 통하여 관절 가동범위를 정상으로 유지하고, 또한 근력강화 운동과 걷기연습을 실시하여 점진적인 기능회복을 도모한다.

11 발목관절 인대 손상

(Ankle Ligament Injury)

발목부는 체중을 지탱하고 신체를 이동하기 위해서 정강뼈, 종아리뼈, 발목뼈로 구성되어 있다. 그리고 발목관절의 인대는 앞목말종아리인대(Anterior talofibular ligament), 발꿈치종아리인대(Calcaneofibular ligament), 뒤목말종아리인대(Posterior talofibular ligament)의 가쪽곁인대와 안쪽곁인대로 구성된다〈그림 3-43〉.

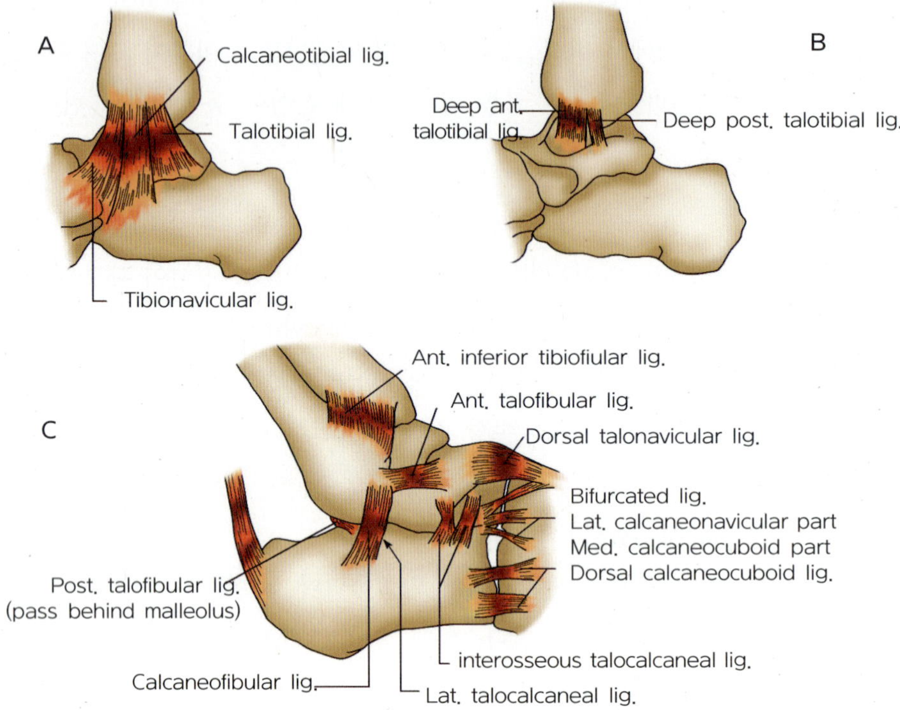

A. 세모 인대(삼각 인대) 얕은층, B. 세모 인대(삼각 인대) 깊은층, C. 가쪽 곁인대

〈그림 3-43〉 발목 관절의 인대

1) 병인

발목(족근)의 인대 손상은 발목의 삠(sprain)이라고도 부르는데 매우 흔하게 발생된다. 이것은 바닥이 편평하지 못한 곳에서 걸음을 걷거나, 뛰거나 점프를 하는 운동선수에게 주로 발생한다. 발목부가 지면에 닿을 때 발목 주위의 근육이 충격을 빠르게 흡수할 수가 없어서 발생을 한다.

발목 인대는 가쪽 인대의 손상이 가장 흔한데 발목관절 발바닥쪽굽힘 상태에서 안쪽 들림력이 가해질 때 발생하기 쉽다. 가쪽 발목 인대의 손상은 약 95 % 이상이 발목관절의 앞가쪽부에서 발생한다고 하는데 이들 대부분은 앞목말종아리인대(Anterior talofibular ligament)의 손상이다. 발목이 중립위치에 있거나 발등굽힘한 상태에서 안쪽 번짐력이 가해지면 이 때는 발목이 안정 위치에 있기 때문에 인대의 손상보다는 오히려 골절을 일으키는 경우가 많다. 한편 안쪽인대 즉 세모인대(deltoid ligament)의 손상은 대부분 가쪽부의 골절이나 인대손상과 동반되어 일어난다.

2) 증상

인대에 손상이 일어나면 환자는 순간적으로 발목관절 부위에 날카로운 통증을 느끼고, 발목부의 종창과 함께 국소의 통증과 압통, 피하출혈 등이 나타난다. 수동적으로 폄을 하거나 걸음을 시키고 다리에 체중을 가하면 더욱 통증은 심해진다. 발꿈치힘줄(아킬레스건)의 가쪽부분과 가쪽관절융기, 발등에도 부기가 생기고 심한 경우에는 부기가 발가락까지 나타날 수 있다. 발의 통증으로 인해 환자는 걸음을 힘들게 걷고, 종종걸음으로 걸음 기능 소실이 나타나게 된다.

손상의 정도에 따라 제 1형, 제 2형, 제 3형 등으로 나눈다.

제 1형은 육안적인 파열이 없고, 인대 내 출혈과 같은 불안정성을 일으킬 수 있는 요소들이 없는 상태에서 인대가 약간 신장되고, 통증, 압통과 부종을 보이지만 관절은 안정적이다, 제 2형은 인대 섬유의 부분적인 파열, 약간의 불안정성을 일으킬 수 있는 정도의 인대손상이 동반되고, 중증 및 심한 통증을 호소, 부종과 압통, 약간의 관절 불안정성을 호소한다. 제 3형은 인대가 완전 파열된 것으로 확실한 관절의 불안정성을 보이며 심한 통증과 심한 부종, 압통, 체중부하를 할 수 없으며 먼쪽정강종아리뼈끝인대손상과 골절이 동반될 가능성이 있다.

3) 검사

진단시에는 발목관절의 골절 여부를 확인하는 것이 매우 중요하다. 이학적 검사로는 앞쪽서랍검사(anterior drawer test)나 뒤쪽 서랍검사(posrior drawer test)등이 도움이 된다 〈그림 3-44, 그림 3-45〉. 또한 안쪽번짐 및 가쪽 번짐을 스트레스검사(inversion and eversion stress test)로 이것은 인대 손상과 관절의 안정성을 검사하는 것으로 모음력 또는 벌림력을 가하여 어긋남 또는 아탈구 여부를 알기 위한 것이다. 그러나 발목관절은 사람에 따라 안정성의 크기가 매우 다양하므로 꼭 정상인 쪽과 비교검사 하는 것이 중요하다.

쥐어짜기 검사(squeeze test)는 다리 중간부에서 종아리뼈가 정강뼈 쪽으로 압박되도록 압력을 가해 발목부의 통증이 유발되면 양성으로 판정하여 뼈사이인대의 손상을 의미한다. 그 외에도 발바닥쪽굽힘, 발등굽힘검사, 가쪽돌림 검사(external rotation test)가 있고, 방사선 촬영, 관절 조영술 등으로 진단할 수 있다.

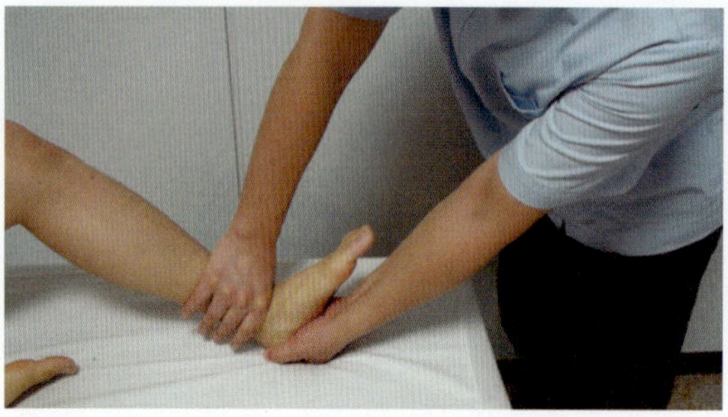

〈그림 3-44〉 앞쪽 서랍검사

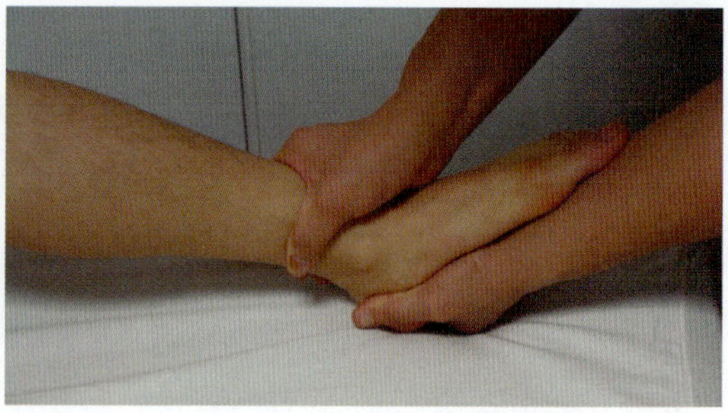

〈그림 3-45〉 뒤쪽 서랍검사

4) 치료

손상 초기에 치료를 소홀히 하면 재발성 만성 삠으로 되기가 쉽다. 손상의 정도에 따라 고정방법과 기간을 조절하는데, 제 1형은 단순 압박붕대나 반창고 등으로 고정하여 지속적인 관찰을 하고, 테이핑치료, 냉, 소용돌이욕, 발등굽힘과 발바닥쪽굽힘의 능동 운동 등이 흔히 권장된다. 제 2형은 3~4주간 정도 석고부목 고정을 시키고, 단순 압박 붕대로 고정하고 조기 운동을 시키는 방법이 권장되기도 한다. 제 3형은 만성적인 불안정성을 예방하기 위하여 4~6주 정도 석고 고정을 하는 것이 일반적인 치료이다. 그러나 손상 당시 심한 불안정성이 있거나 운동선수, 활동성이 많은 젊은 층에서는 수술적 치료가 시행되기도 한다. 물리치료는 부종 감소, 통증완화와 혈액증진을 위해서 전기치료, 마사지, 대조욕 등을 실시하고, 콜라겐 섬유의 배열을 바르게 되도록 하기 위해 반복적인 운동과 스트레칭운동을 강조한다. 또한 발목관절의 가동성 회복을 위해 능동운동과 수동신장운동을 실시한다. 통증과 관절가동성 회복 후에는 발목관절 삠 재발을 방지하기 위해 근력강화운동, 민첩성 반복 운동, 균형운동 등을 실시한다.

12 발꿈치 힘줄 손상

(Achilles Tendon Injury)

1) 병인 및 증상

발꿈치 힘줄(아킬레스 건)은 장딴지근(Gastrocnemius)과 가자미근(Soleus muscle)의 힘줄이 함께 모여 공동 힘줄을 형성한 것으로 인체에서 가장 강력하고 큰 힘줄 중의 하나이다. 손상은 외상, 발목관절의 과도한 발등굽힘, 점프 활동이 많은 운동선수, 힘줄에 혈액 순환 장애가 있는 노인 등에 흔히 나타난다. 파열 부위는 근힘줄 이음부, 힘줄 중간부, 힘줄 뼈대부 모두에서 발생하게 되는데, 힘줄 중간부(2cm~5cm)사이에서 손상이 가장 흔하다.

발꿈치 힘줄이 파열되면 발뒤꿈치에서 둔탁한 파열음이 나거나 순간적인 통증, 종창, 족지보행 등이 불가능해지게 된다.

2) 검사

진단으로는 톰슨의 압착검사(Thompson squeeze test)와 파열 부위의 함몰 촉지법, 카커 삼각(Kakger's triangle)을 방사선 사진에서 확인하는 방법 등이 흔히 쓰인다. 톰슨의 압박 검사는 무릎관절 굽힘 위치에서 장딴지근을 쥘 때, 통증 없이 발바닥쪽 굽힘이 일어나는데 만약 발바닥쪽 굽힘이 일어나지 않으면 양성으로 힘줄 파열을 의미한다〈그림 3-46〉.

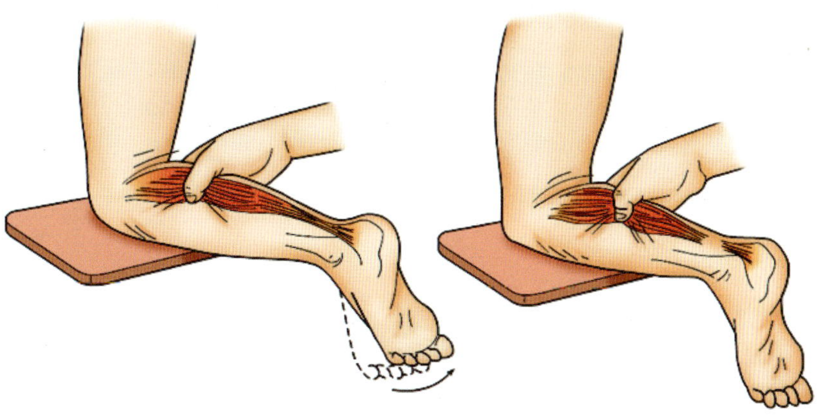

〈그림 3-46〉 Thompson Squeeze검사(종아리세갈래근을 강하게 잡고 쥐어짜기를 하면 정상적으로 발바닥쪽 굽힘이 나타남.)

3) 치료

발꿈치 힘줄의 손상은 매우 심각한 것으로 치료에 관하여서는 여러 가지 의견이 있다. 파열 초기일 경우 활동성이 많은 젊은 층에서는 수술적 치료를 강조하고 또 다른 의견은 무릎관절을 약 45° 굽혀서 발목을 최대한 발바닥쪽 굽힌 상태에서 장하지 석고붕대를 약 6주간 그리고 3개월 정도 보조기를 사용하는 것이 좋다고 하였다.

완전파열은 힘줄 수술을 시행하고, 고정 제거 후에는 능동운동, 신장운동을 실시하여 관절 가동범위를 확보한다. 그리고 발목관절 주위 조직에 근력강화 운동, 균형운동, 목발과 지팡이를 이용해 걷기연습을 실시한다.

제4장 골 절

1. 골절의 개요
2. 손 및 손목부 골절
3. 아래팔부 및 윗팔부 골절
4. 아래다리부 및 발부 골절
5. 무릎관절부 골절
6. 넙다리부 골절
7. 골반부 골절
8. 척추골절

제 4 장 골 절

1 골절의 개요

1) 정의

골절이란 뼈의 연속성(continuity)이 완전 혹은 불완전하게 소실되거나 선상의 변화를 일으킨 상태를 말한다.

2) 완전 및 불완전 골절의 종류

골절의 정도에 따라 완전골절(complete fracture)과 불완전골절로 나눌 수 있는데, 양측 피질의 연속성이 모두 소실된 경우를 완전골절이라 하고, 한쪽 피질의 연속성만 소실된 경우를 불완전골절(incomplete fracture)이라고 한다.

(1) 완전골절

① 단순(폐쇄)골절(Simple Fracture)

뼈는 완전히 골절이 되었으나, 전위(displacement)의 정도가 작거나 일어나지 않고, 골절부 주위의 연부조직이나 피부가 정상인 골절을 흔히 폐쇄성 골절이라 부르며, 개방을 동반하였을 경우에만 개방성 골절이라고 기술한다. 또 골절을 단순골절과 분쇄골절로 분류하였을 때는 단순골절은 골편의 수가 3개 미만인 경우를 말한다.

② **분쇄골절**(Comminuted Fracture)

골절편의 수에 따른 분류법의 일종으로 단순골절과 분쇄골절로 나눌 경우 분쇄골절은 골절편의 수가 3편 이상인 경우를 말한다〈그림 4-1〉. 또 넙다리뼈나 정강뼈에서처럼 완전한 골절 두 개가 동시에 존재할 경우에는 이것을 분절골절(segmented fracture)이라고 한다. 분쇄골절은 비교적 둔탁한 외력이 광범위하게 가해졌을 때 잘 일어난다.

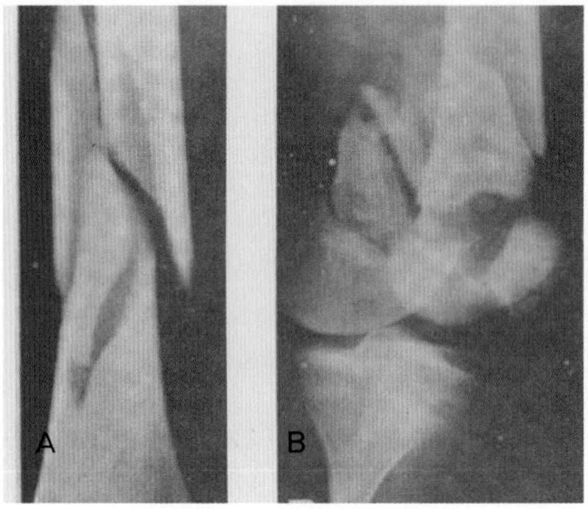

〈그림 4-1〉 분쇄골절

③ **매몰골절**(Impacted fracture)

골절된 뼈의 한 끝이 다른 뼈 속에 그대로 남아있는 골절로 넙다리뼈목판 골절에서 볼 수 있으며 전위는 비교적 적다.

④ **개방골절**(Open fracture)

골절된 뼈의 말단부가 연부조직을 뚫고 돌출된 골절로 감염의 위험이 매우 큰 골절이다〈그림 4-2〉.

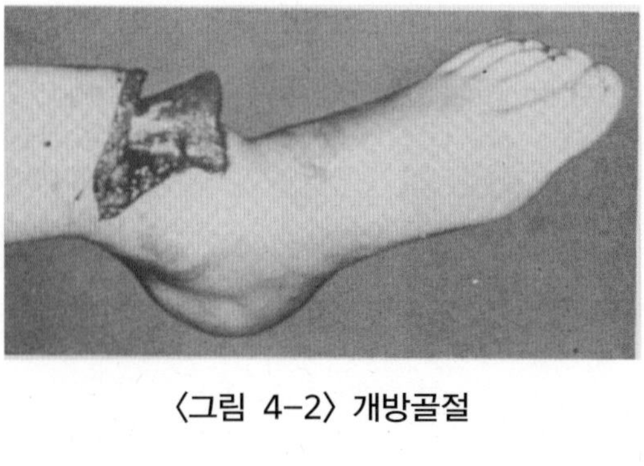

〈그림 4-2〉 개방골절

⑤ **합병골절**(Complicated fracture)

골절시 주위조직에 대한 손상여부에 의한 분류법으로 합병골절은 골절 주위에 있는 중요한 조직이나 기관에 손상을 일으킨 골절을 말한다.

⑥ **압박골절**(Compression fracture)

순수한 압박이 골간부의 골절을 일으키지 않고, 단단한 간부가 해면성 조직으로 눌려 들어가서 골단과 골간단을 경유하는 Y형 혹은 T형 골절을 일으킨 것을 말한다.

(2) 불완전골절

① **그린스틱 골절**(Greenstick fracture)

주로 소아에서 많이 일어나는 골절로, 골피질의 일부가 떨어져 나간 것이다〈그림 4-3〉. 소아의 뼈는 성인에 비하여 탄력성이 크기 때문에 불완전골절이 잘 일어난다.

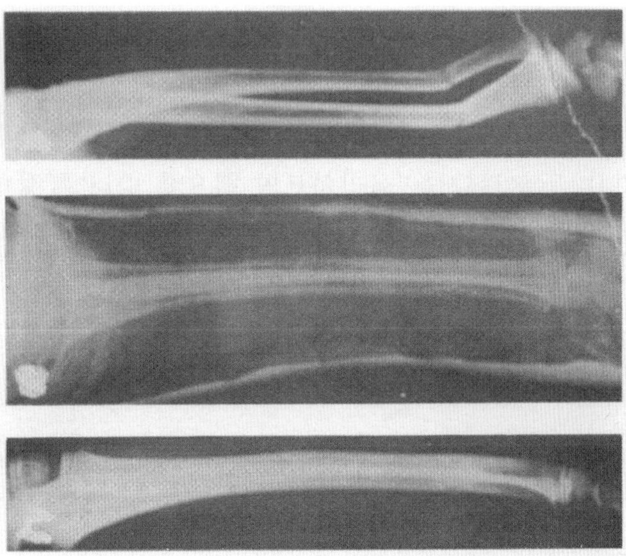

〈그림 4-3〉 앞쪽 경사(anterior angulation)이 형성된 7세 어린이의 노뼈 먼쪽 1/3부위의 그린스틱 골절

② **균열골절**(Fissured fracture)

골편의 전위가 없는 상태에서 뼈에 금이 간 골절을 말한다.

③ **관통골절**(Perforating fracture)

총탄에 의한 관통상에서 많이 일어나는 것으로 총탄의 속도가 빠를 경우(540~750 m/초)에는 연부조직과 뼈의 분쇄가 잘 일어나지만 속도가 느릴 때에는 연부조직의 손상도 적고, 뼈를 관통하여(흔히 총탄이 뼈에 박힌다) 불완전골절을 일으킨다.

④ **함몰골절**(Depressed fracture)

주로 머리뼈에서 많이 발생하는 골절로, 높은 곳에서 머리에 약간 무거운 물건이 떨어졌을 때 뼈의 일부분이 접시 모양으로 들어간 골절을 말한다.

3) 골절선의 형태, 전위형태에 의한 분류

(1) 골절선의 형태에 의한 분류

골절선은 크게 가로상, 사상, 나선상, 종상으로 나눌 수 있으며 골절선의 형태는 치료에 많은 영향을 미치므로 매우 중요하다.

① **가로상골절**(Transverse fracture)

골절면이 뼈의 장축에 대하여 거의 수직을 이룬 골절로, 순간적인 외력이 직선상으로 작용할 때 많이 일어난다. 또 둔탁한 외력이 광범위하게 작용하거나 무릎관절이나 팔꿉관절에서 폄근이 긴장되어 있을 때, 갑자기 굽힘을 시키는 외력이 작용하여 견인골절(traction fracture)을 일으켰을 때도 가로상 골절선이 나타난다〈그림 4-4〉.

가로골절은 일단 정복되면 전위를 일으키는 경향이 적어서 이를 안정성 골절(stable fracture)이라고도 부른다.

② **사상 골절**(Oblique fracture)**과 나선상 골절**(Spiral fracture)

사상 골절이나 나선상 골절은 가로상 골절에 비하여 간접적 외력에 의한 경우가 많으며 가로상 골절에서 광범위한 연부조직 손상을 동반한 것과 비교하여 비교적 적은 연부조직 손상을 일으킨다.

사상이나 나선상 골절은 가끔 구별하기가 어려운 경우가 많은데, 사상은 나선상 골절에 비하여 골절선이 짧고 둥근데 반하여 나선상 골절은 골절선이 길고 뼈끝이 예각을 이루며 짧긴 하지만 가로상의 요소를 약간 가지며, 골절면이 사상 골절에 비하여 넓다〈그림 4-4, 4-6〉.

가로상골절이 일단 정복되면 전위를 일으키는 경향이 적은데 비하여 사상이나 나선상 골절은 골절선이 뼈의 장축에 비하여 경사각을 이루기 때문에 정복되었다가 쉽게 다시 전위를 일으켜 불안전성 골절(unstable fracture)이라고도 부른다.

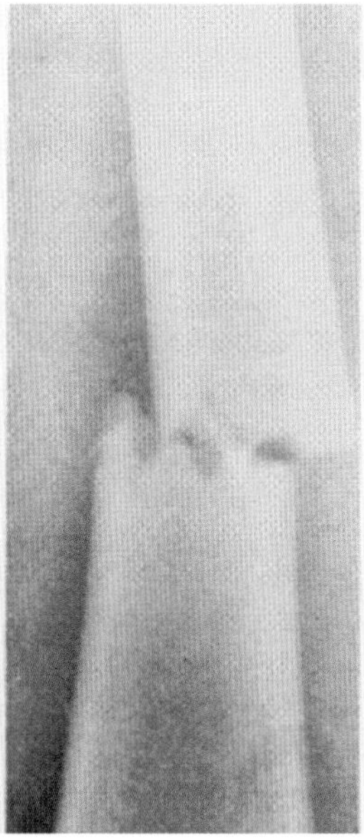

〈그림 4-4〉 가로상골절

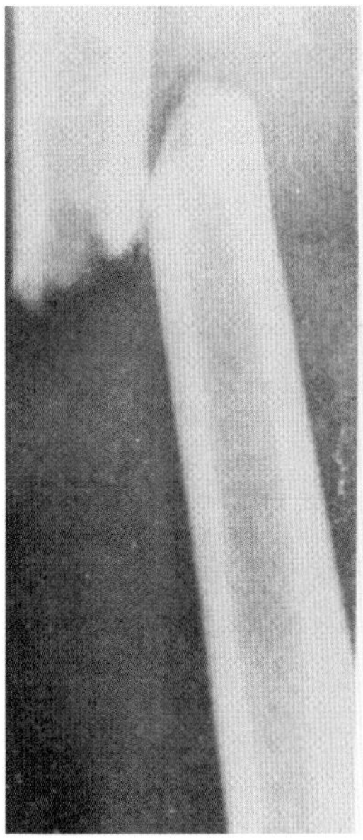

〈그림 4-5〉 사상골절

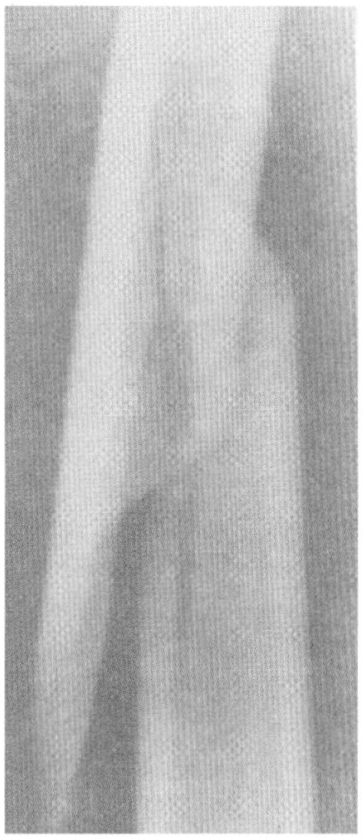

〈그림 4-6〉 나선상골절

③ **종상골절**(Longitudinal fracture)

골절선이 뼈의 장축을 따라 형성된 골절을 말한다.

(2) 골편의 전위(Displacement)형태에 의한 분류

① **바깥 전위**(Lateral displacement)

골절시 뼈의 위치가 수평 이동한 것으로, 위팔뼈몸통(humerus shaft)이나 넙다리뼈몸통(femur shaft) 골절시 잘 일어난다.

② **각 전위**(Angulation displacement)

비교적 긴 뼈에 외력이 측면에서 가해졌을 때 뼈의 장축에 수직되는 방향으로 가로상 골절이 일어나면서 각 전위를 일으킨 형태의 골절이다.

③ **중복 전위**(Overlapping displacement)

한 뼈의 골절부 말단이 서로 겹쳐진 형태의 골절로 뼈의 길이가 외형적으로 짧아진다.

④ **회선 전위**(Rotation displacement)

골절된 뼈의 먼쪽부 골편이 장축을 중심으로 회선한 것을 말하며, 이것은 골절된 뼈에 근육이나 기타 원인에 의하여 염력이 작용하였을 때 발생한다.

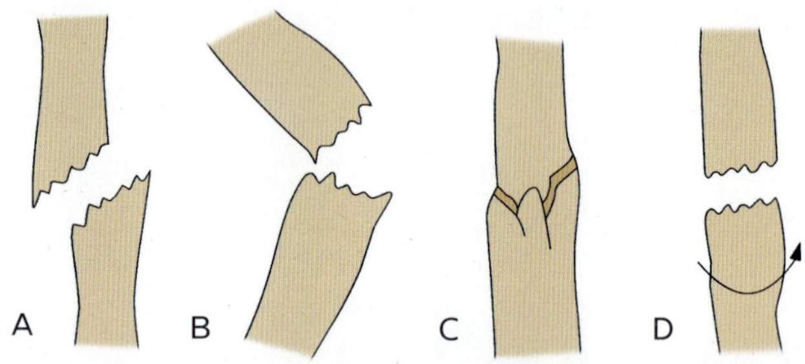

A. 바깥전위 B. 각전위 C. 중복전위 D. 회선전위

〈그림 4-7〉 골절의 전위형태

4) 골절의 증상 및 치유에 미치는 요인

(1) 골절의 일반적 증상

① **염발음**(Crepitus)

완전 골절로 인하여 뼈의 전위가 있거나 뼈의 두 면이 어긋났을 때 골절된 뼈를 가만히 움직이면서 소리를 들어보면, 골절된 뼈의 두 골단이 마주쳐서 염발음이 들리거나 촉지된다. 이것은 임상적으로 골절을 확인할 수 있는 중요한 소견이긴 하지만 검사에 매우 신중을 요한다. 왜냐하면 반복적인 검사에 의하여 신경이나 근육같은 주위 연부조직에 손상을 줄 수 있기 때문이다.

② **통증**(Pain)

일반적으로 골절이 일어나면 통증을 수반하게 되는데, 평소와는 달리 약간만 압박을 주어도 심한 통증을 느끼게 된다. 그러나 척추의 경미한 압박골절이나 손부의 손등뼈 골절 그리고 피로골절 등은 통증이 아주 미약하여 치료를 받아야 할 중요한 시기를 놓치는 경우도 있으므로 주의하여야 한다.

③ **변형**(Deformity)

골절로 인하여 골편의 전위가 있거나 연부조직 손상으로 심한 팽윤 혹은 근경련 등이 있을 때 외형적인 변형을 초래한다.

④ **팽윤**(Swelling)

골절시 연부조직의 파괴와 혈관의 손상이 동반될 때 팽윤이 일어난다. 그러나 팽윤은 골절 후 일정한 시간이 경과한 뒤에 나타나기 때문에 시간적 경과를 지켜보면서 관찰하여야 한다.

⑤ **기능의 상실**(Loss of the function)

완전한 골절이 일어났을 경우 뼈의 지레작용 상실과 대부분의 골절에서 출현하는 통증, 그리고 연부조직의 손상, 근 경련 등에 의하여 기능의 상실이 일어나거나 장애가 나타난다. 그러나 불완전 골절의 경우에는 행동에 장애를 초래하지 않는 경우도 있으므로 세심한 관찰이 필요하다.

⑥ **피부색의 변화**(Discoloration of the skin)

골절단의 출혈과 연부조직의 손상으로 인한 팽윤 그리고 출혈된 혈액의 피부밑 침윤 등으로 인하여 얼룩출혈(ecchymosis)이 손상 며칠 후에 나타나 피부색의 변화가 있게 된다.

⑦ **태도의 변화**(Change of attitude)

이것은 환자가 의식적으로 또는 무의식적으로 골절된 부위를 보호하려는 데서 나타난다. 빗장뼈골절환자의 경우 골절된 반대측 손으로 골절된 윗팔을 떠받치고 머리는 골절된 쪽으로 돌리게 되는 것 등이 그것이다.

⑧ **기타**(Others)

골절의 기타 증상으로는 개방성 골절일 경우에 나타나는 출혈이나 쇼크, 그리고 호흡곤란, 신경이나 혈관손상에 의한 증상 등이 있다.

(2) 골절 치유에 미치는 요인

① **나이**(Age)

나이가 골절치유에 영향을 미치는 이유는 간엽세포에서 뼈모세포(osteoblast)로 분화되는 속도가 나이에 따라 다르기 때문이며 일반적으로 소아에서 성인보다 골절의 치유가 빠르게 일어난다. 이는 소아에서 성인보다 간엽세포에서 뼈모세포(osteoblast)로 분화되는 속도가 빠르기 때문이다.

② 내분비선의 활동

골절치유에 영향을 미치는 호르몬들에는 성장호르몬, 부신피질호르몬, 갑상선호르몬, 인슐린, 칼시토닌(calcitonin), 아나볼릭 스테로이드(anabolic steroid) 등이 있는데 부신피질호르몬은 골절치유를 억제하는 것으로 알려져 있다.

③ 골절선의 형태

일반적으로 사상골절이 가로상 골절에 비해 치유속도가 빠른 것으로 알려져 있다.

④ 전위의 정도

전위(displacement)가 크면 클수록 골절치유 시간이 길어진다. 그러므로 뼈정복 시 정형외과의사는 전위된 뼈를 최대한 원래의 위치로 회복시킨 후 고정술을 실시하여야 한다.

⑤ 감염의 여부

전신감염이나 국소감염은 골절의 치유를 지연시키는데 이것은 많은 세포들이 골유합에 이용되지 못하고 감염을 제거하는데 사용되기 때문이다.

⑥ 골 결손의 정도

골절시 골결손이 많으면 많을수록 골유합에 걸리는 시간이 길어진다.

⑦ 만성 소모성 질환의 유무

당뇨병이나 활동성 결핵과 같은 만성 소모성질환이 있을 경우 충분한 영양이 공급되지 않으면 전신쇠약을 동반하고 영양상태가 불량하게 되어 골유합이 지연될 수 있다.

⑧ 고정의 정도

골절편의 고정이 안정되지 못하면 초기 골절 혈종이나 육아조직을 반복적으로 파괴하게 되어 애벌뼈(callus) 형성을 지연시키거나 방해한다. 이 때 과도한 운동이 주어지면 골절편 사이에 균열이 생겨 거짓관절증(pseudoarthrosis)이 형성된다.

⑨ 신경마비

일반적으로 신경마비가 일어나면 생리적 전기자극이 감소되어 골절치유에 지장을 초래한다. 그러나 중추신경마비의 경우에는 적당한 정도의 근경련이 골절편의 안정을 도모하여 오히려 치유가 촉진되는 경우도 있다.

⑩ 기타

골절치유에 영향을 미치는 기타 인자들에는 항응고제의 사용이나 골절의 개방성 여부, 골절부에 대한 혈액공급의 정도, 골질환, 뼈의 종류 등이 있다. 일반적으로 해면뼈는 치밀뼈보다 치유가 빠르며, 팔뼈가 다리뼈보다 골유합이 빠르다.

5) 부정유합과 지연유합, 불유합의 정의 및 병인

(1) 부정유합

① 정의

부정유합이란 유합이 일어나기는 하였으나 해부학적으로 비정상적인 위치에서 골유합이 일어난 상태를 말한다〈그림 4-8〉.

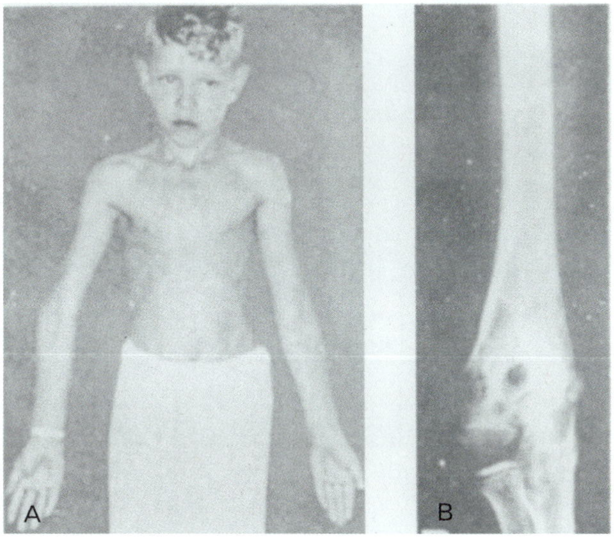

〈그림 4-8〉 부정유합의 예

② 원인

부정유합을 일으키는 원인들에는 다음과 같은 것들이 있다.

- 중추신경계 손상으로 인한 경련성 마비를 동반한 경우
- 부정확한 정복(inaccurate reduction)이 되었을 때
- 고정이 효과적으로 되지 못하였을 때(ineffective immobilization)

– 심한 연부조직의 손상을 동반하였을 때
– 치료사가 주의를 게을리 하였을 때

(2) 지연유합

① 정의

골유합에 필요한 기간 동안 충분히 치료하였음에도 불구하고 골절이 치유되는 상태가 늦고 골절부에 운동성이 남아있는 등, 골유합이 완전하지 못한 상태를 말한다. 지연유합은 골절치유가 완전히 정지된 것은 아니며 계속해서 치료하면 골유합이 일어날 수 있는 상태이다 〈그림 4–9〉.

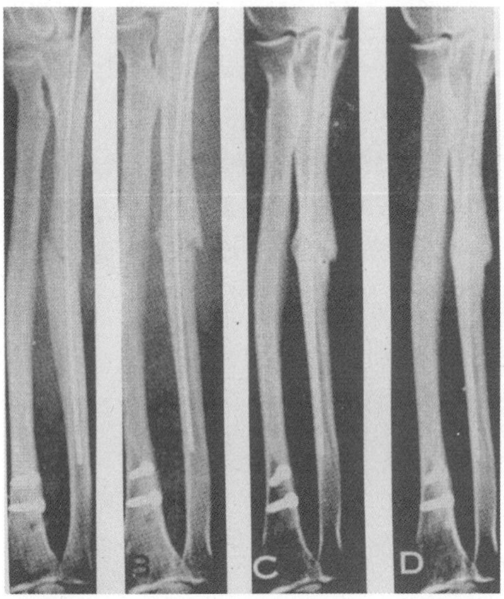

〈그림 4–9〉 35세된 여성의 자뼈 사선상 골절의 지연유합 방사선 사진

② 원인

지연유합을 일으키는 원인들에는 다음과 같은 것들이 있다.
– 심한 빈혈이나 매독 등과 같은 전신질환이 있을 때
– 뼈속질염(osteomyelitis)과 같은 뼈의 국소질환이 있을 때
– 골절부위에 대한 혈액순환 장애가 있을 때
– 고정이나 정복이 불완전 하였을 때

- 고정기간이 불충분 하였을 때
- 골절편의 일부가 상실되었을 때
- 불유합의 원인이 비교적 미약할 때

(3) 불유합

① 정의

불유합이란 골절부에 유합기전이 정지된 상태를 말하며, 골절부가 수개월 동안 유합되지 않은 상태로 남아 있어 방사선상에 골절부 양단이 둥글고 진하게 되어 골절선이 선명하게 나타난다.

② 원인

- 골절시 연부조직의 심한 손상이 있을 때
- 개방성 분쇄골절 등으로 인하여 유합에 필요한 골편이 상실되었을 때
- 골절부에 혈액의 공급이 원활하지 못할 때
- 정복과정 혹은 골절시 연부조직이 골절선 속으로 삽입되었을 때
- 감염이 있을 때
- 정복이 불충분하여 골절부가 계속 움직일 때
- 관절 내 골절이 있을 때
- 골 질환이 있을 때

③ 호발부위

- 정강뼈 아래 1/3 골절
- 노뼈 먼쪽부분 골절
- 넙다리뼈 목부분 골절
- 위팔뼈 몸통부 골절
- 자뼈 몸쪽부분 골절
- 손배뼈 골절

6) 피로골절과 병적골절

(1) 피로 골절(Fatigue fracture)

정상적인 뼈를 가진 사람에 있어서도 경험할 수 있는 골절로 골절을 일으키기에는 미흡한 힘이지만 이 힘이 주기적으로 계속 가해졌을 때 골절이 발생할 수 있는데, 이것을 피로골절이라고 한다〈그림 4-10〉.

장거리 보행에서 보는 피로골절은 발허리뼈, 뒤꿈치뼈, 정강뼈 및 넙다리뼈 등에서 흔히 일어난다.

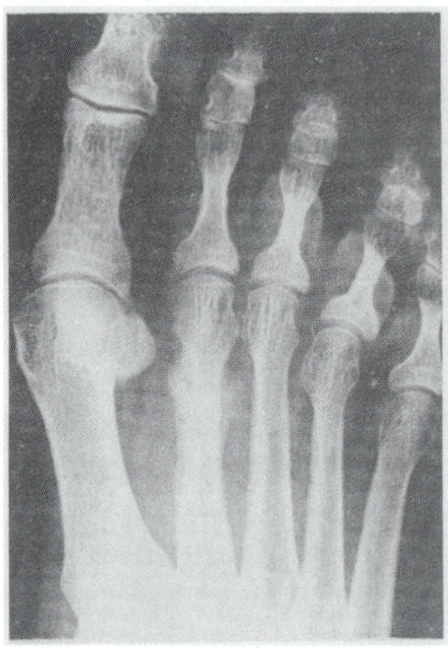

〈그림 4-10〉 45세 여성의 두 번째 발허리뼈에 발생한 피로골절

피로골절은 Young의 응력-변형률 곡선(stress-strain curve)을 이용하여 설명할 수 있는데 뼈의 골절을 설명하기 위하여 탄력성이 강한 고무줄을 예로 들어 설명하여보자. 〈그림 4-11〉에서 보는바와 같이 고무줄의 한끝을 잡아당겼다가 놓을 때(stress) 원래의 길이로 회복되는 변형률(strain)의 최대가역지점을 탄성변형률(elastic strain)(그림에서 a)이라고 한다. 그러나 그 이상의 힘을 가했을 때 고무줄의 길이는 늘어난 상태로 변형되는데(b) 이를 가역성변형률(plastic strain)이라 부른다. 0부터 a까지는 직선적으로 변하는 구간으로 이는 응력(stress)의 증가에 따라 일정한 비율로 변형률(strain)이 증가되는 것을 나타낸다. 한편 a부터 b까지의 구간에서는 곡선적인 변화가 일어나는데 이는 작은 스트레스의 증가에도 변

형률(strain)이 증가됨을 나타낸다. 여기서 b지점을 최대인장강도(ultimate tensile strength)라고 하는데 이는 고무줄이 끊어지지 않는 한도 내에서 최대한도로 가할 수 있는 응력(stress)을 나타낸다. b지점 이후에는 더 많은 응력(stress)을 가하지 않아도 일정한 변형률(strain)이 계속되다가 결국 고무줄이 끊어지게 되는데 이때의 점 c를 파열점(break point)이라 한다.

a부터 c까지의 범위는 가역성 변형(plastic deformity) 범위이며, b는 끊어지기 전까지의 고무줄이 견딜 수 있는 변형률(strain)의 정도를 나타낸다고 볼 수 있다. 뼈는 고무줄에 비하여 훨씬 적은 변형률(strain)을 보유하고 있겠지만 이상과 같은 점 a-b-c를 경과하여 골절이 일어난다고 이해할 수 있을 것이다.

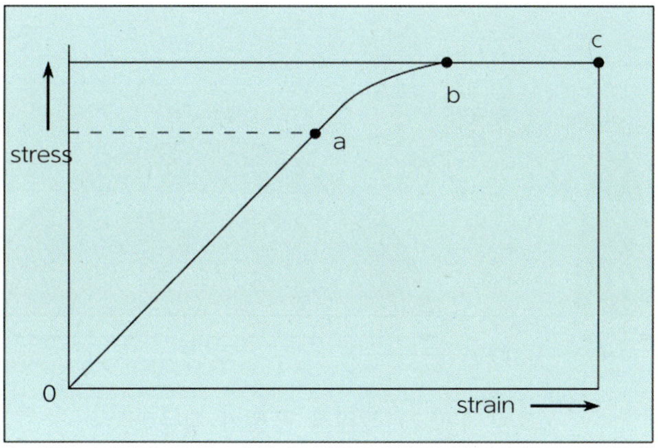

〈그림 4-11〉 Young의 응력-변형률 곡선(Stress-Strain Curve)

(2) 병적 골절(Pathologic fracture)

뼈에 질병이 있어 약한 외력에도 골절을 일으키는 경우를 말하는데, 물리치료사들이 특별히 관심을 가져야 할 골절이다. 왜냐하면 임상경험이 부족한 물리치료사들이 운동치료시 자주 사고를 일으키는 경우가 바로 이 병적골절이기 때문이다. 병적골절은 선천적인 비정상이 있거나 신생물 혹은 염증성 장애, 대사성 뼈의 질병, 신경근 장애, 뼈의 무혈성 괴사(avascular necrosis) 등이 있을 때 빈발하므로 이런 환자의 석고붕대 제거 후 운동치료시에는 특히 주의를 기울여야 한다.

7) 골절의 치유과정

(1) 관상뼈(tubular bone) 골절시 치유과정

① 염증기(Inflammatory phase)

골절 후 연부조직 손상과 이에 동반된 혈관의 손상, 골기질 내의 세포, 골절부의 골막 손상 등으로 인하여 골수공간 내 및 뼈막 아래에 혈종(hematoma)이 형성되고, 이 혈종은 곧 응고하여 피덩이(응혈괴, blood clot)가 되는데, 이 때문에 골세포들이 영양을 공급받지 못해 주위 연부조직과 함께 괴사조직을 이루게 된다. 시간이 흐름에 따라 혈종 중에 큰포식세포(macrophage)가 침투하여 괴사조직을 깨끗하게 하는데 골절 후로부터 괴사조직의 청정화가 일어나는 시기까지를 염증기라 한다. 이 시기에 골절부는 보통 산성을 나타낸다〈그림 4-12〉.

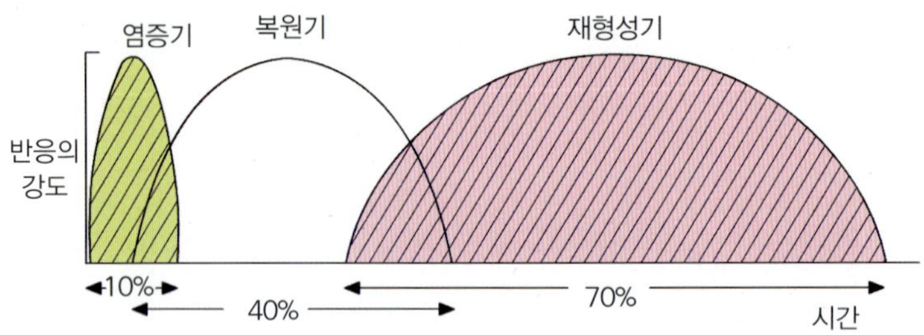

〈그림 4-12〉 장관골 골절의 치유과정

② 복원기(Reparative phase)

복원기는 육아조직(granulation tissue)이 응혈괴에 침입하여 기질화(organization)를 일으키는 시기로 기질화된 조직들이 골절단을 서로 연결한다. 첫 몇주일 동안은 골조직을 함유하지 않은 애벌뼈(callus)가 골절 부위를 감싸는데, 초기에는 액성을 나타내나 시간이 경과함에 따라 점점 굳어진다. 이렇게 하여 가동성이 적어지는 시기가 되면 혈액공급이 원활하고 가동성이 가장 적은 뼈막부위에서부터 골원성 조직 내에 신생골이 생기게 되고, 혈액공급이 불충분하고 운동성이 많은 곳에서는 골원성 세포가 연골모세포(chondroblast)로 분화하여 연골을 형성한 다음 연골내 뼈되기(enchondral ossification)를 거쳐 뼈로 전환된다.

애벌뼈가 골절부의 운동성을 완전히 제거할 정도로 굳어진 상태를 골유합(bone union)이라 하는데, 임상적 유합(clinical union)은 정상적인 뼈의 강도로는 회복되지 않은 상태를 말한다. 이 시기에 방사선 촬영을 하면 애벌뼈 내에 골 성분은 볼 수 있으나 골절선은 여전히 남아있다.

③ **재형성기**(Remodeling phase)

회복기에 형성된 애벌뼈가 성숙 층판성 골(mature lamellar bone)로 전환되면서 뼈파괴세포(osteoclast)가 출현하여 과도하게 형성된 애벌뼈를 흡수한다. 이처럼 미성숙골과 연골이 성숙 층판성 골로 완전히 바뀌고 골수강이 새로 형성된 상태를 고질화(consolidation)라 하며, 방사선적 골유합(radiographic bone union)이라고 부른다〈그림 4-13〉.

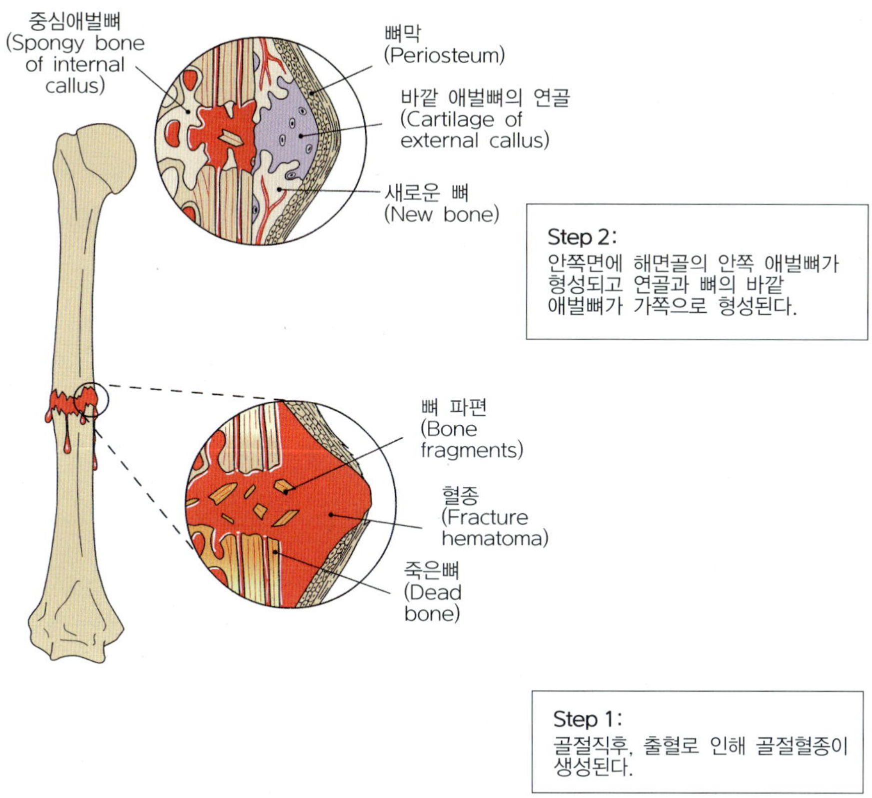

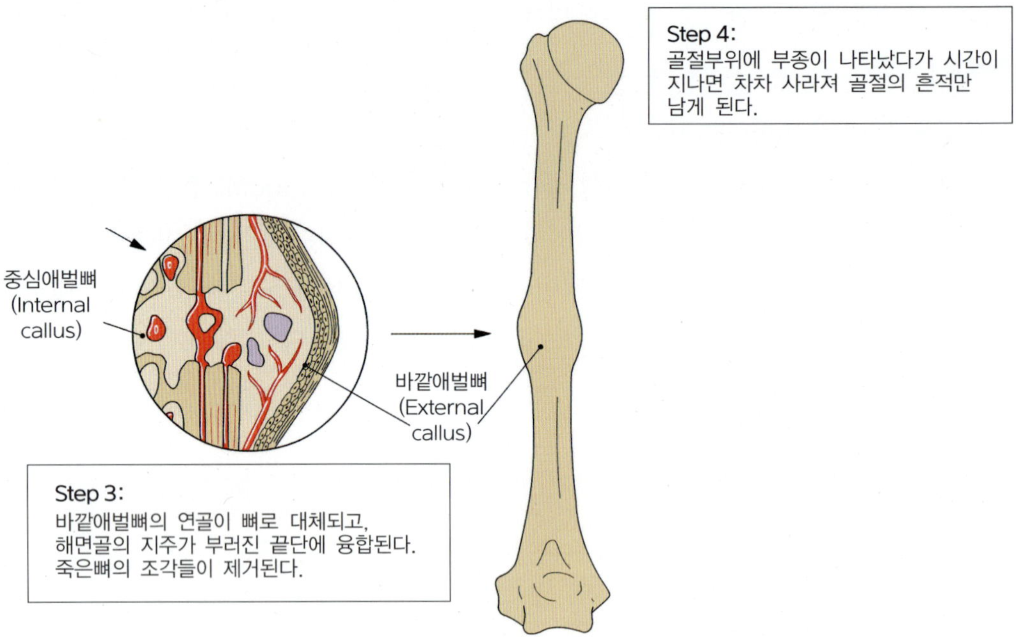

〈그림 4-13〉 단순 골절의 치유과정 step Ⅰ. Ⅱ. Ⅲ. Ⅳ

(2) 해면뼈 골절의 치유과정

해면뼈의 골절치유 양상은 골절 접촉면, 세포수, 혈액순환의 정도 등에 따라 달라진다. 해면뼈는 단위 면적당 접촉면이 넓으며 뼈잔기둥(bony trabecula)의 망상구조가 개방되어 뼈발생 조직이 쉽게 뚫고 들어갈 수 있다. 또한 세포 수와 혈행도 풍부하여 기존 뼈잔기둥의 뼈모세포에서 직접 일차성 애벌뼈(primary callus)가 형성되어 치유된다. 따라서 해면뼈에 발생된 비전위 안정성 골절에서 눈으로 보이는 애벌뼈는 거의 생기지 않으며 유합이 안되는 일도 거의 없다. 이때 과도한 운동이 골절부에서 일어나면 연골을 포함한 외부 애벌뼈가 형성된다.

(3) 관절내 골절의 치유과정

관절내의 윤활액에는 아교질분해효소(collagenase)가 함유되어 초기 골절의 치유시에 형성되는 애벌뼈기질(callus matrix)을 변화시켜 골절치유의 장애요인이 된다. 관절면은 유리연골(hyaline cartilage)로 덮여 있으며 이들의 재생능력은 극히 한정되어 대부분이 섬유연골로 치유된다.

8) 내고정과 외고정의 종류

고정에는 크게 외고정과 내고정이 있는데, 외고정은 수술을 실시하지 않고 골절부의 바깥쪽면에서 부목이나 견인장치 등을 이용하여 고정하는 방법이며, 내고정은 수술을 실시한 다음 골절의 종류에 따라 특수하게 제작된 강선(wire)이나 금속판 등을 이용하여 고정하는 방법이다.

(1) 외고정(External fixation)

① 부목(Splint)이나 석고붕대(Plaster-of-Paris)

골절의 전위가 없거나 경미한 불안정성 골절일 때 사용한다. 고정 중에 골편의 전위가 발생되지 않도록 부목이나 석고붕대를 체형에 잘 맞게 성형하여야 하며 고정된 부위의 혈액순환, 감각장애 등에도 신경을 써야 한다.

② 견인(Traction)

지속적 견인법은 골절의 안전한 정복을 위하여 매우 좋은 방법으로 소아의 넙다리 골절, 성인 넙다리뼈의 분쇄상 골절, 목뼈골절 등에 많이 적용된다. 이것은 또 부종이나 종창, 연부조직 손상 등으로 인하여 외고정을 시행할 수 없는 경우에도 사용하므로 정복과 고정을 동시에 실시할 수 있는 방법이다.

견인의 방법에는 크게 피부견인(skin traction)과 뼈견인(skeletal traction)이 있는데 피부견인은 국소에 외과적 상처를 낼 필요가 없는 장점을 가지고 있는 대신 견인력을 크게 할 수 없다는 단점이 있으며, 뼈견인은 뼈에 강선이나 핀을 고정한 뒤 이것을 통하여 견인하는 방법으로 견인력을 크게 할 수 있고 견인력에 비하여 환자가 편안함을 느낀다는 장점이 있는 대신 관통상처와 감염의 위험성이 높다는 단점을 가지고 있다.

(2) 내고정(Internal fixation)

① 강선 고정(Wire fixation)

현재는 비교적 많이 사용하지 않는 방법으로, 골절부를 강선(wire)을 이용하여 고정하는 것인데, 무릎뼈의 가로골절(transverse fracture)이나 자뼈의 팔꿈치머리골절, 정강뼈복사(medial malleolus)나 종아리뼈복사(lateral malleolus)의 골절에서 K-강선과 강선을 8자 형태로 만들어 tension band방법으로 골절면에 압박을 가하는 방법으로 사용하면 견고한 고정을 얻을 수 있다〈그림 4-14〉.

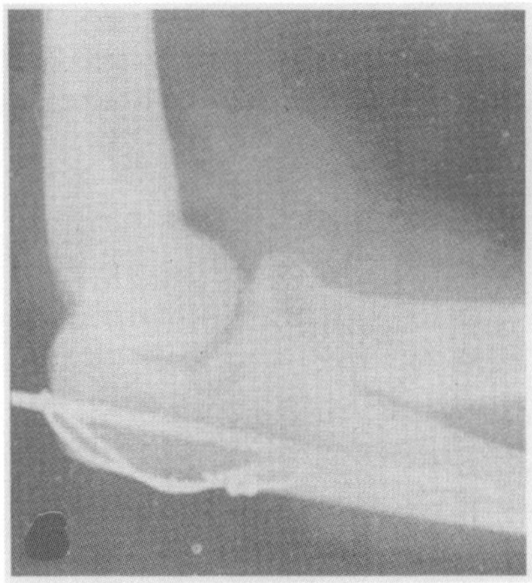

〈그림 4-14〉 강선 고정의 예

② **핀 고정**(Pin fixation)

비교적 작은 뼈인 손가락 또는 발가락에 골절이 생겼거나 골편이 작은 관절내 골절에 많이 사용하며 넙다리뼈 목부분이나 넙다리뼈 관절융기, 정강뼈복사 골절에서는 여러개의 knowles핀을 사용하여 고정하기도 한다〈그림 4-15〉.

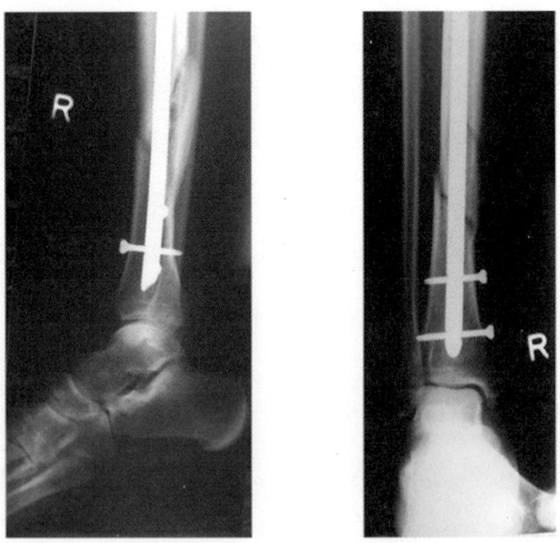

〈그림 4-15〉 핀 고정의 예

③ **나사 고정**(Screws fixation)

긴뼈의 긴 사선골절이나 나선상 골절에 사용하며 가로골절이나 사선골절의 골절선이 짧을 때에는 사용할 수 없다. 정강뼈복사나 종아리뼈복사 등은 나사만으로도 고정이 가능하나 긴뼈에서는 외적 고정을 동시에 실시해 주는 것이 바람직하다〈그림 4-16, 17〉.

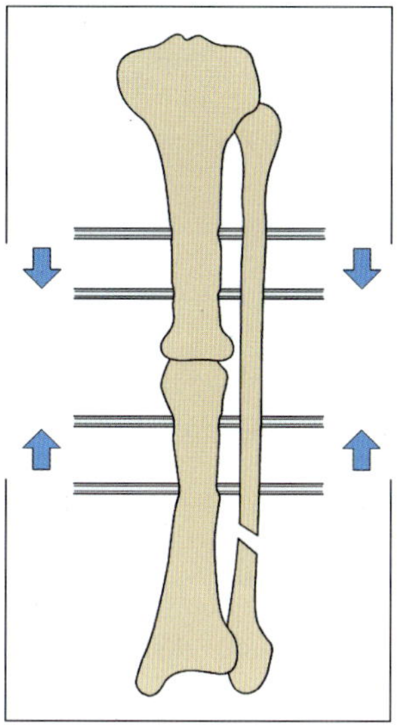

〈그림 4-16〉 Steinmann핀을 이용한 고정법

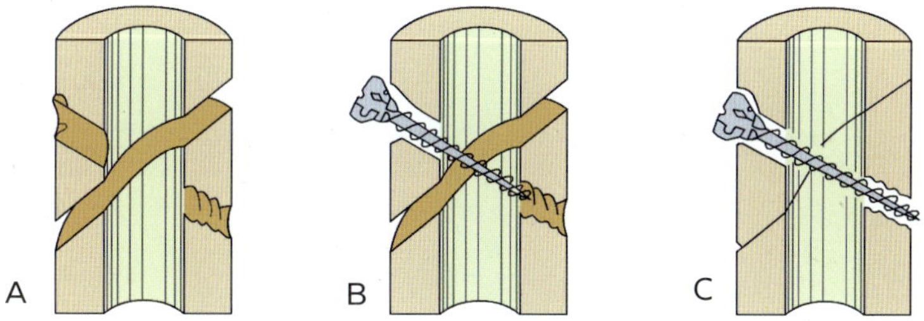

A. 드릴링(drilling) B. 나사의 삽입 C. 고 정

〈그림 4-17〉 긴뼈의 골편에 대한 나사 고정

④ **금속판 고정**(Plates fixation)

긴뼈의 짧은 사선형 골절이나 가로골절은 금속판과 나사 고정으로 치료가 가능하다. 금속판은 골절을 안정되게 고정할 수 있도록 충분히 길고 견고해야 하며, 골막 외부로 고정해야

한다. 금속판의 종류는 Sherman 금속판, Lane 금속판, Slotted Egger 금속판 등이 있으나 최근에는 압박 금속판(compression plate)이 가장 많이 사용된다〈그림 4-18〉.

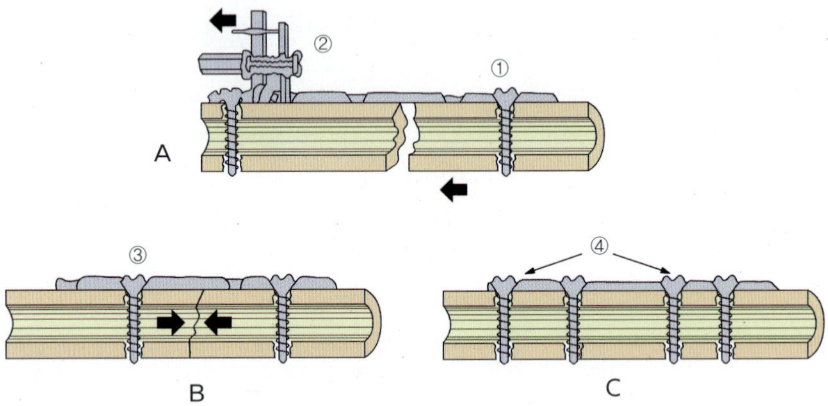

〈그림 4-18〉 압박 금속판을 이용한 고정

⑤ **골수강 금속정(Intramedullary nail)**

긴뼈의 뼈속질공간(골수강, medullary cavity) 내에 금속 막대기를 삽입하여 골절의 정복을 유지시키면서 조기보행을 가능하게 하는 방법이다〈그림 4-19〉. 많은 금속정의 종류가 있으나 흔히 사용되는 것으로는 단면의 클로바잎 모양의 Kuntscher, 다이아몬드 단면의 Hansen-street, 네 개의 날개를 가진 사각형 단면의 Schneider 금속정이 있으며 그 외 Lotte nail, Rush pin 등이 있다. 그 중 Schneider정이 역학적으로 가장 강하며 국내에서

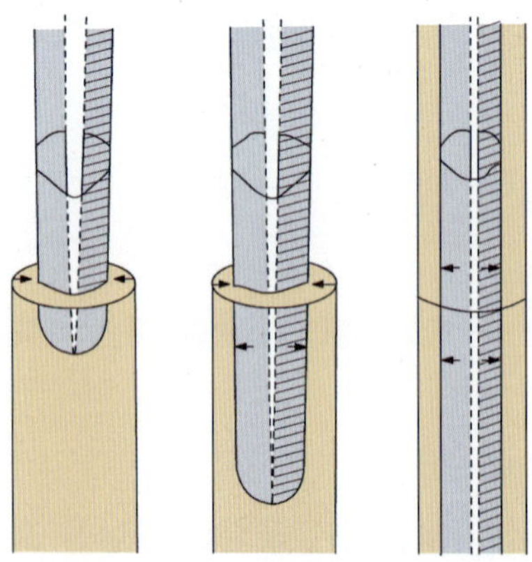

〈그림 4-19〉 골수강 금속정

는 Kuntscher정이 가장 많이 사용되고 있다. 골수강 금속정은 각 형성 스트레스에는 강하지만 염력(torque)에는 매우 약하다.

⑥ **골편제거 및 대치술**

골편의 무혈성 괴사나 불유합, 외상성 퇴행성 관절염이 초래되어 나쁜 결과가 예상될 경우 골편을 제거하고 적당한 관절성형술을 시행하는 것이 좋다.

9) 고정기간 동안과 고정 후의 물리치료

(1) 고정기간 동안의 물리치료

① **온열치료**

골절 부위에 온열을 적용하여도 무방한 시기가 되었을 때 적당한 방법으로 직접 혹은 간접으로 온열을 가하면 순환의 증진이 일어나 애벌뼈의 형성과 골유합이 촉진되고 삼출물이 순환계 속으로 재유입되어 부종이 감소된다. 적당한 순환의 유지는 혈종(hematoma)이 형성되어 있을 때 특히 중요하며, 손상을 받지 않은 조직을 건강하게 유지하고 영양변화(trophic change)를 방지할 뿐만 아니라 유착을 예방하는데도 도움이 된다.

– 온습포(Hot packs)

외고정 없이 내고정만을 하였을 경우에는 온습포를 직접 골절 부위에 적용하기도 하는데 물리치료사는 반드시 감각마비 여부와 지나친 부종이 없는지를 확인한 다음 치료를 실시하여야 하며 긴뼈의 경우 경첩긴장(hinging strain)이 가해지지 않도록 주의하여야 한다.

– Gibbons-Landis 방법의 적용

외고정으로 인하여 골절부에 직접 온열을 적용할 수 없을 때 사용할 수 있는 방법으로 신체의 다른 부위를 가열함으로써 나머지 신체에 반사적 혈관확장을 유도하는 방법이다. 예를 들어 골절부가 왼쪽 정강뼈라면 오르쪽 하지에 고온 하지욕을 실시하거나 양측 팔의 고온욕 혹은 양측 팔과 오른쪽 하지에 동시에 고온욕을 실시함으로써 왼쪽하지에 반사적 혈관확장을 유도할 수 있다. 온열의 적용시간은 보통 20~30분 정도이며 혈관장애가 있는 환자에게는 적용하지 않는다.

– 적외선(infrared)

적외선 조사의 장점은 온습포에서 발생할 수 있는 압박에 의한 허혈현상이 없다는 것과 치료를 하면서 환부의 변화를 관찰할 수 있다는 것이다. 골절부의 외고정에 의하여 광선의 통과를 차단하는 상태에 있을 때는 적외선을 사용할 수 없으나 내고정만을 실시한 상태에서 안정을 취하고 있는 환자라면 사용이 가능하다. 그러나 주의하여야 할 것은 금속이 적외선 조사에 의하여 상승한 열을 유지함으로써 화상의 원인으로 작용할 수도 있다는 것이다. 그러나 금속의 열 보유로 인한 화상은 조직의 혈액순환 상태가 양호할 때는 별로 문제가 되지 않으며 금기증에도 해당되지 않는다.

– 단파

내고정을 실시한 골절환자에게 단파를 적용할 때는 특히 주의를 요하는데 꼭 단파를 사용해야하는 경우라면 전기력선의 방향이 금속과 직각이 되도록 하여야 한다.

– 극초단파

피부의 표면으로부터 0.5~2 cm 정도의 범위에 금속 삽입물이 있을 경우 금속에 열의 집중현상이 일어나 주위조직을 파괴시키는 원인이 된다. 그러므로 피부에 너무 가까이 금속이 삽입되어 있는 경우에는 사용하지 않는 것이 좋다.

– 초음파

골절에 비교적 안심하고 사용할 수 있는 것이 초음파인데 수술에 의하여 조직에 금속의 삽입물이 있다 하더라도 적용이 가능하다. 일반적으로 초음파는 골절 치유과정이나 애벌뼈의 형성을 방해하지 않는 것으로 되어 있지만 응혈괴(blood clot)나 육아조직이 형성되는 아주 초기에는 사용하지않는 것이 좋다.

종아리뼈의 골절시 초음파를 이용한 팽윤(swelling)의 지속적인 조기관리가 매우 중요한데, 이처럼 초음파는 팽윤을 감소시키는 작용도 갖고 있다. 이것은 초음파의 조사로 조직순환의 증가와 확산속도가 빨라지기 때문이다. 조직의 깊이가 깊을 경우에는 1 MHz를, 그리고 얕을 경우에는 3 MHz를 사용하고 강도는 약간 낮게 한다. 치료시간은 일반적인 초음파 치료에 준한다.

② 마사지

마사지는 골절의 치유촉진과 조직의 유착방지를 위해 매우 좋은데, 경우에 따라서는 골절 초기에는 사용하지 않는다. 골절부에 마사지를 실시하였을 때 근육에 경련이 감소되거나 부종, 통증 등이 완화되어 환자가 매우 편안해 한다.

마사지는 온열을 가한 다음 실시하는 것이 좋은데 부드럽고 율동적인 방법으로 매우 신중을 기해서 해야 하며 너무 무리한 힘을 가해서는 안된다.

③ **운동치료**

골절 후 고정기간 동안의 운동치료로 대표적인 것은 등척성 운동이라 할 수 있다. 등척성 운동은 근이 수축할 때 전체 길이에 변화가 없는, 즉 관절의 움직임이 없는 것으로 무용성 위축이나 근력저하를 막기 위해 처방된다. 그리고 등척성 운동을 실시하였을 경우에 부종의 감소 순환의 간접적인 촉진, 섬유화나 경직(stiffness)의 예방에 도움이 된다.

등척성 운동을 실시하는 방법에는 크게 환부에 적용하는 방법과 환부의 움직임이 전혀 불가능할 때 사용하는 교차성 건측 운동법이 있다. 교차성 건측 운동법은 골절부의 고정으로 인하여 움직이는 것이 전혀 불가능할 때 환측에 실시하는 것과 똑같은 방법으로 건측에 등척성 운동을 실시하는 방법인데 효과에 관해서는 약간의 논란이 있다. 일반적으로 환측에 직접 운동을 적용하는 것이 더 효과적이라고 알려져 있다. 운동은 환자가 피로해하지 않는 범위 내에서 시킨다.

한편 골절 부위의 내고정 혹은 외고정에도 불구하고 먼쪽부분 관절의 움직임이 자유로울 때는 이들 관절의 능동적 운동을 최대한으로 이용하는 것이 매우 중요하다. 운동을 실시할 때는 처음에는 능동 보조운동 그리고 능동운동을 시행하고 어느 정도 골유합이 완성되면 저항운동으로 진행한다.

④ **저주파치료**

골절 주위부의 관절을 석고로 고정하였을 경우에는 등척성 운동과 함께 각 근육에 대한 저주파 치료가 매우 유효하다. 저주파치료(간섭파치료 포함)는 일반 약화근 치료에서와 같은 방법으로 실시하는데, 골절부를 중심으로 먼쪽부분 혹은 가까운쪽부분 관절의 운동을 목적으로 할 때는 각 근육마다 10~25회 정도의 운동이 일어나도록 하고, 등척성 수축을 목적으로 할 때는 50Hz 이상으로 올려서 적용한다. 골절기간 동안 효과적인 전기자극 치료를 실시하기 위해서는 석고붕대를 할 때 의사와 상의하여 전기자극시 필요한 운동점(motor point)을 개방해 놓는 것이 중요하다.

(2) 고정기간 후의 물리치료

① **온열치료**

골절 고정기간 후의 온열치료는 주로 운동요법의 전단계로서 많이 이용되는데 골절기간 동안의 온열치료와 거의 비슷하다. 다만 고정기간 동안 곤란하였던 와류욕 등을 운동 전에 사용함으로써 혈액순환의 촉진과 유착조직에 대한 자극을 줄 수 있다.

② 마사지

보통 온열을 적용한 다음 마사지를 실시하는데 고정기간이 지난 다음에 마사지를 할 때는 조직의 유착방지나 치료에 특히 신경을 써야 한다. 조직의 유착방지를 위한 경우에는 관절 주위를 깊고 강하게 마찰법을 이용하여 마사지해 주는 것이 좋다.

피부가 건조해져 있을 때는 마사지를 할 부위에 올리브오일 등을 사전에 발라 준 다음 마사지를 실시한다.

③ 운동치료

운동치료의 목적은 골절 고정기간 동안 사용하지 않음으로 해서 발생한 무용성 위축근에 대한 근력증강과 근육의 단축에 대한 신장운동 그리고 경직된 관절에 대한 운동성 회복에 있다.

– 근력증강을 위한 운동

골절 부위가 어디든지 간에 근력약화가 있을 경우에는 먼저 현재의 근력을 평가하여 그 근력에 적합한 운동을 결정해야 한다. 일반적으로 능동 보조운동으로부터 시작하여 능동운동, 저항운동의 순으로 진행해 나간다. 운동의 방법은 일반적인 근력약화 환자의 운동과 동일하다.

– 신장운동

장기간의 고정으로 인하여 근육이나 인대, 건 등에 단축이 왔을 경우에는 신장운동을 실시하는데 초기에는 너무 강한 힘을 가하거나 급속한 힘을 주지 않도록 한다. 왜냐하면 장기적인 고정과 안정으로 골 위축이 초래되어 있을 경우 재골절을 일으키기 쉽기 때문이다. 특히 연령이 많은 노인층에 대한 신장운동을 실시할 때는 더욱 주의를 요하는데, 나이가 많은 노인은 젊은 사람들에 비해 재골절의 위험이 더 높기 때문이다. 또한 골의 질환이 있는 환자에 대한 신장 운동시에도 많은 주의가 요구되는데, 뼈엉성증 등의 질환이 있는 환자는 나이에 관계없이 약간의 힘에 의해서도 골절이 일어날 수 있다.

신장운동에는 크게 수동적으로 신장운동과 능동적 신장운동이 있는데 수동적 신장운동은 환자의 근력이 약할 때 물리치료사가 직접 손으로 신장을 해주거나 특별한 기구 등을 사용해서 해주는 신장운동이며, 능동적 신장운동은 근력이 신장력으로 작용하기에 충분할 만큼 강할 때 사용하는 신장 운동이다.

신장은 일반적으로 중정도의 신장력으로 천천히 그리고 장시간 적용하는 것이 강한 신장력을 단시간에 적용하는 것보다 효과가 있다고 알려져 있는데 이것은 신장력에 대한 근이나 힘줄, 그리고 인대의 적응현상과 관계가 있다. 신장을 시키는 기술에는 정형물리치료에서 사용하는 다양한 방법들이 응용될 수 있다.

– 관절가동운동(joint mobilization)

관절가동은 임상에서 많이 이용되고 있는 정형물리치료(orthopedic manual therapy)의 방법이다. 정형물리치료란 관절이나 뼈가 해부학적 위치에서 벗어나 있거나 가동성에 제한을 받고 있을 때 치료사의 손을 이용하여 이것을 교정하는 것으로 관절 가동운동은 관절내부의 운동 장애가 있거나 연부조직의 단축이 있을 때 주로 사용한다.

2 손 및 손목부 골절

손과 손가락의 골절에는 손허리뼈(metacarpal bone)와 마디뼈(phalangeal bone)가 포함되는데, 산업의 발달과 함께 골절빈도가 높아져 가고 있는 경향이 있다. 골절을 일으키는 외력은 보통 직접력으로 작용하는 경우가 많으며, 산업체 근로자의 경우 압좌손상(crushing injury)이 가장 흔한 원인 중의 하나이다.

손의 기능은 매우 복잡하고 정교하기 때문에 손의 손상시 신중한 치료가 필요한데, 물리치료사는 각 관절의 강직(stiffness)과 변형, 그리고 장애(disability)가 나타나지 않도록 노력해야 하며, 특히 굽힘 및 폄기능의 보호에 최선을 다하여야 한다. 부종이 있을 경우에는 압박붕대 등을 하여 손을 약간 높이 들어주는 것이 좋은데, 이것은 힘줄이나, 인대, 손의 내재근(intrinsic muscle)등의 섬유화를 방지하고 손가락관절의 강직을 예방하는데 도움이 된다.

손목관절(wrist joint)은 노뼈 하단의 하면에 있는 관절면과 콩알뼈(pisiform)를 제외한 가까운쪽 손목뼈 즉 반달뼈, 세모뼈, 손배뼈의 관절머리로 이루어지는 타원관절이다. 만일 손목관절에 골절이 발생되면 손가락관절에 강직이 오거나 주먹을 쥐는 힘이 약해지고 통증이 있게 된다.

손목골절의 대부분은 손목부를 후방 굽힘한 위치로 넘어지면서 손바닥에 외력이 가해져서 발생하는데, 이 때 후방굽힘의 각도가 60~90°이면 노뼈 먼쪽부의 골절이 발생하고, 90°

이상 후방굽힘이 된 경우에는 손배뼈를 포함한 손목뼈의 골절이 발생하게 된다.

이러한 경우에 손목관절의 전방에는 장력(tension stress)이 발생하고, 후방에는 압박력(compression stress) 혹은 전단력(shearing stress)이 발생한다. 손목관절의 자뼈변위나 노뼈변위 혹은 아래팔부의 회선 여부도 골절의 유형을 결정하는데 중요한 인자가 된다.

1) 손목부 골절의 종류

손목부 골절의 대표적인 예로는 Colles 골절, Smith 골절(이상은 아래팔부 골절에 포함시키기도 함), 손목관절모서리(articular margin of wrist) 골절, 손배뼈 골절, 반달뼈 골절 등이 있다.

2) 망치손가락(mallet finger)골절의 정의 및 증상

손가락 폄근의 먼쪽 부착점이 골편과 함께(경우에 따라서는 골편이 없이 부착부만 단열되기도 함) 단열되면 먼쪽마디뼈가 폄되지 않음으로 해서 굽힘변형을 초래하게 되는데 그 모양이 망치와 비슷하다하여 망치손가락(mellet finger) 혹은 야구손가락(baseball finger)이라고 부른다. 망치손가락은 먼쪽마디뼈 관절을 갑자기 무리한 힘을 주어 굽힐 때 많이 발생한다.

망치손가락은 크게 힘줄성 망치손가락(tendinous mallet finger)와 골성 망치손가락(bony mallet finger)로 나누는데 힘줄성 망치손가락은 건의 단순한 신장 혹은 파열 또는 미약한 견인골절을 동반한 망치손가락을 말하고 골성망치손가락은 먼쪽마디뼈의 후방 관절면 1/3이상을 침범한 골절을 말한다. 임상적으로 망치손가락이라고 부를 때는 흔히 힘줄성 망치손가락를 가리킨다〈그림 4-20〉.

경우에 따라 다르긴 하지만 고정은 보통 먼쪽마디뼈사이 관절에 국한되며 K강선과 부목을 이용하여 6~8주 정도 고정한다. 골편이 너무 클 때에는 수술적 정복이 바람직하다.

3) 복서 골절(Boxer Fracture)의 정의 및 증상

새끼손가락 목골절(neck fracture of little finger)을 가리키는 것으로 손가락 골절이라고도 한다. 새끼손가락 목판골절은 약 40도 정도의 각 형성이 있어도 기능에는 별 지장이 없으므로 특별한 해부학적 정복은 필요없다.

새끼손가락의 목골절은 자뼈고랑부목(ulna gutter splint) 등으로 2~3주 정도 고정시킨 후 능동운동을 시켜 치료한다.

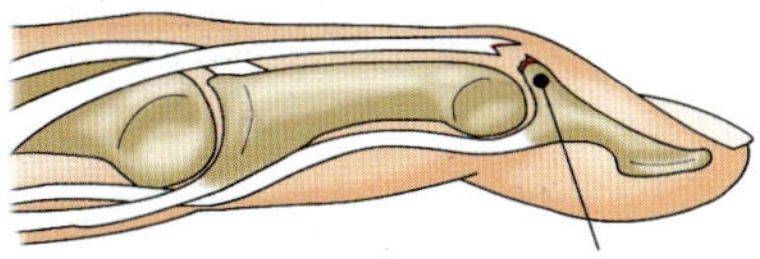

〈그림 4-20〉 망치손가락(mallet finger)

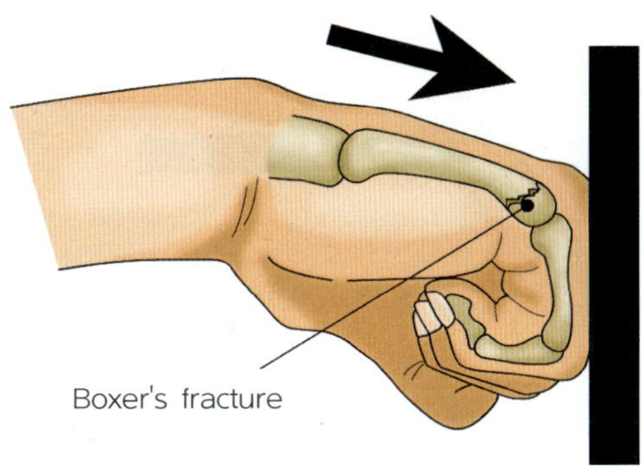

〈그림 4-21〉 복서골절(street-finger's fracture)

4) 베넷(Bennett) 골절의 정의 및 증상

Bennett가 처음 기술한 골절로, 엄지 손허리뼈의 기저부 관절면을 침범한 관절내 골절 및 탈구로서 엄지 손허리뼈의 기저부는 여기에 부착하고 있는 깊은손목뼈사이인대(deep intercarpal lig.)와 큰마름뼈 능(crest)에 부착하고 있는 자측 손목손허리인대(ulna carpometacarpal lig.)에 의해서 보통 전위는 잘 일어나지 않는다. 하지만 손허리뼈는 여기에 부착하고 있는 긴엄지벌림근(abductor pollics longus)과 모음근(adductor pollicis)에 의해 노쪽 등쪽(dorsoradial)으로 전위된다〈그림 4-22, 23〉.

치료는 일단 도수정복을 시행하고 도수정복이 안될 경우에는 견인요법으로 견인 후 K강선으로 고정 치료한다. 그러나 정복유지가 어려운 골절이므로 도수정복만으로 치료가 안되는 경우는 수술적 정복술 및 K강선으로 고정 치료하여야 한다. 고정위치는 엄지 손가락관절은 고정하지 않으며 엄지를 벌림위로, 손목관절은 폄위로 하며, 고정기간은 대개 6~8주 정도로 한다.

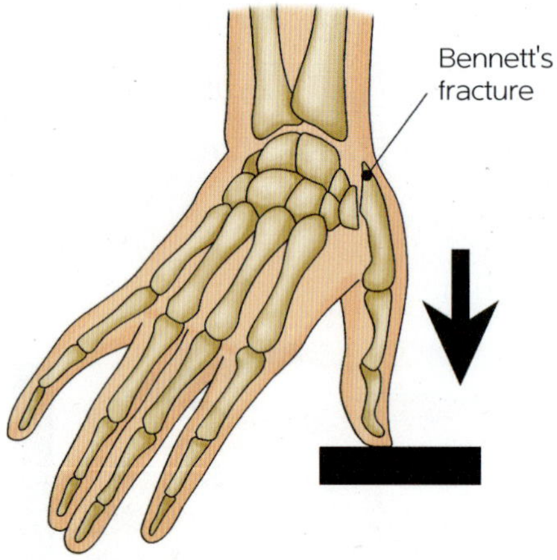

〈그림 4-22〉 Bennett 골절의 예 1

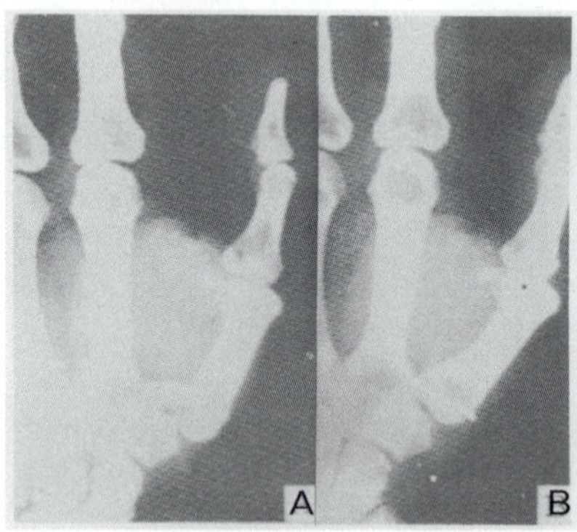

A. 초기 방사선 사진으로 전위가 보인다.
B. 개방정복과 내적 고정 후의 사진

〈그림 4-23〉 Bennett 골절의 예 2

5) 콜리스(Colles) 골절의 정의 및 합병증

(1) 정의 및 빈도

노뼈 뼈몸통끝(metaphysis)의 골절로 일반적으로 노손목(radiocarpal) 관절면으로 부터 1.5인치 이내에서 발생된 가로골절(transverse fracture)을 Colles 골절이라 하는데, 손목관절을 뻗힌 상태에서 손바닥으로 짚고 넘어질 때 간접력에 의해서 일어난다. 골절이 되면 노뼈는 후방으로 전위되는데 Colles 골절은 먼쪽노뼈 골절의 약 90%를 차지한다〈그림 2-24〉.

한편 넘어질 때 아래팔이 안쪽돌림의 위치에 있게 됨으로 가해지는 외력은 후면과 바깥 그리고 바깥돌림하는 방향으로 작용하게 되어 골절면의 전방에는 장력부전(tension failure)이 발생하고 후면에는 압박력이 가해져서 후방분쇄(posterior comminution)의 양상을 나타내게 된다.

Colles 골절은 뼈엉성증이 빈발하는 중년기 이후의 여성에게서 많이 일어난다.

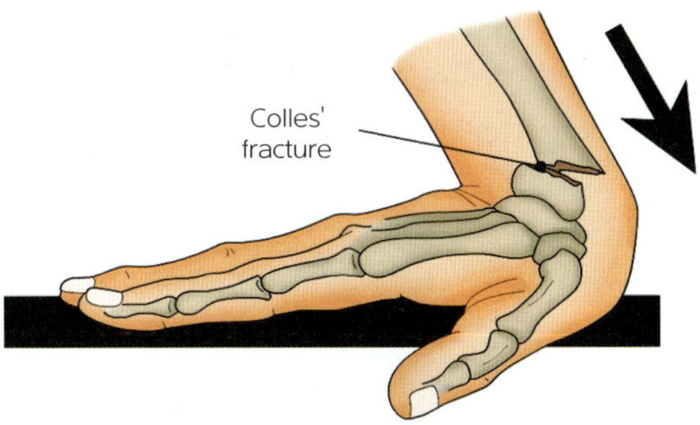

〈그림 4-24〉 Colles 골절의 예

(2) 합병증

① 어깨부의 동반 손상

넘어지면서 어깨부의 연골이 손상을 당하는 경우가 있는데 손상 2~3주 후에 어깨부에 통증이 일어난다.

② 정중 신경염(Median neuritis)

손가락의 저린감(numbness)과 작열통(tingling)이 동반되며 엄지 근육의 약화 뿐만 아니라 때로는 급성 통증이 수반된다.

③ **긴엄지폄근(Extensor pollicis longus)의 힘줄 파열**

노뼈의 먼쪽 골편이 후방까지 전위된 위로 긴엄지폄근의 힘줄이 통과함으로써 발생하는데, 골절 후 1~2개월 까지는 잘 일어나지 않는다. 이 건이 파열되면 엄지의 먼쪽지절이 펴지지 않는다.

④ **슈덱 위축(Sudeck's Atrophy)**

골절이나 탈구, 염좌 등과 같은 외상 후 통증이 소실되기에 충분한 기간이 경과되었음에도 불구하고 원인불명의 통증이 지속적으로 계속되는 것으로 손발부위에 빈번하게 발생한다. 환부는 자각통, 통증, 부종, 피부색의 변화, 피부감각의 과민, 관절운동의 제한 등이 있으며, 심한 경우에는 팔 또는 다리가 전체적으로 이환되고 강직상태가 된다.

방사선 소견에서는 점상 뼈엉성증(spotty osteoporosis)이 특징적인데, 어깨손증후군(shoulder-hand syndrome)이나 작열신경통(causalgia) 등의 질환과는 감별하여야 한다. 원인은 교감신경의 흥분상태로 설명되기도 하지만 확실한 정설은 없으며, 경증에서는 자연치유되기도 하나, 중증에서는 물리치료와 함께 교감신경 절제술(sympathectomy)을 병행하기도 한다.

물리치료로는 주로 능동운동을 실시하며, 열치료는 도움이 된다고 증명되었으나 가끔은 증세를 더 악화시키기도 하므로 사용하면서 신중히 환자를 관찰하여야 한다.

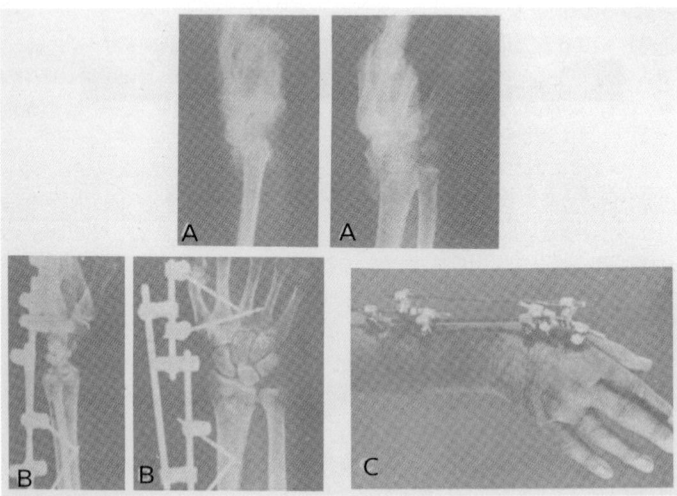

A. 초기사진 B. 정복을 실시한 후의 사진 C. 외적 골고정(external skeletal fixation)

〈그림 4-25〉 Colles 골절의 정형외과적 치료

6) 스미스(Smith) 골절의 정의 및 증상

먼쪽 골절편이 전방으로 전위된 노뼈 먼쪽부의 골절을 Smith 골절이라고 하는데 역 Colles 골절이라고도 부른다. 발생빈도는 매우 드물며, 주로 젊은이에게 발생하는데, 손등으로 짚고 넘어지거나 손목관절의 등쪽에 직접 외력이 작용하여 일어난다. 골절선은 일반적으로 가로형이며 관절 내로 연장될 수도 있다〈그림 4-26〉.

정형외과적으로 도수정복을 할 때는 먼저 종적인 견인(longitudinal traction)을 가하고 먼쪽골편을 후방으로 밀면서 바깥돌림을 시키면 된다. 골절의 고정위치에 관하여서는 손목관절을 약간 전방 굽힘하고 바깥돌림시킨 상태에서 장상지 석고(long arm plaster)를 착용시켜야 한다는 주장과 손목관절을 중등도의 폄상태에서 자뼈편위하여 석고붕대로 고정하여야 한다는 주장이 있다.

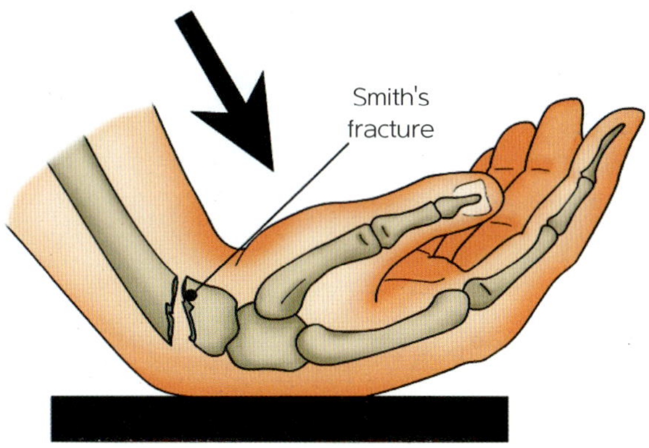

〈그림 4-26〉 스미스 골절

7) 손배뼈 골절의 특징

(1) 개요

손배뼈는 골절시 적절한 치료를 하지 않으면 많은 문제점을 남기는 손목부의 골절로 주로 젊은 남자에서 호발한다. 손배뼈는 가까운쪽 및 먼쪽손목열(distal and proximal carpal row)에 참여하면서 약 45°의 각도로 기울어져 있고 콩알뼈에서 가해지는 힘을 먼쪽노뼈에 중개하는 역할을 하는데, 손목부를 폄 및 요측 굽힘한 상태에서 손바닥을 짚고 넘어지면서 골절이 발생한다.

손배뼈의 골절은 해부학적인 위치에 따라 결절골절(tubercle fracture), 허리골절(waist

fracture), 몸쪽 극골절(proximal pole fracture) 등으로 분류하거나 몸쪽 골절, 중앙골절, 먼쪽 1/3 골절 및 거친면골절 등으로 나눈다〈그림 4-27〉.

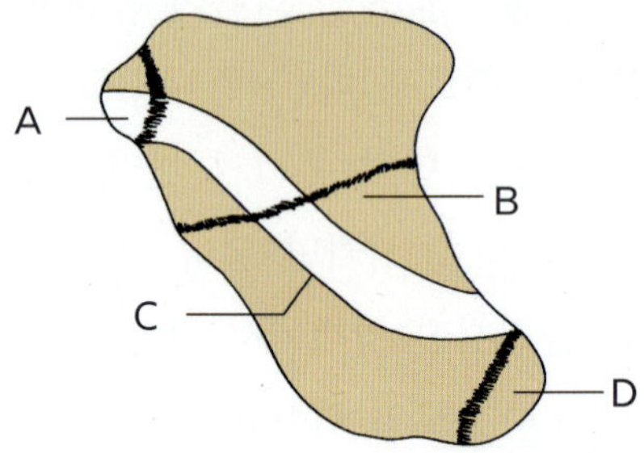

A. 결절골절 B. 허리골절
C. 혈관공(vascular foramina)의 선 D. 몸쪽 극골절

〈그림 4-27〉 손배뼈 골절

(2) 증상

① 시각적 변화

- 손가락과 손 주위에 팽윤이 있다(특히 해부학적 코담배갑 부위에).
- 피부색의 변화가 관찰된다.
- 손의 근육들에 위축이 오고 경우에 따라서는 팔에도 위축이 보인다.

② 촉각적 변화

- 국소 부위의 온도가 약간 상승되어 있을 때가 있다.
- 수술 후라면 심한 흉터(scar)이나 유착이 촉지된다.
- 근의 장력은 감소되고 반면 단단함(tight)은 증가된다.
- 운동시 통증이 있다.
- 해부학적 코담배갑(anatomical snuff box) 부위에 심한 압통이 있다.
- 엄지두덩(thenar eminence) 압박시 통증이 있다.

③ 기능적 변화

- 운동범위의 제한이 있는데 특히 손목관절에서 심하고 경우에 따라서는 팔꿉관절이나

손가락, 엄지 등에서도 나타난다.

- 집거나 파악하는(grasping and pinching) 기능의 제한이 있다.
- 손목관절의 모든 운동에서 통증이 있으나 특별히 벌림시 심하다.

(3) 합병증

- 무혈성 괴사가 몸쪽 1/3 골절시 흔히 발생한다.
- 가까운 쪽부 극 골절시 퇴행성 변화가 속발될 수 있다.
- 손가락기능의 장애가 올 수 있다.

(4) 물리치료

석고를 고정하고 있는 기간 동안에는 석고의 위치를 정확하게 유지하면서 이완을 위한 운동이나 부종제거, 국소혈액순환 증진을 위한 치료를 실시하고 석고를 제거하고 난 후에는 피부와 흉터에 대한 조치를 취하고 부종을 방지할 수 있도록 한 상태에서 운동치료를 실시한다.

가동운동은 손가락 뿐만 아니라 손과 팔꿉관절, 어깨관절에 대해서도 실시하는데 손가락의 운동은 처음에는 능동운동으로 시키고 차츰 저항운동으로 옮겨간다. 근육의 신장운동 역시 처음에는 약한 힘으로 사용하여 실시하고 한 번 획득된 운동범위는 자꾸 반복하여 수축 및 이완을 계속하게 함으로써 그 상태를 계속 유지하게 한다.

치료의 마지막 단계에서는 옷의 단추를 끼우거나 풀기, 가위로 종이 오리기, 병마개 돌리기 등과 같은 여러 가지 파악과 집기운동을 시켜 일상생활 동작을 원활히 할 수 있도록 한다.

3 아래팔부 및 윗팔부 골절

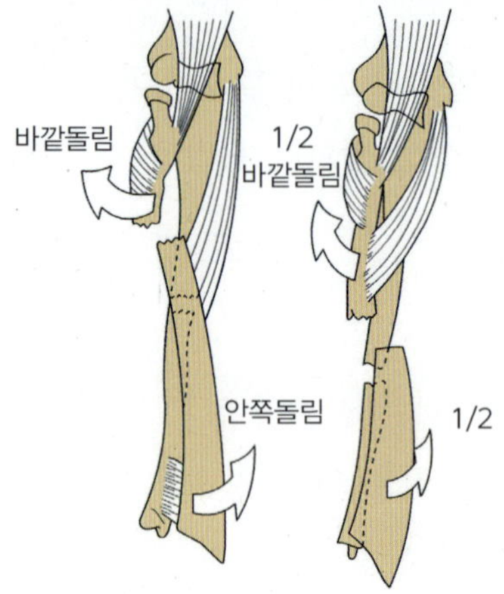

〈그림 4-28〉 골절부와 근육의 상호작용

노뼈와 자뼈로 이루어진 아래팔부의 골절은 노뼈 혹은 자뼈 단독으로 골절되는 경우도 있으나 보통은 두 뼈가 함께 골절될 때가 많다. 자뼈는 보통 아래 1/3 부위가 그리고 노뼈는 위 1/3부위가 잘 골절되는데, 노뼈와 자뼈가 함께 골절되면 골절선은 보통 나선상을 이룬다.

한편 아래팔부 근육들의 작용에 의해 골절이 노뼈의 가까운쪽부에서 일어나면 노뼈의 가까운쪽부는 바깥돌림되고(손뒤침근의 작용에 의함), 반대로 먼쪽부는 안쪽돌림(네모엎침근과 원엎침근의 작용에 의함) 된다. 그러나 아래팔부의 골절이 원엎침근 부착부의 먼쪽 그리고 네모엎침근의 몸쪽에서 발생하면 골절 몸쪽은 뒤침근과 엎침근의 상호작용으로 중립 위치에 있게 되며, 먼쪽부는 네모엎침근의 작용으로 안쪽돌림된 위치에 있게 된다. 같은 원리로 아래팔의 먼쪽 1/3 이하의 골절에서는 골절의 몸쪽아 안쪽돌림된 상태에 있게 된다〈그림 4-28〉.

아래팔부 골절은 어른보다 소아에서 호발하는데 아래팔부 골절의 종류에는 노뼈 혹은 자뼈의 단독 골절 또는 노뼈와 자뼈 동시에 골절, Monteggia 골절, Galeazzi 골절 등이 있다〈그림 4-29〉.

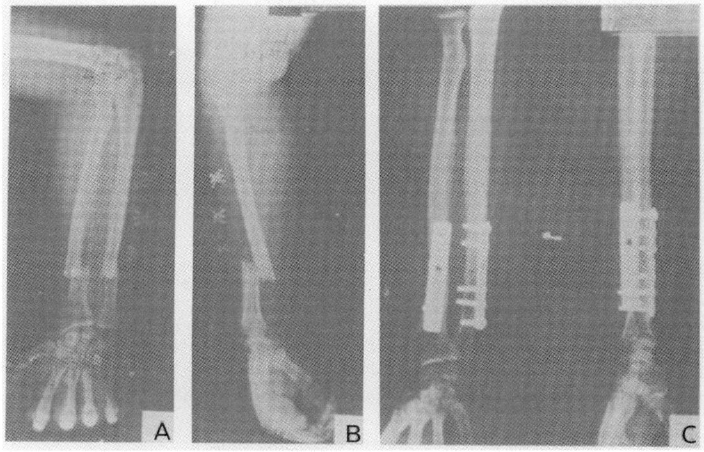

A, B. 먼쪽노뼈와 자뼈 동시 골절
C. 압박 금속판으로 고정한 후 3개월째의 방사선 사진

〈그림 4-29〉 노뼈와 자뼈의 동시 골절

1) 몬테지아(Monteggia) 골절의 정의 및 증상

Monteggia 골절이란 자뼈의 가까운쪽부 골절과 노뼈머리의 탈구가 동시에 일어난 골절을 말하는데, 과도한 엎침(hyperpronation)이나 과도한 폄(hyperextension) 같은 간접력이 아래팔에 가해졌을 때 또는 타박에서처럼 직접력이 작용하였을 경우에 발생한다〈그림 4-30〉. 간접력이 주어졌을 때는 주로 가까운 쪽 자뼈의 골절과 함께 노뼈머리가 전방으로 탈구되며 직접력이 주어졌을 때는 작용한 힘의 방향에 따라 달라진다.

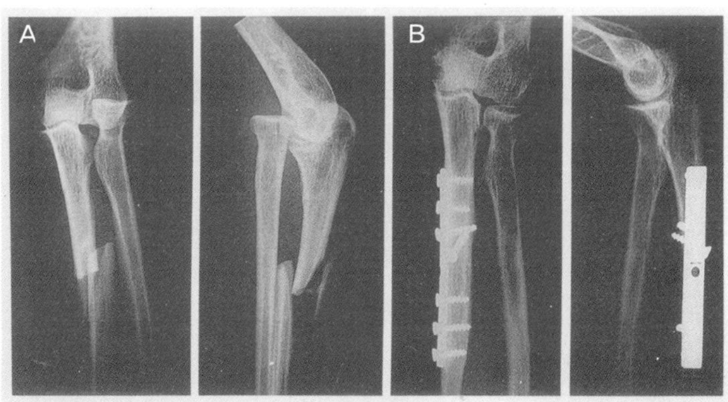

A. 수술전 B. 수술 후

〈그림 4-30〉 Monteggia 골절 제 I 형

치료는 비수술적 방법과 수술적 방법이 있는데 어린이에서는 주로 비수술적 방법을 그리고 성인에서는 수술적 방법을 흔히 사용한다. 고정은 아래팔을 바깥돌림하여 노뼈머리를 정복하고, 자뼈의 선열을 맞추어준 후 팔꿉관절을 90° 이상 굽힘하여 약 6~8주 정도 장상지 석고로 고정하는 것이 좋다.

2) 갈레아찌(Galeazzi) 골절의 전위 형태 및 합병증

Galeazzi 골절이란 노뼈 먼쪽부의 골절과 먼쪽 노자관절(distal radioulnar joint)의 탈구가 동반된 골절을 말하며 역 Monteggia 골절이라고도 한다〈그림 4-31〉. 이것은 주로 손목관절의 후외면에 직접적인 외력이 작용하거나 이 부위로 손을 짚고 넘어졌을 때 발생한다〈그림 4-32〉.

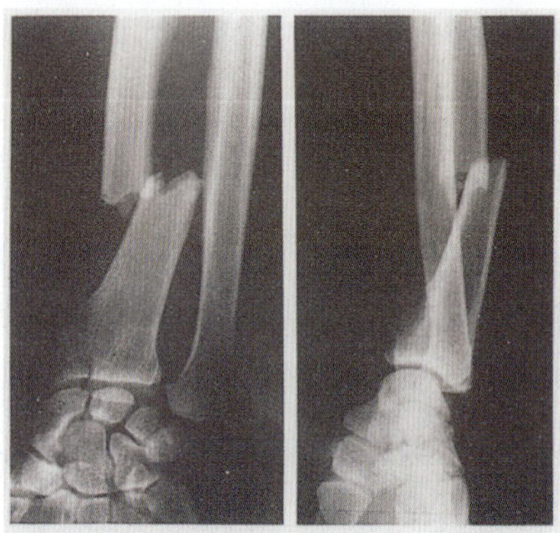

〈그림 4-31〉 Galeazzi 골절

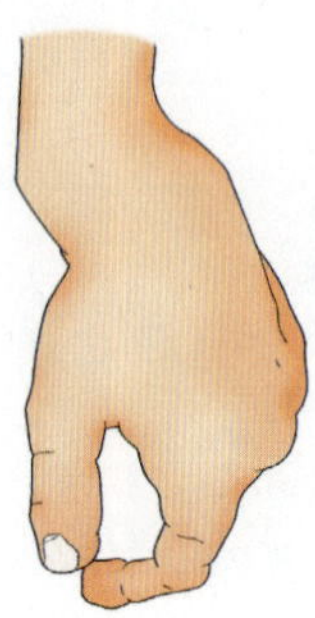

〈그림 4-32〉 Galeazzi 골절 탈구시 나타나는 전형적인 기형

소아인 경우에는 도수정복을 실시한 후 석고고정을 함으로써 어느 정도 만족할 만한 결과를 가져올 수 있으나 성인의 경우에는 아래팔부의 돌림장애와 먼쪽 노자관절의 퇴행성변화를 방지하기 위하여 노뼈를 압박 금속판을 이용하여 견고하게 고정하는 것이 좋다.

3) 위팔뼈 몸통(shaft) 골절의 전위 형태 및 합병증

위팔뼈 몸통의 골절은 크게 위 1/3 부위골절, 중간 부위 골절, 아래 1/3 부위 골절 등으로 나누는데, 주로 외력이 직접 위팔뼈에 작용하여 나타나며 골절선은 가로상을 보인다. 그러나 외력이 간접적으로 작용하여 나타나며 골절선은 가로상을 보인다. 그러나 외력이 간접적으로 작용하여 골절이 되면 사선이나 나선상이 된다. 골절이 되면 정도의 차이는 있으나 보통 전위를 일으키는데 골편의 중복(overlapping)과 함께 측방전위를 많이 일으킨다. 또 전위는 골절부위에 따라 영향을 받는데 만일 골절이 어깨세모근의 부착부 위에서 일어나면 어깨세모근에 의해 하방으로 끌리고, 어깨세모근 부착부 하방에서 골절이 일어나면 어깨세모근에 의해 측방(벌림)으로 끌린다. 반면에 하부 골편은 위팔세갈래근, 위팔두갈래근, 부리위팔근(coracobrachialis) 등의 연합작용에 의해 상방으로 끌리게 된다.

위팔뼈 몸통 골절 중 가장 많은 것은 중간 부위 골절이며 소아에서보다는 성인에서 많이 발생한다. 또 노인에서는 악성종양에 의한 병적 골절도 있을 수 있는데 이것은 위팔뼈가 악성종양의 전위가 잘 일어나는 부위이기 때문이다.

(1) 합병증

- 지연유합이 나타날 수 있다.
- 불유합이 나타날 수 있다.
- 신경손상 특히 중간 부위 골절시 노신경의 해부학적 위치 때문에 노신경 손상이 흔히 동반된다.

(2) 수술적 정복과 내적고정이 필요한 경우

- 동반된 부상으로 인하여 환자가 절대안정을 하여야 할 경우
- 두 개 이상의 부분골절이 되어 골절정복의 유지가 어려울 때
- 팔꿉관절의 손상이 수반되어 조기에 운동을 시켜야 할 필요성이 있을 때
- 악성종양의 전위 등으로 인한 병적 골절일 때

- 먼쪽부의 나선상 골절시 정복이 되면 노신경이 마비가 나타날 때(Holstein-lewis 증후군)
- 혈관손상이 동반되었을 때

(3) 물리치료

물리치료는 보존적 치료인지 수술적 치료인지에 따라 방법이 달라지는데 지연유합이 있을 경우에는 어깨관절과 팔꿉관절은 5~6개월 정도 석고붕대를 하게 되기 때문에 손가락과 손목관절은 고정기간 동안 신중을 기하여 꾸준히 운동을 시키고 어깨관절과 팔꿉관절은 고정방법에 따라 다르긴 하지만 일반적으로 3주 동안은 어깨관절 벌림운동을 시키지 않는다. 그리고 운동을 실시할 때는 골절된 부위를 잘 지지해 주어야 한다. 만일 신경마비가 있으면 단속 평류전류 등을 이용하여 치료한다.

4 다리 및 발 골절

1) 정강뼈 및 종아리뼈 골절의 종류 및 물리치료

정강뼈 및 종아리뼈 골절은 골절선의 종류에 따라 혹은 골절된 부위의 해부학적 명칭을 이용해 분류하는데 여기에서는 기술의 편의를 위하여 정강뼈 단독골절, 종아리뼈 단독골절, 정강뼈와 종아리뼈의 동시골절 등으로 설명하고자 한다.

(1) 정강뼈 단독골절

종아리뼈 골절을 동반하지 않은 정강뼈만의 단독골절은 손상받지 않은 종아리뼈가 골절된 아래다리에 약간의 안정성을 주고 아래다리 길이의 단축을 방지한다. 그러나 때로는 골절되지 않은 종아리뼈로 인하여 정강뼈 결절부가 신연되어 골절유합이 지연되는 경우가 있으므로 치료시 유의하여야 한다〈그림 4-33〉.

보호는 골절부가 완전히 경화될 때까지 필요하며 보통 12주 정도는 보행 캘리퍼 부목이나 보행석고붕대(walking plaster) 등으로 지지해준다. 사람에 따라서는 정복이 완전하다면 2~3주 후부터 부분적 체중지지를 시키는 것이 좋다고 주장하기도 한다. 물리치료는 넙다리부의 골절에서와 비슷하다.

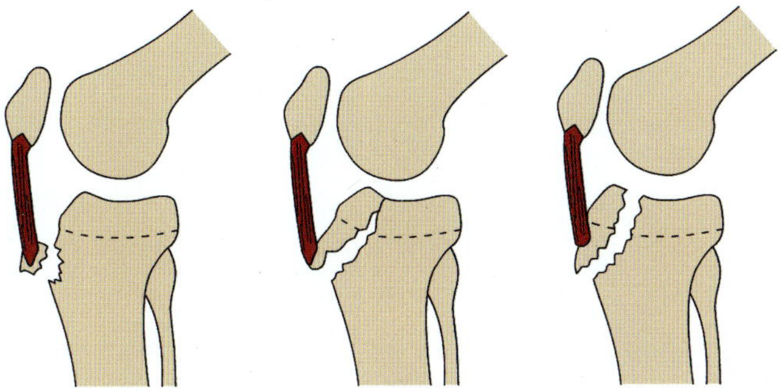

〈그림 4-33〉 정강뼈 결절골절의 분류

(2) 종아리뼈 단독골절

임상적으로 보았을 때 종아리뼈에만 단독적으로 골절이 발생하는 경우는 드물기 때문에 항상 정강뼈의 골절 유무와 발목관절에 동반된 탈구의 유무를 확인하여야 한다.

종아리뼈는 체중부하를 별로 받지 않기 때문에 고정방법과 보행제한 등에 큰 영향을 받지 않으나 골절의 초기에는 통증의 완화와 골절부의 보호를 위하여 장하지 석고붕대(long leg cast)로 수주간 고정하는 것이 좋으며, 통증이 감소 되는대로 골절의 전위가 심하지 않다면 하퇴부만의 단하지 석고붕대(short leg cast)로 충분하다. 대략 6주 후에는 석고 고정이 더 이상 필요하지 않게 되며 골절 유합에도 별다른 합병증을 초래하지 않는다.

(3) 정강뼈몸통과 종아리뼈몸통의 동시골절

정강뼈몸통과 종아리뼈몸통의 동시골절은 성인에서 도로사고(road accidents)와 같은 경우에 빈발하며 직접 혹은 간접력에 의해서 많이 발생한다. 이처럼 도로사고나 교통사고시 정강뼈와 종아리뼈에 가해진 힘은 주로 측방전위를 일으키면서 각 형성을 하는데 이때 정강뼈의 골절된 끝 부분이 피부를 뚫고 나와 개방성 골절을 유발하기도 한다. 개방성 골절이 되면 골절과 동시에 연부조직, 혈관, 신경 등에 심각한 손상이 초래된다.

만일 외력이 간적접으로 작용하게 되면 충격이 뼈의 가장 약한 부분에 전달되어 그곳에서 골절이 발생하게 되는데 정강뼈에서는 중간 부위와 아래 1/3 부위, 종아리뼈에서는 상단(upper end)이 골절 호발 부위이다. 간접력에 의해 골절이 되면 골절선은 보통 사선상이나 나선상을 나타내게 되며 위아래 골편의 중복(overlapping) 혹은 하부 골편의 돌림이 동반된다〈그림 4-34, 35〉.

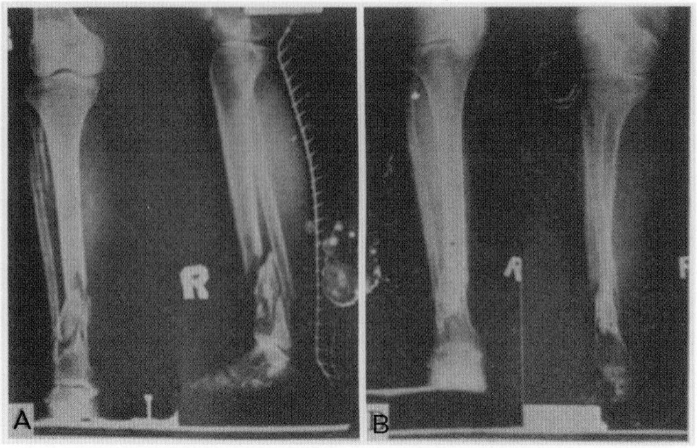

A. 정강뼈 먼쪽부의 불안정성 개방성 분쇄골절
B. 종아리뼈에 금속강선을 삽입하여 견인함. 6개월 후 골절유합이 완전함.

〈그림 4-34〉

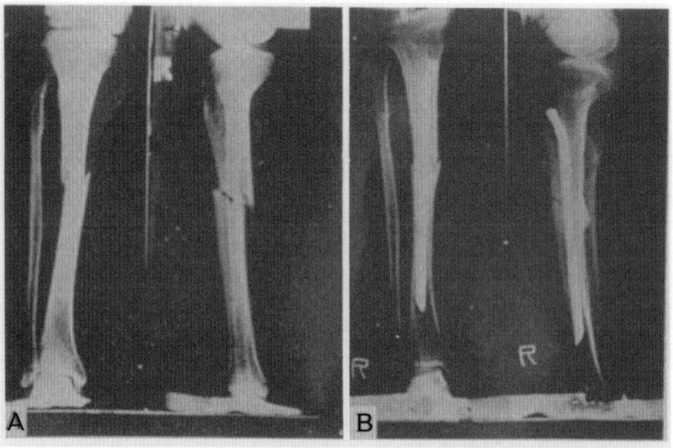

A. 정강뼈 및 종아리뼈의 불안정성 골절
B. Kuntscher 골수정으로 내고정하여 수술 5개월 후에 골절이 유합되었다.

〈그림 4-35〉

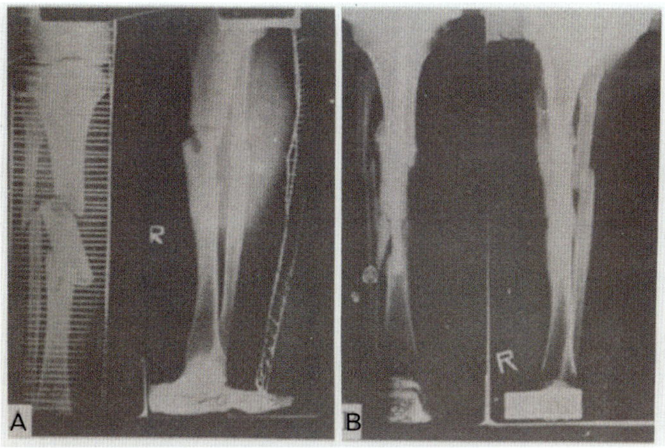

A. 정강뼈 및 종아리뼈의 불안정성 분절골절
B. Kuntscher 골수정으로 내고정하여 수술 5개월 후 골절이 잘 유합되었다.

〈그림 4-36〉

2) 발목관절부 골절의 종류

발목관절 및 발골절의 종류를 나누는 방법은 여러 가지가 있으나, 여기에서는 임상에서 중요한 의의를 갖는 것들을 중심으로 발목관절 주위골절은 안쪽 복사(medial malleolus) 골절, pott의 골절, Dupuytren의 골절로, 그리고 발의 골절은 목말뼈 골절, 발꿈치뼈 골절, 발허리뼈 골절, 발마디뼈 골절 등으로 분류하고 간단히 기술하고자 한다.

3) 뒤퓌트랑(Dupuytren) 골절과 포트(Pott) 골절의 개요 및 증상

(1) 뒤퓌트랑(Dupuytren) 골절

이 골절은 발로 떨어졌을 때 많이 발생하는데, 매우 심한 손상을 동반한다. 보통 골절시 정강이 뼈와 종아리뼈를 연결하는 뼈사이인대(interosseous ligament)가 파열되고 목말뼈는 정강뼈와 종아리뼈 사이로 강제적으로 솟아 올라간다. 발은 상방 뿐만 아니라 후방, 측방, 내방 등으로도 전위될 수 있으며 경우에 따라서는 정강뼈와 종아리뼈의 하단 모두에서 골절이 발생할 수도 있다.

일반적으로 Pott 골절을 목말뼈의 측방 아탈구와 함께 세모인대 파열을 동반하는 종아리뼈의 발목관절 상방 5~8 cm 높이에서 일어난 골절로 정의하는데 반해 Dupuytren 골절은 먼쪽 정강이종아리인대의 파열과 함께 종아리뼈의 먼쪽단 5 cm 높이에서 일어난 골절을 말한다. 고정은 3도 벌림골절에서와 비슷하며 다만 발은 발바닥쪽 굽힘 상태에서 시작하여 단계적으로 석고를 제거한다. 고정은 유합이 될 때까지 계속하고 보호는 경화가 일어날 때까지 계속해준다. 만일 전위가 있다면 도수 교정만으로는 충분하지 못할 때가 있는데 이럴 때는 개방수술을 해서 고정해야 하며, 물리치료는 엉덩관절, 무릎관절, 발가락, 중간발목관절 등을 중심으로 운동시킨다. 그러나 발목관절에 대한 운동은 금지해야 되며 기타의 물리치료는 3도 벌림골절에서와 비슷하다.

(2) 포트(Pott) 골절

Pott의 골절은 발에 가쪽번짐 혹은 안쪽번짐이 가해졌을 때 많이 발생하는데 여기에서는 기술의 편의를 위하여 주로 벌림골절(abduction fracture)을 중심으로 기술하고자 한다. 벌림골절은 아래쪽 정강종아리 관절(inferior tibio–fibular joint)의 바로 상단종아리뼈의 사선상 골절로 이루어지는데, 보통 세모인대의 파열이나 안쪽위관절돌기의 골절을 동반한다. 골절은 대부분 간접력에 의해서 발생하는데 골절 형태와 연부조직 동반 손상 여부에 따라 다음과 같이 세 형태로 분류한다.

① **1도 벌림골절**(First degree abduction fracture)

전위가 없고 세모인대도 파열되지 않은 골절로 치료는 삔 발목(sprained ankle)에서와 비슷한 방법으로 실시한다. 고정은 보통 필요하지 않으며 발목관절부는 가벼운 보행석고나 점착성 반창고로 지지해 준다.

② **2도 벌림골절**(Second degree abduction fracture)

발에서 바깥 방향으로 전위가 있고, 세모인대가 찢어지면서 가쪽번짐력에 의해 안쪽위관절돌기가 골절된 것으로 발목관절은 불안정하게 되며 정강뼈와 종아리뼈 하단 사이의 목말뼈는 견고하지 못한 상태에서 놓이게 된다〈그림 4–37〉.

치료로는 먼저 폐쇄 도수교정(closed manipulation)에 의해 전위를 잘 정복하고 무릎관절 하방에서부터 발허리뼈머리(metatarsal head)까지 석고 캐스트를 한다. 그리고 석고고정은 골유합이 일어날 때까지 8~10주 정도 실시한다. 보행훈련에 대해서는 의사의 관점에 따라 약간씩 차이가 있는데 어떤 의사는 석고를 실시하고 처음 일주일이내부터 보행훈련을 해야 한다고 말하며 또 다른 의사들은 2~3주 정도는 보행훈련 시기를 결정한다.

걸음연습을 실시할 때는 환자가 절뚝거리는 것을 방지한 상태에서 해야 하며 필요할 경우 rocker나 valgus wedge를 구두 속에 넣어준다. 환자가 절뚝거리지 않고 걷는다는 것은 매우 어려운 일로 환자의 인내와 숙련을 위한 많은 노력이 필요하다. 석고를 제거했을 때는 완전한 가동성을 얻을 수 있도록 최선을 다해야 하며 보행 또한 정상 보행이 될 수 있도록 해야 한다. 이 골절에서는 편평발에 대한 운동치료도 동시에 실시한다.

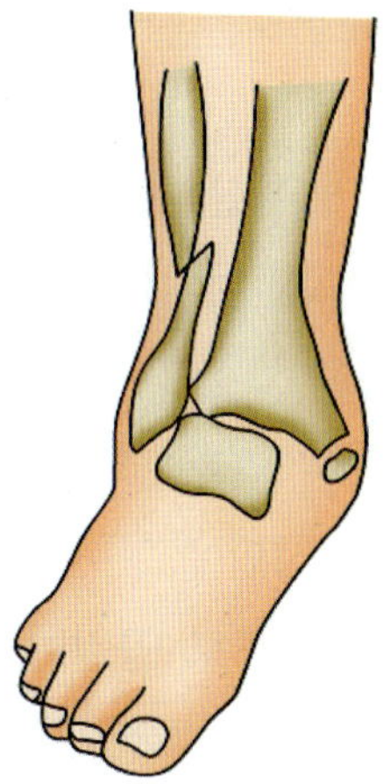

〈그림 4-37〉 Pott의 골절, 2도 벌림 골절

③ **3도 벌림골절**(third degree abduction fracture)

발의 측방과 후방으로 골편의 전위가 있고 정강뼈의 후연(posterior margin) 및 종아리뼈, 안쪽복사 등에 동시에 골절이 발생한 것으로 발목관절의 발등 굽힘이 제한된다. 벌림골절이 심할 경우 발목 관절의 외상성 관절염(traumatic arthritis)과 함께 심한 팽윤, 통증 등이 나타난다.

대부분의 의사들은 이 골절시 정확한 정복의 중요성을 매우 강조하며 정확한 정복이 이루어지지 않았을 때 발목관절의 체중부하 기능에 매우 심한 장애를 받게 된다는데 의견을 같이 하고 있다.

고정은 석고 캐스트에 의해서 혹은 석고를 했거나, 하지 않은 상태에서 골 견인에 의해서 이루어지는데 견인만을 단독으로 실시하였을 경우에는 보행석고붕대(walking plaster) 적용 전에 발목관절의 운동성을 허용할 수 있다는 장점이 있다. 이것은 골절유합 후 통증성 족부나 발목관절, 관절 강직의 위험성을 감소시킬 수 있다는 점에서 고려된다.

보호는 석고붕대 제거 후 짧은 기간 동안 해주는데, 반창고나 elastoplast, T-strap과 강선(T-strap and iron) 등의 형태로 해준다.

어떤 의사들은 위에서 언급한 것과 같은 이유에서 2도 벌림골절시 완전한 발등굽힘을 얻을 때까지 견인을 유지하는 것을 권하기도 한다.

4) 목말뼈 골절과 발꿈치뼈 골절의 개요 및 증상

(1) 목말뼈(Talus) 골절

목말뼈의 골절은 높은 곳에서 발로 떨어질 때와 같은 직접력에 의해 발생하는데, 목말뼈 몸통나 목말뼈목(neck) 골절이 많다. 목말뼈의 골절은 발목뼈에서 두 번째로 흔한 골절인데, 목말뼈가 체중을 지지하고 분배하는 역할을 담당하고 있다는 측면에서 이 골절은 매우 심각한 양상을 나타내게 된다.

목말뼈는 혈액순환이 매우 취약하며, 성인에 있어서 15~20도 내측으로 편향하고 있어서, 이 뼈의 가장 큰 약점이 되고 있다. 그러므로 골절이 되면 맨 먼저 발의 혈액순환 상태를 관찰해 보아야 하며, 피부손상이 없으면 곧 정복을 시도한다. 정복이 조금이라도 늦어지면 피부괴사나 파열 등으로 개방성 창상을 형성하게 된다.

골편 전위에 대한 정복은 골편이 전위된 상태에 따라 실시하는데 골편의 전위 형태에 따라 발은 발등쪽 굽힘이나 발바닥쪽 굽힘 상태에 둔다. 고정은 골절의 심한 정도에 따라 6~12주 정도 실시한다. 체중부하는 보통 3개월 정도는 할 수 없으며 물리치료는 석고로 고정한 다른 다리뼈골절에서의 그것과 비슷하다.

(2) 발꿈치뼈(Calcaneas) 골절

발꿈치뼈는 발목뼈 중 가장 큰 뼈로 골절 또한 발목뼈 중 제일 흔하다. 발꿈치뼈 골절은 Essex-Lopresti가 관절내 골절과 관절외 골절의 두 가지로 나누었다. 일반적으로 발꿈치뼈 거친면의 골절, 목말받침돌기(sustentaculum tali)골절, 앞쪽돌기(anterior process)의 골절, 몸통골절 등은 예후가 좋다.

관절내 골절은 약 70~75 %를 차지하며 설상형(tongue type)과 관절 함몰형(joint depression type)으로 나눈다.

발꿈치뼈의 관절내 골절은 높은 곳에서 떨어진다든가 도약하다 발뒤꿈치로 착지하는 것과 같은 심한 수직성 부하(axial loading)가 가해질 때 일어난다. 이 수직성 부하는 발꿈치뼈 뿐만 아니라 척추에도 가해지기 때문에 발꿈치뼈 골절시 약 10~15 %에서 척추골절도 동반되고 있다는 사실에 유의하여야 한다. 여기에 비해 관절외 골절은 비틀림 힘(twisting force)이 작용했을 때 나타나는 데 특히 앞쪽돌기, 목말받침돌기, 안쪽돌기 등의 골절을 유발한다. 물리치료는 Pott의 골절에서와 비슷하다.

5 무릎관절부 골절

무릎관절은 넙다리뼈와 정강뼈의 안쪽관절융기 및 가쪽관절융기(medial and lateral condyle) 사이에 이루어진 타원관절(supracondylar joint)로 무릎관절의 구성은 넙다리뼈, 무릎뼈, 정강뼈 등으로 되어 있다.

무릎관절에는 관절원판의 일종인 정강뼈 안쪽관절융기의 상면을 덮고 양 끝은 융기사이융기에 단단히 붙어있는 반달 모양의 안쪽 반달(내측반월, medical meniscus)과 작고 둥글며 정강뼈 바깥과의 상면을 덮고 융기사이융기와 느슨하게 부착되어 있는 바깥반달(lateral meniscus)이 있다. 이런 반달면이 엉성한 관절면을 짜임새 있게 보완하며 안쪽 곁인대나 가쪽 곁인대, 십자인대, 빗오금인대(oblique popliteal ligament), 무릎뼈인대(patellar ligament) 등이 유지하고 있다.

무릎관절의 이러한 구조적 복잡성 때문에 그 주위에 골절이 생기게 되면 여러 가지 문제를 유발할 수 있으므로 정형외과적으로 또 물리치료적으로 매우 신중한 관리와 치료가 필요하다.

1) 종류

무릎관절 주위 골절의 종류에는 여러 가지가 있지만 대표적인 것들로는 넙다리관절융기위(supracondylar) 골절, 넙다리융기사이(intercondylar) 골절, 무릎뼈 골절, 정강뼈관절융기(tibial condyle) 골절 등이 있다.

(1) 넙다리 관절융기위 골절

넙다리 관절융기위 골절은 전위 여부에 따라 전위 골절, 비전위 골절, 감입 골절 등으로 나눠지는데 전위 골절은 골절선이 가로상 혹은 나선상을 나타낼 때 많이 발생한다. 일반적으로 개방성골절은 흔하지 않으나 발생시에는 넙다리 말단부가 무릎위주머니(suprapatellar pouch)을 뚫고 돌출되면서 주위의 신경이나 혈관을 손상시키는데 혈관의 손상이 일어나면 오금(popliteal) 부위의 팽윤과 하지의 창백, 무맥(pulseless) 등이 나타난다.

(2) T형 골절(Y형 골절, 넙다리 융기사이 골절)

팔꿉관절 주위의 골절에서와 비슷하게 골절선이 무릎관절 내에까지 연결되어 T형 혹은 Y형을 나타낸 골절을 말한다.

(3) Bumper 골절(정강뼈관절융기 골절)

정강뼈관절융기 골절이 발생한 것으로 일명 fender 골절이라고도 한다. 외력이 작용하는 방향에 따라 T형 혹은 Y형 골절이 동시에 일어나기도 하고 곁인대의 손상을 동반하기도 한다.

(4) 정강뼈가시(Tibial Spine) 골절

정강뼈가시에 골절이 발생한 것으로 정강뼈가시 골절은 발이 지면에 고정된 상태에서 무릎관절을 중심으로 몸을 갑자기 회선할 때 심한 염력이 무릎관절에 가해져 일어나거나(테니스나 농구선수 등) 무릎관절의 바깥 혹은 안쪽에서 외력을 받음으로써 발생한다〈그림 4-38〉.

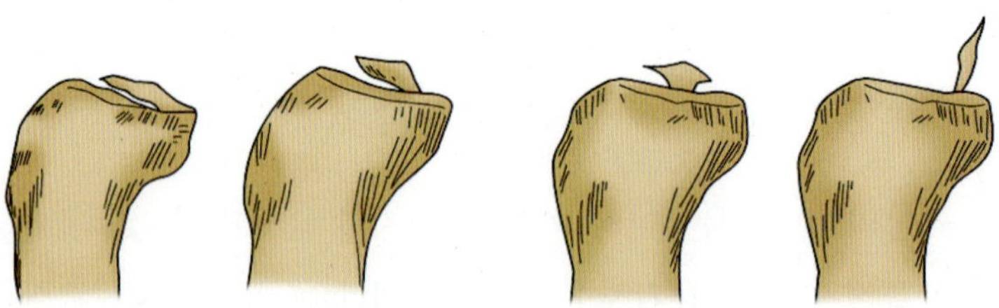

〈그림 4-38〉 정강뼈가시 골절의 분류

2) 무릎관절 골절의 물리치료

무릎뼈 골절의 물리치료에서 중요한 것은 조직의 유착을 예방하는 것인데 조직의 유착방지를 위하여 초기부터 삼출액에 대한 관리를 실시해야 한다. 삼출액에 대한 치료는 경미한 활액낭염의 치료에서와 같은 방법으로 실시하는데 전극배치가 가능할 경우 평류의 양극(positive)을 팽윤(swelling)이 심한 부위에 대주고 환자가 편안해지는 전류강도로 20분 정도 치료한다. 이때 주의하여야 할 것은 전해질 화상이다.

엉덩관절, 발목관절, 발가락에 대한 운동과 넙다리네갈래근의 등척성 수축을 통한 운동은 10일이후부터 경과에 따라 실시한다. 그리고 손상 다리에 대한 체중지지(보행)는 석고를 한 상태에서 목발 등을 이용해 며칠 후부터 실시하는데 처음에는 부분 체중지지(partial weight-bearing)를 시킨다. 석고를 제거하고 나면 곧 무릎관절 운동을 실시하는데 처음에는 천천히 그리고 매우 신중하게 한다. 일반적으로 동적운동은 약 3주 후부터 실시한다.

3) 무릎뼈 골절의 물리치료

무릎관절 주위 근육, 특히 넙다리네갈래근이 약할 경우에는 저주파치료나 간섭파치료와 병행하여 능동적 근력증강 운동을 실시하는데 주파수는 50 Hz 이상을 사용하여 강축을 주기적으로 유발시키는 것이 좋다. 수축의 주기는 환자가 운동을 하는 주기와 일치시킨다.

무릎관절 연부조직에 유착이 있는 때는 와류욕이나 온습포, 적외선 등을 적용한 다음 마찰법을 이용한 마사지를 실시하고 무릎관절의 운동범위에 제한이 있을 때는 신장운동과 함께 관절가동성증진운동을 실시한다. 신장운동은 급격히 많은 힘을 일시에 가하는 방법과 약간 적은 힘을 지속적으로 가하는 방법이 있는데 후자가 더 효과적이다. 전자의 방법을 사용하였을 때는 보통 주위 연부조직의 손상 혹은 유착조직이 떨어지면서 삼출액이 나타나게 되는데 이 삼출액을 확실하게 재유입시킬 수 있는 조치를 취해주어야 한다. 만인 이 삼출액이 유입되지 않을 경우 유착현상이 더욱 심해질 수 있다.

무릎뼈 운동에 제한이 있을 경우 물치리료사에 의해 실시되는 무릎뼈의 수동운동은 매우 중요하다. 무릎뼈의 운동은 여러 방향으로 가볍고 부드럽게 실시한다. 6주 정도가 지나면 푸울에서의 운동을 실시할 수 있으며 경과가 좋은 경우 약 10주 정도 후에는 체중부하 훈련을 부분적으로 실시할 수 있다.

6 넙다리부 골절

넙다리뼈는 인체에서 가장 긴 뼈로 양 골단과 체(body)로 구성되고, 위로는 엉덩관절, 아래로는 무릎관절을 형성한다. 넙다리뼈목(femoral neck)의 바깥에는 큰돌기가, 후하방에는 작은돌기가 크게 돌출되어 있는데, 이들 전자는 앞으로 돌기사이선(intertrochanteric line), 뒤로 돌기사이능선(intertrochanteric crest)에 의하여 연결되어 있다.

넙다리뼈체는 원추상이나 전방으로 약간 볼록하고, 후면에는 세로로 달리는 거친선(linea aspera)이 있어 넙다리를 덮는 넓은근군(vastus group), 모음근 등이 부착한다. 하단은 다시 굵어져 안쪽관절융기(medial condyle)와 가쪽관절융기(lateral condyle)를 이루어 정강뼈와 관절하여 무릎관절을 형성한다. 이처럼 넙다리뼈는 많은 근육, 인대들이 통과하고 체중을 지지하는 관절을 형성하기 때문에 골절시 체중지지 등을 할 수 없는 여러 가지 문제점을 일으키게 된다.

넙다리뼈골절의 종류는 사람에 따라 나누는 방법이 다양하지만, 여기에서는 기술의 편의를 위하여 크게 넙다리뼈목판(calcar femorale) 골절, 넙다리돌기(femoral trochanter) 골절, 넙다리뼈몸통(femoral shaft) 골절 등으로 나누었으며, 넙다리먼쪽단 골절은 무릎관절 부위의 골절에 포함시켰다.

1) 목판 골절의 종류

Pauwels는 넙다리뼈목판(calcar femorale) 내측 골절을 수평면과 골절선이 이루는 각도에 따라 〈그림 4-39〉와 같이 세 가지로 분류하였다. 이들 골절선은 전위에 영향을 미치는데 각이 작으면 벌림을 그리고 각이 크면 모음을 일으키기 쉽다. 그래서 저자에 따라서는 제1형(type Ⅰ)과 같은 형태의 골절을 벌림골절(abduction fracture), 그리고 제3형과 같은 골절을 모음골절(adduction fracture)이라고 불리기도 한다.

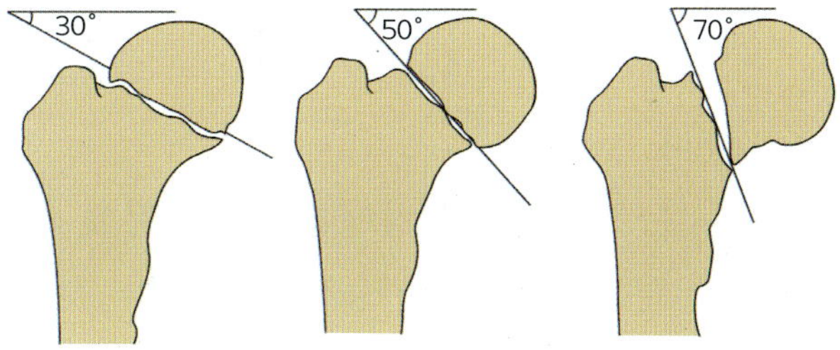

〈그림 4-39〉 Pauwels의 넙다리뼈 목판 골절의 분류

(1) 벌림 가로골절(Abduction transcervical fracture)

벌림 가로골절은 주로 큰돌기로 떨어질 때 많이 발생하는데 하부 골편은 바깥으로 회선되는 경향이 있으며 골절선이 거의 체중이 가해지는 방향에 대하여 수직을 이루기 때문에 전위가 별로 없다.

유합도 비교적 빠른 편이어서 약 7~8주 정도면 이루어진다. 그래서 벌림 가로골절에서는 고정을 많이 시키지 않으며, 전위의 경향이 있을 때만 Smith-Petersen nail 등을 사용하여 고정한다. 사람에 따라 약간씩 주장하는 방향이 다르긴 하지만 가능한한 초기부터 하지에 체중부하를 주는 것이 골유합을 촉진하는데 도움이 된다.

체중부하는 처음에는 완전 지지를 하게 한다. 환자가 침대에 누워있는 동안은 계획된 운동을 물리치료사가 시키게 되는데 운동은 합병증의 위험을 감소시키고 근력유지 및 증강에 도움이 된다.

운동을 시킬 때는 신중을 가하여야 하는데, 발과 무릎관절은 비교적 강하게 시키고 손상된 쪽의 엉덩관절 벌림근과 넙다리네갈래근에 대하여서는 비교적 부드럽게 실시한다. 운동의 형태는 물리치료사가 판단하여 능동 혹은 등척성 운동으로 실시한다.

(2) 모음 가로골절(Adduction transcervical fracture)

모음 가로골절은 회전 가로골절보다 골절선이 수평면과 이루는 각도가 크므로 체중에 의해 전위를 일으키기가 쉽다. 하부 골편은 보통 모음되고 상방으로 전위되면서 바깥으로 회선된다. 그러므로 사고 당시 장애와 통증이 아주 심하다.

운동은 매우 제한되고, 정복을 해도 불안정하므로 Smith-Petersen nail 등을 이용하여 고정을 하여야 한다. 모음 가로골절에서는 골절부가 완전히 경화될 때까지는 완전 체중지지(full weight bearing)를 시켜서는 안되며 보행 켈리퍼 부목(walking caliper splint)이나 목발을 사용하여 보호해 준다.

부분적 체중지지에 대해서는 사람마다 의견이 다르기 때문에 물리치료사는 의사와 상의하여 결정한다. 만일 체중을 허용하는 것이 가능하다면 약 2~3개월 후부터 부분적 체중지지를 시킨다.

일반적으로 경화하는데 소요되는 시간은 약 6개월 정도이다. 운동은 발과 무릎관절의 운동에 더하여 넙다리네갈래근, 엉덩근육, 복부근육의 수축운동을 시키고 거기에 더하여 특별히 위팔세갈래근과 넓은등근의 운동을 시켜야 한다. 위팔세갈래근과 넓은등근은 체중지지를 하게 되었을 때 목발보행을 위하여 필요하기 때문이다.

2) 목판 골절의 합병증

- 위지대동맥(superior retinacular arteries)의 압박으로 무혈성 괴사가 일어날 수 있다.
- 약 1~14%의 환자에서 감염으로 인한 합병증이 나타난다.
- 평균 30% 정도에서 불유합이 일어난다.

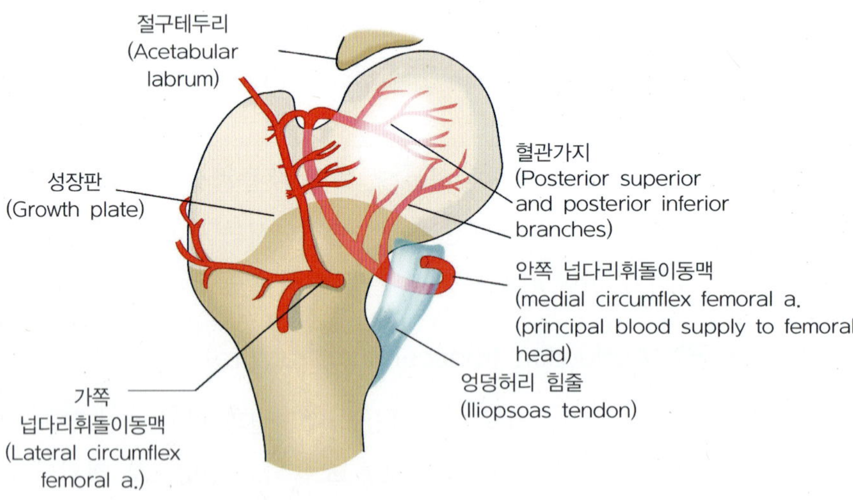

〈그림 4-40〉 엉덩관절과 넙다리주위의 동맥

7 골반부 골절

골반 골절은 교통사고나 추락사고 등 강력한 외력에 의해 일어나는 경우가 많으므로 골반 골절시에는 다른 부위의 골절이나 연부조직의 손상 및 골반 내의 중요기관 즉 방광과 요도 등의 손상이 동반되기 쉽다. 또한 골절 부위 자체에서 출혈도 많으나 주위의 대소혈관들을 손상시켜 더욱더 많은 출혈이 생길 수 있다. 따라서 골반 골절시 사망률이 약 10%에 달하고 있으며 이는 두개골 골절 다음으로 사망률과 합병증이 많은 것이다.

1) 종류 및 발생 기전

(1) 종류

① **찢김골절(견열골절, avulsion fracture)**

- 앞위엉덩뼈가시(anterior superior iliac spine) 골절
- 앞아래엉덩뼈가시(anterior inferior iliac spine) 골절
- 궁둥뼈거친면(ischial tuberosity) 골절

② **골반고리 골절(Fracture of the pelvic ring)**

▸ 안정성 골절(stable fracture)

- 엉덩뼈날개(ala of ilium) 골절
- 하부 엉치뼈 가로골절(transverse fracture of the lower sacrum)
- 두덩뼈가지(pubic ramus) 골절
- 두덩결합 분리(separation of the symphysis pubic)

▸ 불안정성 골절(unstable fracture)

- 두덩결합 분리 및 엉치엉덩관절 부분 파열(partial disruption)
- 앞고리(anterior arch) 골절
- 수직 전단(vertical shear; malgaigne fracture)
- Bucket-handle형 골절
- 가쪽 압박골절(lateral compression fracture)

– 골반 전체 파열(total disruption)

③ 절구골절(Acetabular Fracture)

(2) 발생기전

① 찢김골절(견열골절, avulsion fracture)

견열골절은 골반골에 근육이 부착하는 뼈돌기(apophysis)에서 골절이 일어나며, 주로 뼈돌기와 골반의 골유합이 완성되는 시기인 사춘기에 특히 운동을 많이 하는 청소년에서 볼 수 있다. 이 골절은 근육의 강력한 수축에 의해 일어나는 간접적인 외력에 의해 발생한다.

앞위엉덩뼈가시는 넙다리빗근판(sartorius muscle flap), 앞아래엉덩뼈가시는 넙다리곧은근, 두덩뼈가지는 뒤넙다리근의 수축작용에 의해 일어난다〈그림 4-41〉.

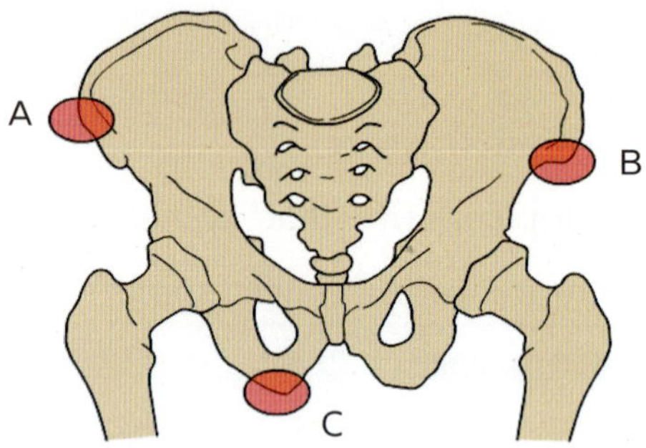

A. 앞위엉덩뼈가시 B. 앞아래엉덩뼈가시 C. 궁둥뼈거친면

〈그림 4-41〉 견열골절

② 골반고리 골절

골반고리 골절은 전술한 바와 같이 크게 안정성 골절과 불안정성 골절로 나누며, 안정성 골절은 다시 엉덩뼈날개 골절, 하부 엉치뼈 가로골절, 두덩뼈가지 골절, 두덩결합 분리 등으로 그리고 불안전성 골절은 두덩결합 분리 및 엉치엉덩관절 파열, 앞고리 골절, 수직 전단, 가쪽 압박골절, 골반 전체 파열 등으로 나눈다.

엉덩뼈 골절은 Duverney 골절이라고도 부르는데, 이는 직접 외력이 엉덩뼈날개에 가해져 발생하며, 또 하부 엉치뼈 가로골절은 엉치뼈 하부의 골절로 엉치뼈 후방에 외력이 가해져 일어난다. 골반골절 중에서 제일 많은 빈도를 나타내는 두덩뼈가지 골절은 직접 혹은 간접적인 외력이 작용하여 발생하며 두덩결합 분리는 외력이 전후방으로 직접 작용하거나 하방에서 작용할 때 많이 일어난다〈그림 4-42〉.

한편, 불안정성 골반고리 골절 가운데 두덩결합 및 엉치엉덩관절 주위에서는 엉치뼈, 엉덩뼈 또는 엉치엉덩관절에서 골절 혹은 탈구를 일으킨다〈그림 4-43〉.

앞고리 골절은 두덩뼈의 양측 상하지가 모두 골절된 것을 말하는데 straddle 골절이라고도 부른다. 이는 외력이 두덩뼈의 전방 또는 하방에서 직접 작용하여 발생하며, 샅(perineum)과 요도의 손상이 동반되기 쉽다〈그림 4-44〉.

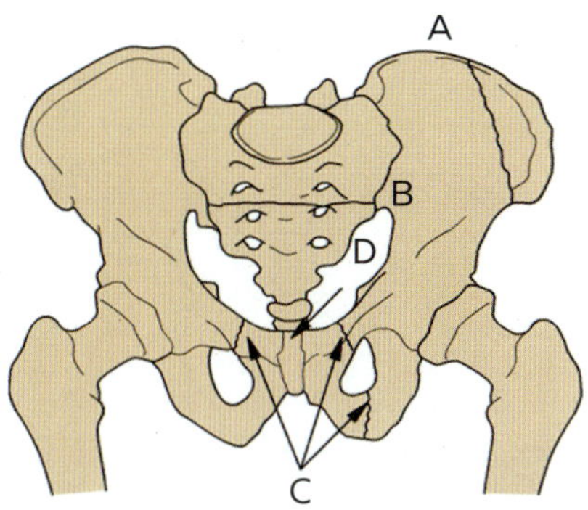

A. 엉덩뼈날개 골절　B. 하부 엉치뼈 가로골절　C. 두덩뼈가지 골절　D. 두덩결합 분리

〈그림 4-42〉 골반고리의 안정성 골절

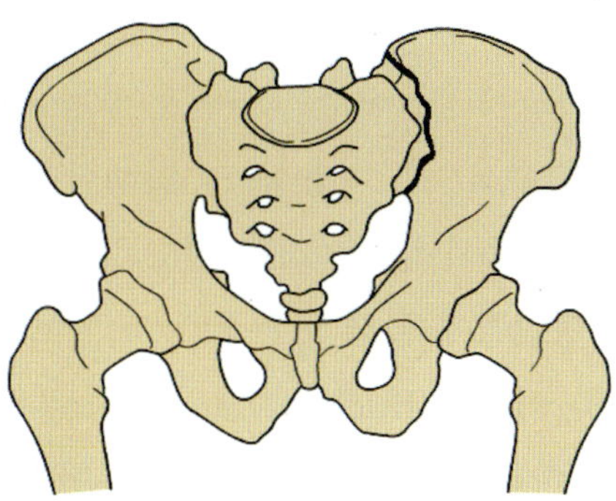

〈그림 4-43〉 두덩결합 분리 및 엉치엉덩관절 부분 파열

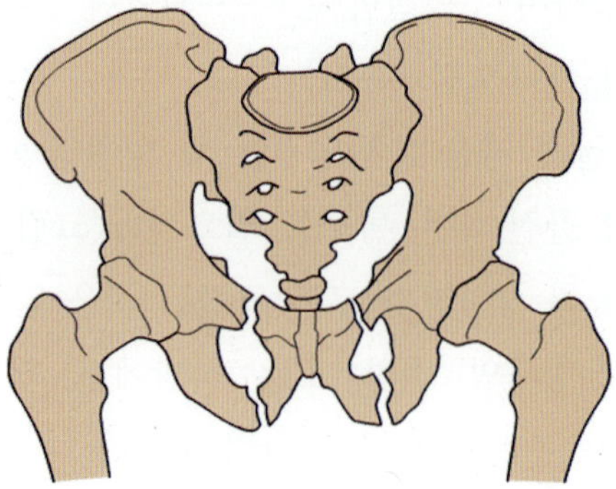

〈그림 4-44〉 골반고리의 앞고리 골절

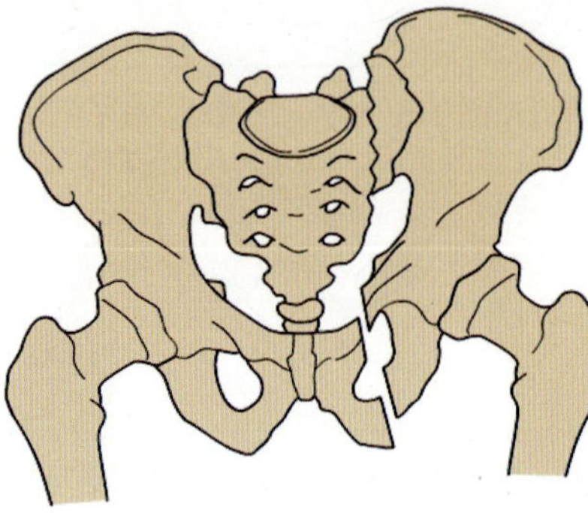

〈그림 4-45〉 골반고리의 수직 전단형 골절

수직 전단은 전방에서는 두덩뼈 상하지에, 후방에서는 동측의 엉치뼈, 엉덩뼈 또는 엉치엉덩관절을 통하여 골절을 일으키고, 골절부의 골반은 후방 또는 후상방으로 전위된 것으로 이 골절은 외력이 하방에서 편수직으로 작용할 때 발생한다〈그림 4-45〉.

한편 외력이 측방과 하방에서 동시에 작용하면 전방은 두덩뼈 상하지에, 후방에서는 반대측의 엉치뼈, 엉덩뼈, 엉치엉덩관절에 골절 또는 탈구가 일어나고, 후방골절이 있는 쪽의 골반이 내상방으로 전위되는데, 이것을 Bucket-handle형 골절이라고 한다〈그림 4-46〉.

외력이 주로 측방에서 작용하면 골절이 전방에서는 두덩뼈 상하지에, 후방에서는 동측의 엉치뼈나 엉덩뼈 또는 엉치엉덩관절에서 부리가 일어나 골절측의 골반이 내측으로 전위되는 가쪽 압박골절이 발생한다. 상하방으로의 전위는 비교적 드문 편이다〈그림 4-47〉.

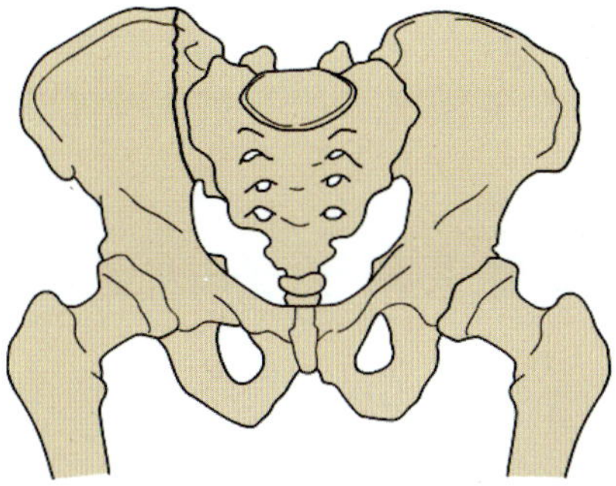

〈그림 4-46〉 Bucket-handle형 골절

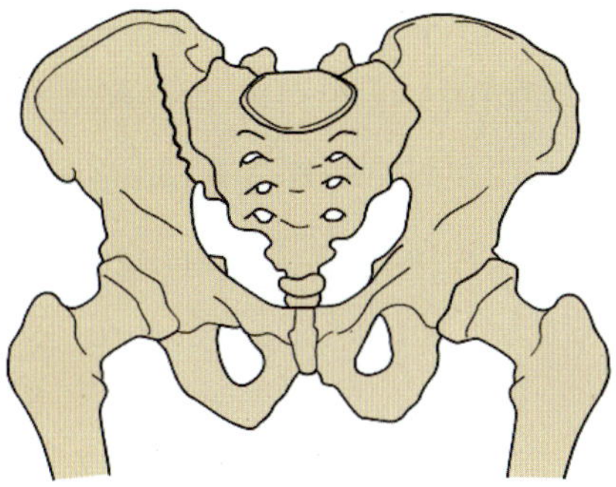

〈그림 4-47〉 골반고리의 가쪽 압박골절

③ 절구 골절

절구오목(acetabular fossa)에 발생하는 골절을 총칭하는 것으로, 작용하는 외력의 방향이나 크기에 따라 골절의 형태가 달라진다.

8 척추 골절

1) 목뼈, 등뼈, 허리뼈 골절 종류 및 물리치료

(1) 목뼈

목뼈 골절이 발생하는 손상 기전을 압박 굽힘 손상(compressive flexion injury), 수직 압박 손상(ventical compressive injury), 신연 굽힘 손상(distractive flexion injury), 압박 폄 손상(compressive extension injury), 신연 폄 손상(distractive extension injury), 가쪽 굽힘 손상(lateral flexion injury)의 골절 형태로 분류할 수 있고, 목뼈 골절은 대부분 추체의 압박 골절이 보이며, 때에 따라 척추뼈고리의 골절이 보인다. 목뼈 골절 중 고리뼈 골절(fracture of atlas), 고리중쇠뼈 골절(atlanto-axial fracture), 치아돌기 골절 등이 있고 중쇠뼈 외상성 전위증인 교수형 골절(hangman's fracture)과 관절돌기 골절, 추체 골절, 가시돌기 견열 골절(clay shoveler's fracture) 등이 있다.

(2) 등 · 허리뼈

척추에 가해지는 변형력은 축성 부하 굽힘(flexion), 폄(extension), 돌림(rotation), 엇갈림(shearing) 등으로 나눌 수 있는데 변형력이 일정한 한계를 넘어서면 척추 손상이 일어나게 된다. 골절의 종류로는 압박 골절(compression fracture), 방출성 골절(burst fracture), 관절돌기, 가로돌기 골절, 가시돌기 골절, 협부 골절, 챈스 골절(chance fracture) 등이 있다.

(3) 물리치료

척추 골절 환자들은 더 이상의 척추 손상을 예방하고 골절된 척추부위를 안정시켜 변형을 예방하여야 한다. 초기에는 침상안정과 보조기 착용을 하며, 온열 치료나 마사지, 운동요법을 통해 운동범위를 증가시킨다. 만약 신경 손상이 있는 경우에는 신경손상의 진행을 예방하고, 신경손상의 회복을 도모하여야 한다.

[참고문헌]

정형외과학정형외과학 대한정형외과학학회 최신의학사 5판 p.660~673

제5장 탈 구

1. 탈구의 개요
2. 어깨관절 탈구
3. 팔꿉관절 탈구
4. 무릎관절 및 발목관절 탈구
5. 엉덩관절 탈구

제5장 탈 구

1 탈구의 개요

탈구(dislocation)란 선천성 혹은 습관성 또는 외력 등에 관절이 파괴되거나 붕괴되어 인접하는 관절 연골면의 접촉이 완전히 상실된 상태를 말한다. 여기에 반해 관절 연골면의 접촉이 불완전하거나 어느 정도 남아있을 경우에는 아탈구(subluxation)라고 한다. 탈구는 골절과 함께 동반되어 많이 일어나는 관절의 손상으로, 물리치료사가 임상에서 비교적 흔하게 접할 수 있는 질환 중의 하나이다. 탈구 시 보통 연부조직의 손상을 일으키는 경우가 많기 때문에 물리치료사는 이들 조직에 대한 치료와 예견되는 여러 가지 합병증의 예방에 대해서도 주의를 기울여야 한다.

1) 종류 및 증상

(1) 탈구의 종류

탈구의 종류를 나누는 방법은 여러 가지가 있으나 해부학적 명칭을 따라 나누는 방법과 선천성, 외상성, 습관성 등으로 나누는 방법 등이 있다.

① **선천성 탈구**(Congenital dislocation)

출생 전 혹은 출생 시 어떤 원인에 의해 관절 연골면의 접촉이 상실된 것으로 흔히 엉덩관절(hip joint)의 선천성 탈구가 많이 발견된다.

② **외상성 탈구**(Traumatic dislocation)

관절을 보호하고 있는 힘줄이나 인대, 근육 등과 같은 연부조직의 유지보다 큰 외력이 관절에 가해져 관절 연골면의 상실이 일어난 것을 말한다.

③ **습관성 탈구**(Recurrent dislocation)

관절을 유지하고 있는 연부조직에 결손이 있거나 외상성 탈구를 일으킨 후에 치료가 불충분하여 반복적으로 탈구를 일으키는 것을 말한다. 습관성 탈구는 모든 관절에서 다 일어날 수 있으나 주로 많이 일어나는 호발부위는 다음과 같다.

◆ 습관성 탈구의 호발부위

- 어깨관절(shoulder joint)
- 무릎넙다리 관절(patellofemoral joint)
- 팔꿉관절(elbow joint)
- 엉덩 관절(hip joint)
- 턱 관절(temporomandibular joint)
- 복장빗장관절(sternoclavicular joint)
- 봉우리빗장관절(acromioclavicular joint)
- 먼쪽노자관절(distal radioulnar joint)

(2) 탈구의 증상

① **통증**(Pain)

손상 시에는 골절 때보다 더 심한 통증을 느끼게 되며 환자는 가끔 골절 시와는 다른 감각(보통 열상감, tearing sensation)을 느끼게 된다. 통증은 탈구된 관절이 교정될 때까지는 심하게 느끼나, 일단 관절이 교정되면 비교적 둔통(dull pain)으로 변하게 된다.

② **팔다리의 변형**(Change of the limbs)

탈구가 발생하면 팔다리의 변형과 함께 관절의 외형 변화가 보통 동반된다. 예를 들어 엉덩관절이 후방탈구 되면 굽힘(flexion), 모음(adduction), 안쪽돌림(internal rotation) 변형과 함께 다리의 외형상 길이의 단축이 일어나는 것이 그것이다.

③ **기능의 상실**(Loss of function)

탈구가 발생하면 통증이나 연부조직의 손상으로 인하여 정도의 차이는 있지만 기능의 상실이 일어나게 된다.

④ **사지의 팽윤**(Swelling of the limb)

탈구와 함께 주위 혈관의 손상이나 연부조직의 손상 등으로 인하여 팽윤이 발생하게 된다.

⑤ **타박상**(Bruising)

탈구의 정도에 따라 며칠 후 타박상이 출현하게 된다.

⑥ **기타**(Other)

위에서 열거한 증상 외에도 급성 염증에서와 비슷한 증상들이 나타나기도 한다.

2 어깨관절 탈구

어깨관절은 위팔뼈머리(head of humerus)와 어깨뼈(scapula)의 관절오목(glenoid cavity) 사이에 형성되는 대표적인 절구공이관절(ball and socket joint)로서, 인체의 관절 중 운동범위가 가장 넓다. 구의 1/3을 차지하는 위팔뼈 머리는 크고 관절오목은 이에 비해서 덜 오목하므로 불안정한 상태에 있게 되어 어깨관절은 쉽게 탈구를 일으키게 된다. 관절주머니(capsule)는 힘줄이나 인대, 근육 등에 보강되는데, 앞면은 어깨밑근(subscapularis)의 힘줄에 의해 그리고 후방은 가시위근(supraspinatus)이나 가시아래근(infraspinatus), 작은원근(teres minor) 등의 힘줄에 의해 보강되며 상방은 부리봉오리인대(coracoa-cromial ligament), 부리위팔인대(coracohumeral ligament) 등에 의해 보강된다. 또 외방은 어깨세모근(deltoid)에 의해 보강되나 하방은 특별한 보강이 없다.

어깨관절 탈구는 관절주머니의 어깨밑근의 상부와 하부가 가장 약하기 때문에 흔히 손상을 당하기 쉽다. 또 위에서 언급한 바와 같이 어깨관절의 해부학적 불안정성을 힘줄이나, 인대, 근육 등이 보강하고 있기 때문에 어떤 원인에 의하여 이들 연부조직이 손상을 당한다면 탈구를 유발하기 쉽다. 성인 편마비 환자의 이완성 단계에서 어깨관절의 탈구 혹은 아탈구도 그 한 예이다.

1) 종류 및 증상

어깨관절의 불안정성의 정도에 따라 탈구와 아탈구로 나뉜다. 또한 탈구된 위팔뼈 머리의 위치에 따라 위쪽, 아래쪽, 앞쪽 및 뒤쪽 탈구로도 분류된다.

어깨관절 앞쪽 탈구(anterior dislocation of shoulder)는 위팔뼈 머리의 해부학적 위치에 따라 부리밑(subcoracoid), 빗장밑(쇄골하, subclavicular), 가슴안(흉곽내, intrathoracic) 탈구로 다시 세분된다. 부리밑 탈구는 가장 흔한 형태의 탈구로 위팔뼈 머리가 앞쪽과 아래쪽으로 이동하면서 가쪽돌림(external rotation)된 것이다. 증상으로는 환자가 사고 당시 극심한 통증 때문에 움직이려 하지 않고, 외형적 변화로 환측의 위팔은 벌림(abduction), 가쪽돌림 상태에서 아래팔을 건측의 손으로 잡아 몸통 가까이에 유지시키려 한다. 어깨관절의 모음 및 안쪽돌림이 제한되어 있고 이 동작 시에 통증이 증가된다. 외관 형태의 변화는 정상적으로 둥근 어깨 부위가 평평해지고, 위팔뼈 머리가 있던 어깨뼈의 봉우리(acromion of scapula) 바로 밑부분이 함몰되며, 어깨뼈의 봉우리는 돌출되어 각(angle) 모양의 윤곽을 형성하게 된다〈그림 5-1〉.

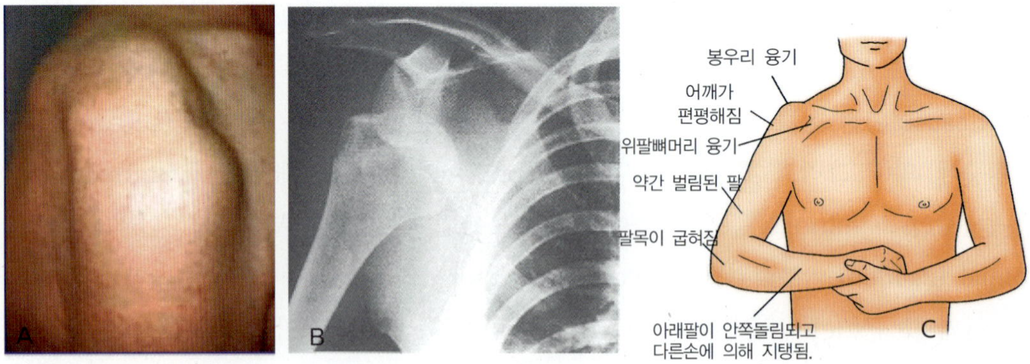

A. 어깨관절전방탈구　B. 부리돌기밑탈구의 방사선 소견　C. 앞쪽탈구의 임상적 특징

〈그림 5-1〉

어깨관절 뒤쪽 탈구(posterior dislocation of shoulder)는 어깨관절 탈구의 2% 내외로 아주 드물다. 뒤쪽 탈구는 주로 어깨뼈의 봉우리밑(subacromion of scapula) 탈구이며 굽힘, 모음 안쪽돌림된 위팔에 간접 외력이 가해지거나, 직접 외력이 어깨관절의 전방에 가해지는 경우 발생한다. 증상으로는 팔이 모음, 안쪽돌림되어 있으며, 어깨관절의 벌림과 가쪽돌림 동작이 심하게 제한되고, 건측에 비하여 어깨관절의 후방부가 돌출되어 있다. 반면, 전방부는 평평하고 부리돌기(Coracoid process)가 돌출되어 있다〈그림 5-2〉.

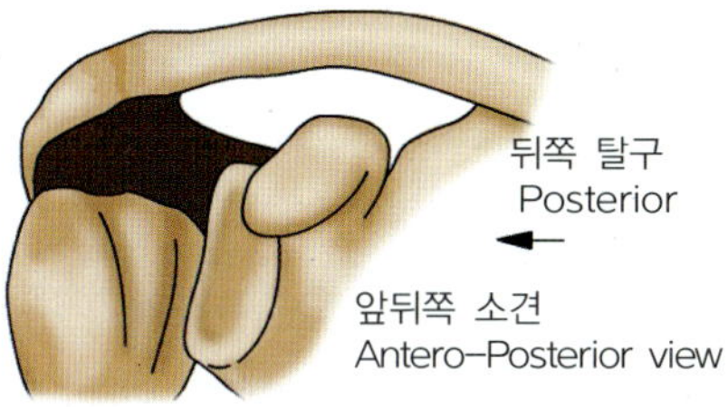

A. 봉우리밑 탈구

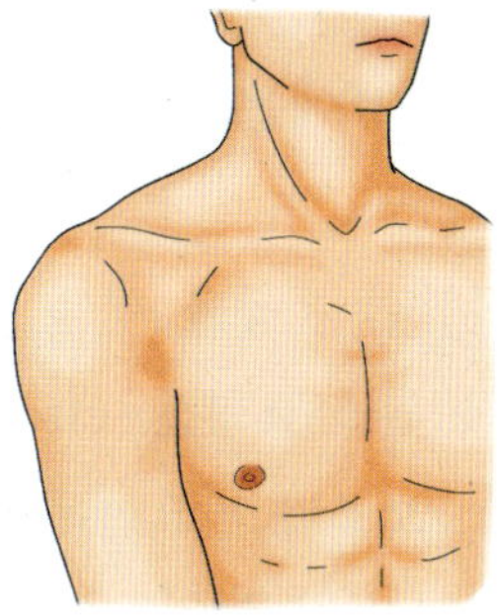

B. 임상적 특징

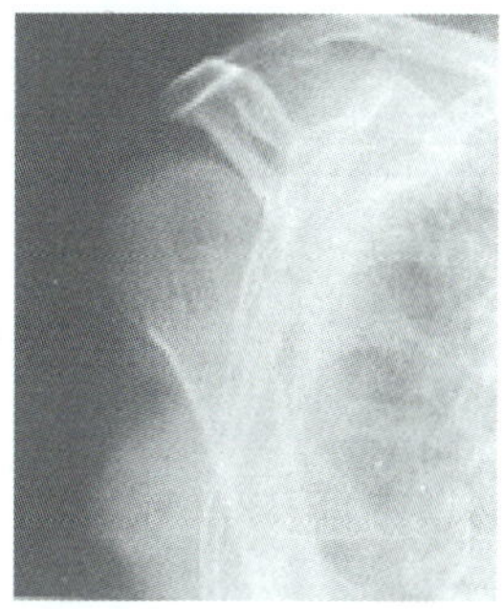

C. 봉우리밑탈구의 방사선 소견

〈그림 5-2〉

어깨관절 아래쪽 탈구(inferior dislocation of shoulder)는 위팔뼈 머리가 관절오목 하방으로 빠지게 되는 것으로 어깨관절을 과도하게 벌려서 위팔뼈 목부위가 어깨봉우리에 부딪힐 때 어깨봉우리가 지렛대 받침점으로 작용하여 발생한다. 증상으로는 위팔뼈는 110도~160도 정도로 벌림되어 있고, 팔꿉관절(elbow)은 굽힘 되어 손이 가슴 위에 위치하거나 머리 뒤에 놓이게 되고 환자는 심한 통증을 호소하며 어깨관절 움직임 범위에 제한을 갖게 된다.

2) 물리치료

(1) 교정 후 처음 며칠 동안은 온열치료, 마사지 등과 함께 손가락, 손가락관절, 팔꿉관절, 노자관절(radioulnar joint) 등에 대한 능동운동을 실시한다.

(2) 위팔두갈래근의 긴갈래(long head of biceps)의 힘줄이 어깨관절을 통과하고 있기 때문에 이 부위의 주위조직이나 초(sheath)의 유착을 방지하기 위하여 팔꿉관절의 조

기 능동운동은 매우 중요하다.

(3) 앉은 자세에서는 팔은 팔꿉관절이 상방으로 압력을 받을 만큼 충분한 높이의 책상에 의해 지지되어야 하며 위팔뼈 머리가 관절오목에서 끌리지 않도록 해야 한다. 또 팔은 체간에 밀착되도록 하여 벌림이 일어나지 않도록 한다.

(4) 첫날 마사지를 실시할 때는 무찰법을 이용하여 가볍고 부드럽게 어깨관절과 팔은 전체를 마사지 한다.

(5) 두 번째 혹은 세 번째 날에 마사지를 실시할 때는 유날법(Kneading)을 추가하여 신중하게 실시한다.

(6) 어깨관절 운동은 보통 3일 이내에는 실시하지 않으며, 3일이 지나면 작은 범위 내에서 굽힘과 폄으로부터 시작한다.

(7) 어깨관절 가쪽돌림과 안쪽돌림 운동을 처음 실시할 때는 팔은 모음상태에서 한다.

(8) 벌림 운동은 약 5일째부터 휘돌림(회전, circumduction) 운동과 함께 시작한다.

(9) 어깨관절 운동 시 초기에는 보조가 필요한데, 물리치료사는 환자의 겨드랑 하방에 손을 넣어 팔을 상방으로 밀면서 보조해준다.

(10) 벌림 운동 범위는 7~8일 정도가 지난 다음 90°에 이르게 하고, 높이기(elevation)는 벌림 운동을 통하여 진전시켜 나간다.

(11) 팔은 벌림 상태에서의 어깨관절 가쪽돌림과 안쪽돌림은 10~12일 정도가 지난 다음 실시하는데 결코 힘을 주어서는 안된다. 탈구의 형태가 부리돌기밑 탈구일 때는 보통 안쪽돌림 운동을 먼저 시키고 이어서 가쪽돌림을 시키나 가시아래(infraspine)탈구일 때는 반대로 한다.

(12) 완전한 높이기(elevaton)와 돌림 운동(특히 안쪽돌림)은 일반적으로 어렵기 때문에 가정에서 할 수 있는 운동을 신중하게 가르쳐준다.

(13) 팔은 물리치료사와 환자가 최선의 노력을 다한다면 약 5~6주 후면 정상과 같이 될 수 있다.

(14) 일반적으로 나이가 많은 환자는 회복이 어렵고 잘못하면 재탈구를 일으킬 수 있으므로 주의를 요한다.

(15) Kabat 기술을 등척성 근육군에 초기부터 사용할 수 있다. 그러나 이때 Kabat 기술의 충분한 원리를 알지 못한 상태에서 실시하면 오히려 해가 되는 경우가 많으므로 숙련된 물리치료사에 의해 실시되어야 한다.

3 팔꿉관절 탈구

팔꿉관절은 세 개의 뼈와 세 가지 관절로 이루어진다. 위팔자뼈관절(ulno-humeral joint)은 대부분의 힘과 안정성을 유지해주며, 위팔노뼈관절(radio-humeral joint)은 바깥굽은(valgus) 스트레스에 저항력을 주며 90도 굽힘 시 후방 이동을 제어하고, 몸쪽노자관절(proximal radio-ulnar joint)은 노뼈의 안쪽돌림과 가쪽돌림을 허용한다.

팔꿉관절에는 네 개의 인대 조직이 있는데 이들은 안쪽 및 가쪽 곁 인대(collateral ligament)와 네모 인대(quadrate ligament) 및 고리인대(annular ligament)이다〈그림 5-3〉.

1) 증상 및 물리치료

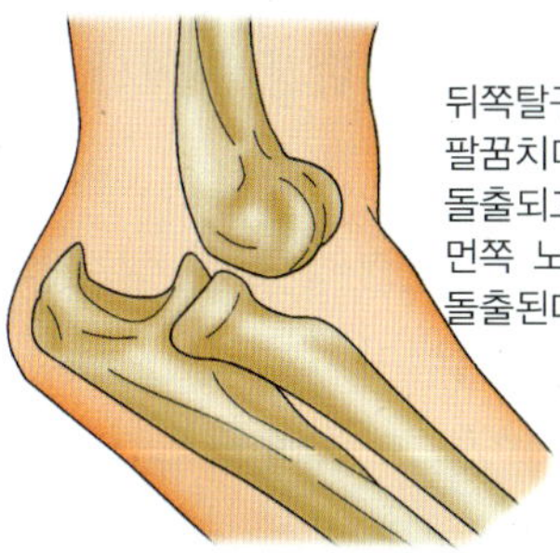

A. 팔꿉관절의 뒤쪽탈구

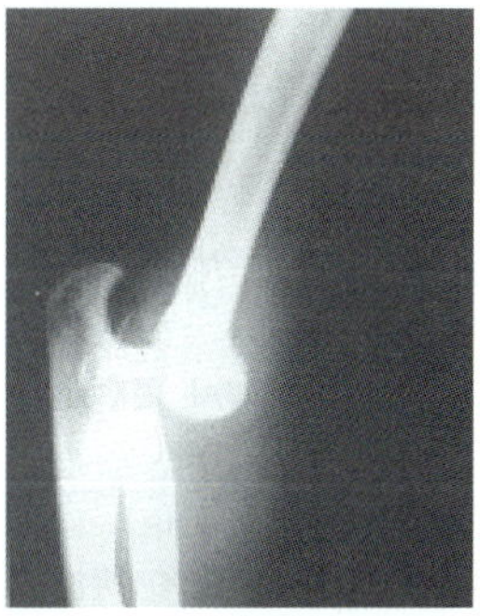

B. 팔꿉관절의 뒤쪽탈구 방사선 소견

〈그림 5-3〉

어깨관절, 손목관절 다음으로 흔한 탈구는 팔꿉관절 탈구이다. 또한 팔꿉관절 탈구는 주위 연부조직의 손상을 수반하는 경우가 많으며, 만성적인 통증 및 운동 범위의 영구적인 제한을 초래할 수 있다. 이는 팔꿉관절 손상뿐만 아니라 나아가 아래팔의 돌림, 손의 사용에 영향을 주어 기본적인 일상생활 동작에 상당한 불편을 야기할 수 있다. 팔꿉관절 탈구는 위팔뼈에 대한 노뼈(radial bone)와 자뼈(ulnar bone)의 뒤쪽 탈구가 대부분이며, 이것은 팔꿉관절을 폄 상태에서 팔을 밖으로 뻗은 채로 넘어질 때 잘 생긴다〈그림 5-4〉. 팔꿉관절 탈구의 치료는 교정 후 팔꿉관절을 100~110도 굽힘 상태에서 후방 부목으로 고정하고, 허용이 되면 가능한 조기에 능동 관절 운동을 시작해야 한다.

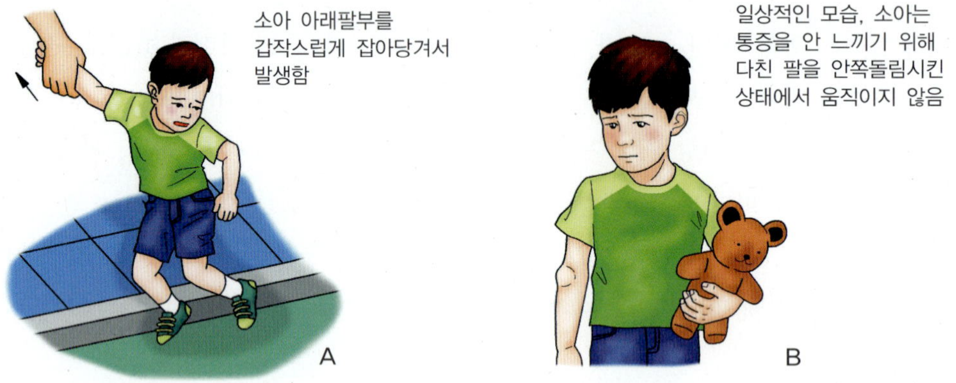

A. 노뼈 머리 아탈구 발생기전　　B. 노뼈 머리 아탈구의 임상적 자세 특징

〈그림 5-4〉

노뼈 머리 아탈구(견인 팔굽, pulled elbow)는 소아의 팔꿉관절부 손상 중에서 가장 빈도가 높고, 1~4세 소아에서 주로 발생하며 7세 이후에는 거의 발생하지 않는다. 이것은 어떤 원인에 의하여 어린아이의 아래팔이 엎침(pronation)되고 팔꿉관절이 폄된 상태에서 갑자기 잡아당겨졌을 때(예를 들면 골목길을 돌아갈 때 어머니가 어린아이의 손을 갑자기 잡아당겨 팔이 빠지는 경우) 흔히 발생한다. 어린아이가 갑자기 팔을 잘 사용하지 못하며, 팔꿉관절을 굽힘한 상태에서 아래팔을 엎침하여 움직이려 하지 않는다. 교정 후 보호자에게 아탈구의 발생 기전을 설명하여 재발을 방지할 수 있게 한다.

4 무릎관절 및 발목관절 탈구

(Dislocation of the Knee Joint & Ankle Joint)

무릎관절(knee joint)은 무릎뼈(patella), 넙다리뼈(femur), 정강뼈(tibia)로 이루어져 있다. 무릎관절에는 가쪽, 안쪽 곁인대 그리고 앞, 뒤 십자인대와 연골-안쪽, 가쪽 반달(lateral meniscus) 연골이 무릎관절의 안정성을 더해주며, 넙다리뼈와 정강뼈 사이에서 받는 힘을 분산시키는 역할을 한다.

발목관절은 정강뼈, 종아리뼈(fibula) 및 목말뼈(talus)와 이들을 연결시켜주는 인대 및 13개의 힘줄, 2개의 주요 동맥 및 정맥, 5개의 신경 조직 등으로 구성되어 있는 관절이다. 발목뼈관절 주위의 운동으로는 목말밑 관절(subtalar joint)을 중심으로 하는 돌림 운동인 엎침(pronation)과 뒤침(supination)이 있고, 목말뼈의 종축을 중심으로 하는 돌림 운동인 안쪽 번짐(inversion)과 가쪽 번짐(eversion)이 있다. 발부위에 가장 중요한 관절은 목말뼈와 발꿈치뼈(calcaneus) 사이에 있는 목말밑 관절이다. 이 관절은 운동 범위가 다양하여 10도 내지 65도의 정상적인 운동 범위를 가지며 평균적으로는 40±7도의 운동 범위를 가지고 있다.

1) 증상 및 물리치료

무릎관절 탈구는 전방 탈구가 가장 흔한데 넙다리뼈에 대한 골의 위치에 따라 탈구의 종류가 분류된다. 탈구시 15~40 % 신경 손상과 20 % 혈관 손상이 동반될 수 있다. 신경 손상에는 종아리뼈 신경 손상이 많고 혈관 손상은 오금 동맥(popliteal artery) 손상이 흔하다. 만약 혈관 손상이 되었다면 발에 맥박이 없고 오금부(opliteal fossa)가 붓고 피하 출혈상을 보이며 발이 차고 청색증(cyanosis)을 보인다.

무릎뼈 탈구, 아탈구는 넙다리뼈 먼쪽 부분이 도르래고랑(활차구, trochleal groove)를 따라 무릎뼈의 움직임이 정확하지 않는 흔한 현상이다〈그림 5-5〉. 청소년기 혹은 청년기 여자에게서 많이 나타나며 보통 무릎을 부딪치거나 정강뼈의 가쪽비틀림(torsion)에 의해 발생한다. 환자는 무릎 앞쪽의 통증을 호소하며, 통증은 특히 계단을 오를 때 심해지고 휘청거리게 된다. 무릎뼈 탈구시에는 무릎뼈 안쪽면의 압통이 나타나고, 염발음(crepitus) 및 넙다리네갈래근

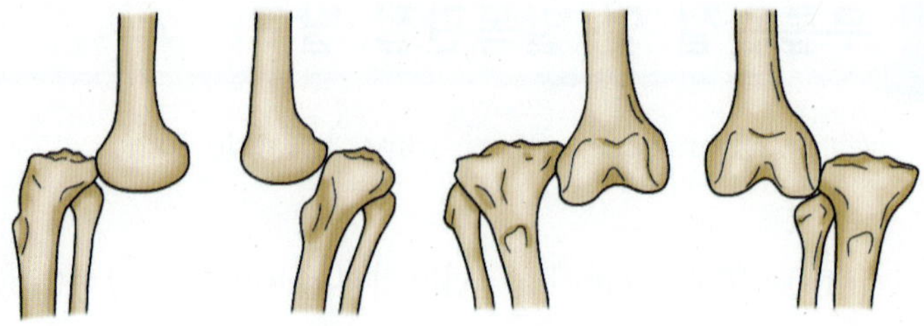

무릎관절 탈구의 형태

〈그림 5-5〉

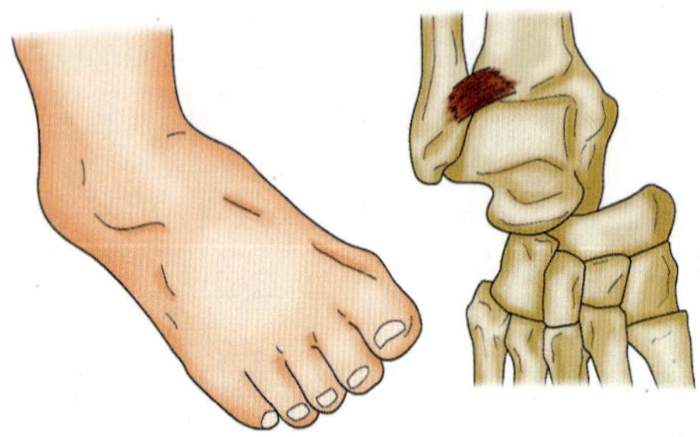

목말밑 관절의 탈구

〈그림 5-6〉

(quadriceps femoris muscle) 중 특히 안쪽 넓은근(vastus medialis muscle)의 위축, 무릎뼈의 안쪽 움직임의 감소 등이 나타난다. 넙다리네갈래근 강화 운동을 통해 안쪽 넓은근을 강화시켜 무릎뼈 이동의 기전을 향상시켜야 한다.

목말밑 탈구(subtatar dislocation)는 목말뼈 주위 탈구(peritalar dislocation)라고도 하며, 목말밑관절과 목말발배 관절(talonavicular joint)의 탈구가 과굽힘 및 안쪽번짐 혹은 가쪽번짐에 의해 동시에 나타난 경우를 말한다〈그림 5-6〉. 발꿈치뼈의 위치에 따라 안쪽 탈구(농구처럼 뛰어 오르는 운동을 할 경우 안쪽으로 뒤집히는 힘에 따라 발생) 혹은 가쪽 탈구로 구분하며 안쪽 탈구의 빈도가 높다. 전 목말뼈 탈구는 극히 심한 외상에 의하여 매우 드물게 정강목말관절(tibiotalar joint)의 탈구와 목말밑 탈구가 같이 일어난 경우이다. 대부분 목말뼈가 발목뼈관절(tarsal joint) 앞쪽으로 탈구되며 개방성 탈구 및 피부 괴사의 가능성이 높다. 발 앞부분으로 가는 혈류에 지장이 탈구로 인해 발의 변형이 심하게 온 경우에는 생길 수 있다. 그러므로 신속하게 정복한 후 체중부하가 없는 단하지 석고 붕대로 6주간 보호하면 연부조직이 회복된다. 그 후 능동운동 및 근력강화, 체중부하 운동을 실시한다.

5 엉덩관절 탈구(Dislocation of the Hip Joint)

엉덩관절은 인체의 모든 관절 중에서 제일 안정된 관절로 쉽게 탈구(Dislocation)되지 않으면서도 여러 방향으로 움직임이 가능한 깊고 견고한 볼-절구공이관절(ball-socket joint)이다. 강한 힘으로 안정된 엉덩관절이 탈구를 일으키며, 이런 이유로 단순 탈구보다는 골절탈구가 더 빈발한다. 노인층에는 골절 탈구가 더 많고 활동적인 젊은 층에는 탈구가 많다 〈그림 5-7〉. 엉덩관절에 작용하는 힘의 정도와 방향에 따라 뒤쪽 탈구, 앞쪽 탈구로 구분한다.

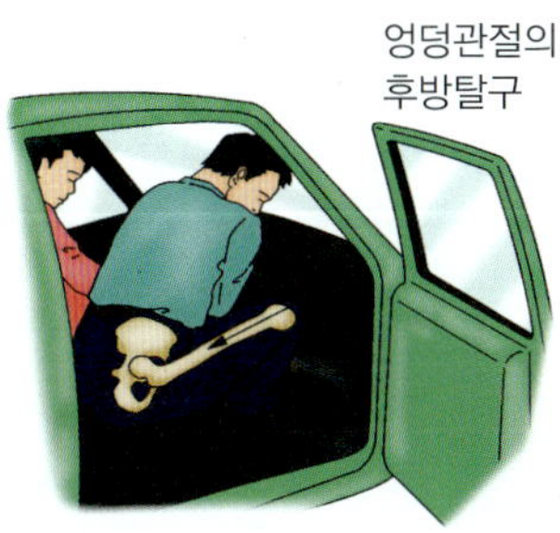

A. 엉덩관절 탈구의 손상 기전

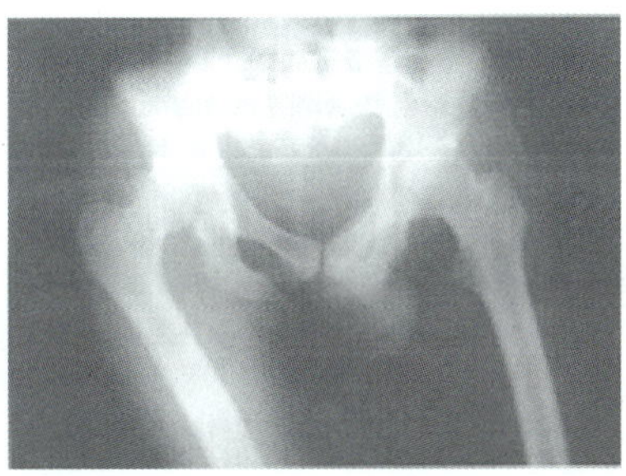

B. 엉덩관절 탈구의 방사선 소견

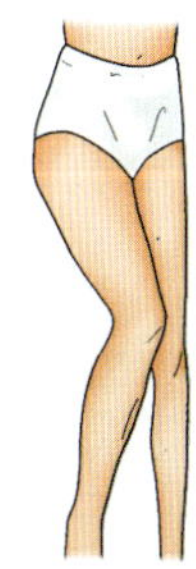

C. 엉덩관절 탈구의 임상적 특징

〈그림 5-7〉

1) 증상, 검사, 물리치료

엉덩관절 뒤쪽 탈구는 전체 엉덩관절 탈구의 약 85~90%를 차지하고 큰 힘에 의한 외상에서 발생한다. 무릎관절과 엉덩관절이 굽힘 상태에서 무릎관절 앞쪽에 힘이 가해지는 교통사고나 추락사고 등에서 잘 일어난다. 뒤쪽 탈구시 전형적인 자세는 탈구된 쪽의 하지는 굽힘, 모음 및 안쪽돌림의 변형을 보이며 하지의 단축을 볼 수 있다. 또한 궁둥신경(sciatic nerve) 손상과 무릎 인대 손상, 넙다리뼈 머리(femoral head)골절, 넙다리뼈 몸통 골절 등이 동반하여 일어남을 주의해야 한다. 환자에게 발목과 발가락을 움직이게 하고 발의 감각 검사를 함으로써 궁둥신경의 기능을 평가하는 것이 중요하다. 합병증을 줄이기 위해서는 가능한 빨리 정복한 후 견인을 약 2주간 계속하여 조직이 치유되는 대로 서서히 체중 부하를 시킨다. 그러나 넙다리뼈 머리의 주요 혈액 공급이 손상 받아 넙다리뼈 머리의 무혈성 괴사가 일어날 수 있다면 체중 부하를 최대한 지연시킨다.

엉덩관절 앞쪽 탈구(anterior dislocation of hip)는 전체 엉덩관절 탈구의 약 10~15%를 차지하고 비교적 엉덩관절 뒤쪽 탈구에 비하여 드물게 나타난다〈그림 5-8〉. 넙다리뼈가 벌림 및 가쪽돌림, 굽힘 되어있는 상태에서 고정된 물체에 부딪힐 때 흔히 폐쇄형으로 발생한다. 손상시 엉덩관절의 굽힘 정도에 따라 상방형과 하방형으로 나뉜다. 탈구된 쪽의 넙다리뼈는 벌림 및 가쪽돌림되어 있으며, 상방향 탈구는 엉덩관절이 펴되고 하방형 탈구인 경우는 엉덩관절이 굽힘되는 전형적인 자세를 보인다. 하지의 단축은 없으나 다른 부위의 손상의 유무와 넙다리뼈 신경 및 혈관의 상태를 검사해야 한다. 넙다리뼈 신경의 손상을 알아보기 위해 넙다리뼈부위의 감각과 넙다리네모근(quadratus femoris)의 수축, 무릎관절의 폄 가능성 정도를 평가해야 한다. 조기 정복 후 2~3주 정도의 당김(견인) 고정 시 엉덩관절부에서 등척성 운동(isometric exercise)과 벌림 및 폄 운동이 시행되고, 근육의 불용성 위축을 예방한다. 3~6주 사이에 통증이 없는 범위에서 능동적운동을 저항과 무게를 주지 않

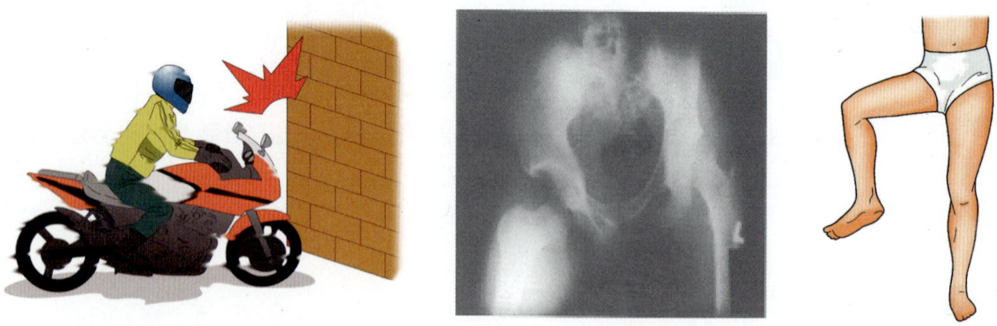

A. 엉덩관절 앞쪽탈구 손상기전

B. 엉덩관절 앞쪽탈구 방사선 소견

C. 엉덩관절 앞쪽탈구 임상적 특징

〈그림 5-8〉

고 시행한다. 8~12주가 되면 엉덩관절 주위의 근육에 신장운동을 실시한다. 그리고 통증이 감소하면 서서히 체중 부하 물리치료를 하도록 한다.

2) 합병증

탈구 후 24시간 이상 교정이 지연되는 경우나 탈구 시 심한 손상을 입었을 경우는 예후가 좋지 않다. 외상 후 합병증으로 관절염이 있을 수 있다. 엉덩관절 뒤쪽 탈구로 인해 8~19% 궁둥신경손상 특히 종아리뼈(fibula)신경 부분의 손상이 보고되어 있으며, 정복이 지연될수록 무혈성 괴사 발생률이 높고 15세 이하의 소아에 비하여 성인이 결과가 좋지 않다. 엉덩관절 앞쪽 탈구는 약 8%로 비교적 무혈성 괴사가 적게 발생한다. 그 외 재탈구와 외상 후 관절염, 넙다리뼈 신경, 넙다리뼈 동맥 및 정맥 손상 등이 있을 수 있다.

[참고문헌]

www.nsoulder.com
CIBA COLLECTION 8 PARTⅢ, FRANK H. NETTER, M.D.
정형외과학 제5판, 대한정형외과학회, 최신의학사 P.629.

제6장 기 형

제6장 기 형

뼈의 기형은 크게 선천성 기형과 후천성 기형으로 나눈다. 또한 기형은 뼈 자체의 변형에 의한 것과 연부조직의 병변으로 인해 2차적으로 발생한 것 등이 있다. 이 책의 다른 곳에서 뼈와 관절질환과 장애에 대해서 언급되고 있기 때문에 여기서는 뼈 기형에 대한 일반적 사항과 물리치료 중심으로 기술하고자 한다.

1 개 요

1) 기형과 변형에 대한 정의

기형을 정의하기 위해서는 먼저 기형(anomaly)과 변형(deformity)과의 관계를 이해해야 한다. 일반적으로 기형이란 뼈나 관절의 위치가 비정상적으로 위치하거나 연골무형성증(achondroplasia), 팔다리짧은증(바다표범손발증, phocomelia) 또는 한쪽 다리 혹은 일부가 결손상태로 성장한 것을 말한다. 그러나 변형은 정상인 조직이 어떤 원인에 의하여 일부 혹은 전부가 정상과 달라진 상태를 말하며, 뼈 변형의 종류로는 단축 변형, 각 변형, 회전 변형, 전이 변형 등이 있을 수 있다. 임상적으로 기형과 변형의 명확한 분류가 어려운 상황도 많기 때문에 두 용어를 동의어로 사용하는 경우가 많다. 그래서 본 교재에서는 기형과 변형을 따로 분류하지 않고 포괄적으로 사용하기로 한다.

2) 기형

기형의 원인에는 선천적인 것과 후천적인 것으로 나누어진다.

(1) 선천성 기형

선천성 기형은 태생기의 발육이상에 의해 발생되며 대개는 출생시 외형상 이상 소견을 발견할 수 있다. 선천성 기형의 원인에 대해서는 현재까지 많은 연구가 되고 있지만 명확하게 밝혀진 것은 많지 않으며 다음의 것들이 영향을 미칠 것으로 생각된다. 첫째 유전적 요인(genetic factor), 둘째 태아의 태내 환경적 요인(intrauterine environmental factor), 셋째 위의 두 요인의 복합작용 등이 있다.

유전적 요인으로는 염색체 이상(chromosomal abnormality), 멘델 법칙(Mendelia law)을 따르는 단일 유전자 장애(single gene disorder), 다인적 요인들(multifactorial factor)이 있다. 태내환경 요인으로는 과도한 방사선 노출, 엽산 길항제 등의 각종 약물, 풍진과 같은 감염증 그리고 여러 가지 화학물질에 의한 것으로 알려져 있다. 그리고 유전 인자요인과 태내 환경요인 등의 복합작용으로 선천성 기형의 가능성이 높을 것으로 생각되고 있다. 선천성 기형은 여러 요인들의 공동작용으로 나타나므로 치료와 예방이 어렵다. 임산부의 건강증진과 유해환경을 해소하고, 적극적인 산전 진단과 유전적 질환 선별검사를 통해 선천성 기형의 발생을 줄이기 위한 노력을 해야 한다.

(2) 후천성 기형

인간이 성장하면서 여러 가지 원인들과 질환들에 의해서 신체 일부의 영구적 변형이 유발될 수 있다. 골절 이후 뼈의 길이 변화가 일어날 수도 있고, 이에 적응하여 관절이나 주변의 연부조직이 변형을 이루어 후천적인 기형을 이루기도 한다. 후천성 기형은 팔에서 드물고 다리에서 주로 볼 수 있다.

① **후천성 기형을 유발하는 요인들**

- 뼈의 질병
- 암종, 골연골증, 구루병, 척추 결핵으로 인한 척추의 변형 등
- 관절의 질병
- 류마티스 관절염이나 일반 관절염, 통풍 등에 의한 기형으로 류마티스성 관절염 시 발생하는 백조목 기형이나 골성강직 등이 포함됨

- 근육의 불균형
- 좋지 않은 자세와 습관, 그리고 질병에 의한 근육 마비나 약화 또는 강직 때문에 관절 변형이 옴.
- 외상
- 외상에 의한 골절, 탈구, 아탈구에 의해서도 관절변형이 옴
- 내분비와 대사성 질환
- 부갑상선기능항진증에 의한 섬유성 골염, 뇌하수체기능항진증으로 인한 말단비대증, 그리고 각기병 등의 질환에 의해서도 관절 변형이 일어남

3) 일반적인 치료 원칙들

기형의 정도나 연령, 성별 등에 따라 약간씩의 차이가 있지만 일반적 치료원칙으로는 다음과 같은 것들이 있다.

(1) 내과적 또는 외과적 치료

질병이나 장애를 초기에 진단함으로써 질병의 진행을 억제 또는 치료함으로써 이차적인 변형을 예방 또는 줄일 수 있다. 내분비 질환이나 대사성 질환, 감염성 질환이 이에 속한다. 선천성 엉덩관절탈구나 꿈치바깥들린휜발(첨내반족)과 같은 선천성 질환도 조기 발견하여 적절한 교정 치료를 해줌으로써 변형에 영향을 미칠 수 있다. 후천성 자세변형이 있을 경우에는 물리치료를 통해 자세교정 및 운동을 실시하여 치료를 하게 된다. 뼈의 구조적 변화나 연부조직의 구축이 있으면 수술과 스트레칭을 병행하여 치료를 하게 된다. 심한 구축이나 변형이 이루어져 있으면 수술적 처치만이 유용하며, 이를 통해서 관절 움직임이나 기능 그리고 외형까지도 좋게 하는 효과를 얻을 수 있다.

(2) 물리치료

내과적 또는 외과적 치료와 병행하여 다양한 기형이나 변형에 대한 물리치료를 실시할 수 있다. 골성조직과 연부조직의 변성 상태와 정도에 따라 물리치료를 다르게 적용된다.

첫 번째로 골성변화나 연부조직의 변화가 없는 상태에서 기형이 있을 때는 보통 관절의 운동성은 큰 제한 없이 잘 유지되어 있으며 자세의 꾸준한 교정에 의해 쉽게 치료할 수 있다. 만일 물리치료를 받아야 할 경우라면 물리치료사는 환자의 자세에 관심을 갖고 지속적

인 평가를 실시해야 한다. 치료에는 연조직의 신장에 의한 통증의 완화, 약화가 온 근육의 근력증강, 어떤 방법으로 자세를 교정해야 하는가에 대한 환자의 교육 등이 포함되어야 한다. 골조직이나 연부조직의 변화가 없는 상태에서 기형이 발생한 환자에 대한 물리치료는 일반적으로 다음과 같은 원칙하에서 이루어진다. 치료계획 속에는 기형을 유발한 모든 문제들에 대한 상관관계가 고려되어 있어야 한다. 자세기형은 어린 아이들에서는 아주 흔하고 그 진행이 매우 빠르게 진행되므로 초기에 잘 교정될 수 있도록 치료에 주의해야 한다. 어린아이의 경우에는 치료가 불필요한 자세기형이 있을 수 있다. 예를 들면 같은 연령군에 있는 아이들보다 성장속도가 빨라 일시적으로 등이 약간 굽히는 자세(stooping position)와 같은 현상은 다른 아이들이 거의 비슷하게 성장해 오면 자연스럽게 교정될 수도 있기 때문이다. 그러나 자세기형이 정신적 반응의 영향(reflection of psychological reactions)을 받아 일어났다면 내면에 잠재되어 있는 문제를 먼저 해결하도록 해야 한다. 근육의 불균형이 원인이라면 근육의 강도를 균형 있게 발달시켜 주어야 한다. 일차적 기형에 의해 다른 부위에 이차적 기형이 유발될 수 있으므로 이차적 기형의 예방에도 관심을 가져야 한다.

두 번째로 연부조직이 구축된 상태로 기형 및 변형이 있을 때는 이미 연부조직의 구축이 동반한 상태에서는 환자 스스로의 노력에 의해서는 기형을 교정할 수 없으며 물리치료가 가장 중요한 치료 수단이 된다. 물리치료는 다음과 같은 원칙하에서 실시한다. 구축이 발생한 연부조직은 신장운동을 실시하여 원래의 길이로 회복시켜 준다. 신장을 실시한 후에는 교정 혹은 과교정 자세(correct or over corrected position)를 취해준다. 환자에게는 자세 재교육을 실시하고 약화가 일어난 근육에 대해서는 운동치료를 실시하여 근력을 증강시켜 준다.

어린아이의 경우 부모에게 구축조직을 신장하는 방법과 가정에서 취해야 할 적절한 자세를 가르쳐주어 가정에서의 관리가 효율적으로 이루어질 수 있도록 해야 한다. 교정을 위하여 필요한 동작을 반사활동이나 장난감 등을 가지고 노는 동안 획득할 수 있도록 고안된 프로그램을 제공해준다. 구축이 온 조직을 외과적으로 이완시키고 교정자세에서 고정을 한 상태라면 물리치료사는 환자에게 근육을 정적수축(static contraction) 시키는 방법을 가르쳐주고 환자가 교정자세를 정확하게 취할 수 있도록 교육한다. 수술을 통해 교정한 후, 능동운동이나 자세 재교육은 고정을 제거한 후에 실시하도록 한다.

세 번째로 뼈와 연부조직의 심한 구축으로 기형 및 변형이 있을 때가 있다. 이런 경우에는 물리치료를 통하여 기형을 감소시킬 수는 없다. 그러나 다양한 형태의 물리치료를 통하여 간접적인 도움을 줄 수는 있다. 예를 들면 심한 등뼈옆굽음증이 있는 환자는 흉부감염

(chest infection)이 동반되어 있을 수 있는데 이럴 경우 흉부 물리치료가 도움이 될 수 있다. 능동운동은 다른 관절들의 운동성을 보존하거나 근력증강 그리고 가능한 좋은 자세를 유지하기 위해 필요하다.

2 팔의 기형

1) 선천성 근성 기운목(Congenital Muscular Torticolis)

(1) 개요

목빗근의 편측성 구축 때문에 머리가 환측으로 기울고 턱은 반대편으로 회전되는 변형을 보이며, 머리와 목의 비대칭 변형이 나타난다.

(2) 원인 및 특성

목빗근의 근내 섬유화의 원인으로는 혈행성 장애설과 외상성 파열, 그리고 구획증후군을 생각하고 있다. 혈행성 장애설은 태생기에 목빗근의 영양혈관이 손상되거나 혈류장애의 경우이며, 외상성 파열설은 출생 시 산도를 빠져 나올 때 근이 파열 되면서 혈종이 생긴 후 섬유화가 진행되는 것이며 특히 초산일 경우 더 잘 발생한다.

출생시 또는 출생후 2~3주 후부터 변형이 관찰되기 시작하며 머리는 병변쪽으로 기울며, 턱은 병변 반대쪽으로 회전하게 된다. 근육내 덩어리가 촉진되며 생후 2~4주간 서서히 커지다가 대개는 생후 2~6개월 내에 사라진다. 그러나 기운목의 정도가 심할 경우에는 얼굴 발달이 지연되어 뺨이 편편해져서 얼굴이 비대칭이 되기도 한다.

(3) 기형의 임상적 양상

방사선상 목뼈의 문제가 없으면서 신생아의 목빗근에서 덩어리가 촉진되고 머리와 턱은 서로 반대방향으로 돌아가는 기형을 보이면 선천성 근성 기운목으로 진단된다. 하지만 중추신경계나 말초신경계의 손상, 염증성 질환이나 외상 등 다른 원인들에 의해서도 비근성(non-muscular) 사경도 나타날 수 있다. 감별을 위해서는 문진과 안과적 진찰, 신경학적 검사, 목뼈와 빗장뼈까지 포함된 단순 방사선 사진과 MRI, 초음파 등의 검사가 필요하다.

(4) 치료

치료는 조기에 실시할수록 예후가 좋다. 물리치료에서는 교정 자세로 수동 폄운동을 계속 시켜서 변형을 교정하게 된다. 조기에는 변형의 정도가 약하기 때문에 스트레칭이나 수동운동으로도 쉽게 교정이 가능하다. 먼저 신생아의 손상된 목빗근을 부드럽게 마사지해서 이완시킨다.

그리고 덩어리가 촉진된 반대쪽으로 목부를 가쪽굽힘 시킨 후 머리는 근육이 손상된 쪽으로 회전시킨 후 가쪽굽힘과는 반대쪽으로 돌려서 스트레칭을 10~15초정도 유지하는 것을 15~20회씩 하루 4~6회 정도 실시하며 생후 12개월 이내에 실시하면 예후가 좋다. 필요하다면 치료적 초음파를 적용하여 손상된 목빗근을 미세진동 및 마사지를 해 줌으로써 조직의 가동성을 높여줄 수 있다. 그리고 부모교육이 중요한데 수동 교정 운동 외에도 아기를 안거나 눕히는 방법에 대해서도 교육시켜 주어야 한다.

치료 없이 방치되었거나 보존적인 치료를 했음에도 불구하고 호전이 없거나 부모의 협조가 잘 이루어지지 않을 때는 수술적 치료가 필요하기도 하다. 특히 안면 비대칭이나 30도 이상의 목뼈움직임 제한이 있을 때는 빠른 시일내에 수술적 처치가 필요하다. 수술 후에는 견인, 석고고정, 보조기 등을 이용하여 3~4주간 고정해 주어야 하며, 그 이후로는 수동운동 및 능동적 교정을 통해 지속적인 관리를 해줌으로써 변형 재발을 막을 수 있다.

2) 선천성 위쪽 어깨뼈(Congenital High Scapula, Sprengel's Deformity) 변형

(1) 개요

선천성 위쪽 어깨뼈는 한쪽 어깨뼈가 비정상적으로 상방으로 전위되어 하각은 내측으로 상각을 외측으로 변형된 기형을 발한다〈그림 6-1〉. 주로 편측성이며 경우에 따라서는 양측성으로 나타나기도 한다. 기운목(사경)이나 척추옆굽음증, 상부 갈비뼈 발달 결함과 같은 다른 기형과 동반되는 경우가 많으며, 주로 산발성(sporadic)으로 발생한다.

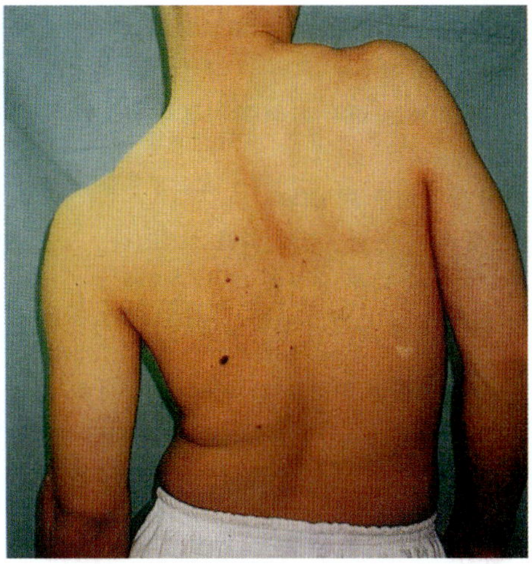

〈그림 6-1〉 선천성 위쪽 어깨뼈

(2) 치료

치료는 기능적인 것보다는 미용적인 측면이 강하다, 어깨뼈의 위치를 변경시킬 경우 위팔 신경얼기의 신장을 초래할 수 있는 위험이 있기 때문에 교정 방법이 제한적이다. 그렇지만 수술적 방법을 통해 어깨관절의 운동범위는 약간 증진될 수 있다.

물리치료로는 마사지나 운동치료를 실시할 수 있다. 어깨이음구조 근육에 대한 수동운동과 능동운동을 통해 어깨이음구조를 구성하는 모든 관절들의 움직임을 확보하고 어깨뼈 안정화를 위해 어깨이음구조 근육을 활성시킨다. 척추옆굽음증이나 기운목(사경)이 동반되어 있으면 이에 대한 치료들도 병행해 주어야 한다.

3) 선천성 절단(Congenital Amputation)

팔의 선천성 절단은 선천적으로 특정 부위 이하가 형성되지 않는 경우이다. 주로 산발성으로 인해 발생한다. 물리치료에서는 신체의 일부가 소실된 아동의 치료를 위해서 의수 사용법을 가르쳐 주거나 발달이 미숙한 신체를 활용하는 방법을 교육해 준다.

3 다리의 기형

1) 선천성 엉덩관절 탈구(Congenital Dislocation of the Hip)

(1) 개요

선천성 엉덩관절 탈구란 한쪽 또는 양쪽 넙다리뼈머리가 부분적으로 또는 전체적으로 절구로부터 선천성으로 탈구되어 있는 것을 말한다. 하지만 이는 탈구의 정도에 따른 의미전달에 어려움이 있어서 현재는 좀 더 광의적 의미를 지니는 용어인 발달성 뼈연골형성장애(Developmental Dysplasia) 또는 탈구라는 명칭이 사용되고 있으며, 정상위치로 정복이 되지 않을 때만 발달성 탈구라 부른다.

완전 탈구는 넙다리뼈머리가 절구(acetabulum)로부터 완전히 벗어나서 접촉면이 없는 상태이며, 탈구성(dislocatable) 엉덩관절은 넙다리뼈머리가 절구 안에 위치하고 있으며 수기요법(도수)으로 당기면 탈구가 되었다가 손을 놓으면 다시 정복이 되는 상태이며, 아탈구성(subluxatable) 엉덩관절은 넙다리뼈머리가 절구 안의 정상위치에서 이탈되어 있지만 관절의 접촉면은 유지된 상태이다. 선천성 엉덩관절 탈구는 출생시 외견상으로는 잘 나타나지 않기 때문에 조기진단이 매우 어렵고 걷기 시작할 때 비로소 발견되는 경우가 흔하다.

(2) 원인 및 특성

정확한 원인은 알려져 있지 않으나 유전적, 내분비적, 물리적 요인들이 주장되고 있다. 남아에 비해 여아에서 발생 빈도가 높으며, 양측성(20%)에 비해 편측성이 많으며 좌측 엉덩관절(60%)에서 빈발하는 편이다.

(3) 병리적 변화

절구가 정상보다 작고 작은 삼각형 모양을 취하며 보통 위테두리(upper labrum)과 아래테두리(posterion labrum)이 결손된다. 결손된 부분은 성장하면서 지방이나 섬유조직으로 채워지게 되며 넙다리뼈머리는 엉덩뼈에 많은 압력을 주어 새로운 절구를 만들게 된다. 그러나 이들 절구는 넙다리뼈머리를 수용할 만큼 깊지 못하기 때문에 전위의 원인이 된다. 넙다리뼈머리는 일반적으로 엉덩뼈의 후면에 대해 후상방으로 전위되며 전방으로 전위되는 경우는 매우 드물다. 엉덩관절 주위의 인대 발육부진이나 관절주머니의 신장이 있다. 일반적으로 관절테두리(glenoid labrum)가 부분적으로 결핍되거나 관절연골이 결손된다. 넙다리두갈래근(biceps fenoris muscle), 넙다리빗근(sartorius muscle), 넙다리곧은근(aectus femoris muscle), 모음근(adductor), 두덩정강근(gracilis muscle), 넙다리근막긴장근(tensor fasciae latae muscle)과 같은 긴 근육들이 짧아져 정복시 많은 저항이 느껴진다. 볼기근(gluteus muscle), 폐쇄근(obturator), 넙다리네모근(quadratus femoris), 허리근(psoas muscle) 등과 같은 짧은 근들은 짧아지지는 않지만 넙다리 상부의 위치변화 때문에 근의 주행 방향이 달라진다. 중간볼기근과 작은볼기근은 큰돌기보다 위에 있기 때문에 선천성 엉덩관절 탈구시 부착부가 하측방으로 사선상으로 달리는 대신 거의 수평에 가까워져 기계적 이득이 감소된다.

(4) 검사 및 징후

Barlow 검사는 탈구를 유도하여 탈구성 관절을 검사하는 것이다. 검사를 위하여 유아를 바로 눕힌 자세로 엉덩관절을 중위 혹은 약간 벌림시킨 상태에서 90도 굽힘, 무릎관절을 완전 굽힘시킨 다음 검사자의 중지는 큰돌기 위에 그리고 엄지는 넙다리안쪽 작은돌기 위에 위치하게 하여 유아의 다리를 쥐고 검사자의 손으로는 골반을 교정 자세로 한 다음 넙다리를 약간 모음시키면서 지면에 평행한 방향으로 외측으로 넙다리부를 밀어 탈구를 유발 자세로 검사가 끝나면 엉덩관절을 약간 벌림시키면서 정복을 실시한다〈그림 6-2〉.

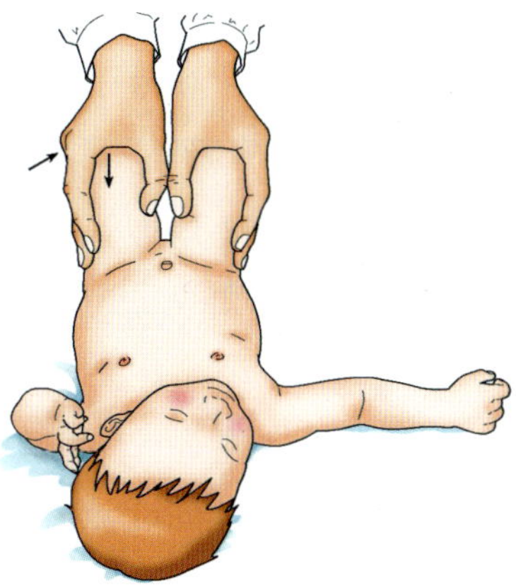

〈그림 6-2〉 Barlow 검사

Ortolani 징후 검사 역시 아이가 아직 걷지 못하는 단계에서 실시할 수 있는 유용한 검사법이다. 탈구된 뼈머리를 절구내로 정복시키는 검사법이다. 유아를 바로 눕히고 아탈구 상태에 있는 엉덩관절을 90도 굽힘자세에서 벌림시키면서 큰돌기부를 내측으로 밀어 올릴 때 "뚝"하는 정복음이 촉지 되는데 이것을 Ortolani 징후라 한다〈그림 6-3〉. 일반적으로 이 징후는 신생아에게서는 드물게 나타나므로 생후 6개월까지는 Barlow 검사 더 효과적이다.

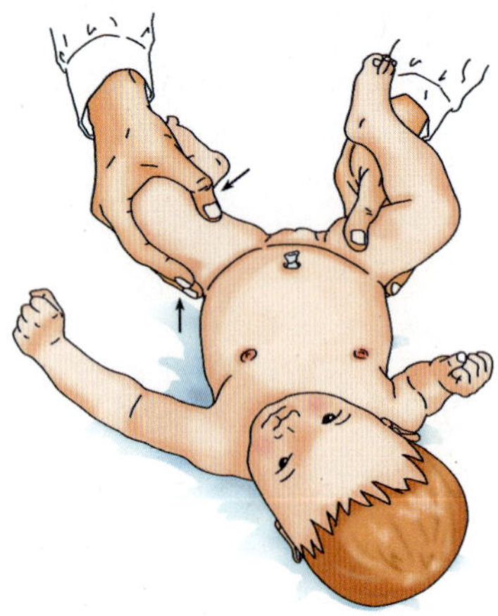

〈그림 6-3〉 Ortolani 검사

엉덩관절 벌림근 약화나 선천성 엉덩관절 탈구 혹은 넙다리목부 골절 등이 있을 때 나타나는 징후로 환측 다리로 체중을 지지하고 서게 했을 때 반대측 골반이 하방으로 내려가면 양성 그대로 유지되고 있으면 음성이다〈그림 6-4〉.

편측 선천성 엉덩관절 탈구 환자는 보행시 환측으로 체중을 이동하면 정상인 쪽으로 골반이 떨어져 매우 심한 절름발이 보행(limping gait)이 나타나기 때문에 이를 보상하기 위하여 체간은 환측을 향하여 굽힘된다. 그러나 양측 선천성 엉덩관절 탈구일 때는 심한 오리걸음(waddle gait)을 걷게 되는데 골반은 좌우로 번갈아 경사지며 체간은 측방에서 측방으로 교대로 굽힘된다. 이 검사는 어린아이가 보행을 할 수 있을 때 사용한다.

넙다리 상단을 촉지하면서 환측 다리를 상방이나 하방으로 밀면 소위 피스톤 징후(piston sign)가 나타난다〈그림 6-5〉. 뒤쪽 탈구일 때는 골반이 전방으로 경사져 허리앞굽음증이 나타난다. 어린 아이를 바로 눕힌 자세에서 양측 무릎관절과 엉덩관절을 굽힘시키고 양 발을 서로모아 무릎을 세우면 탈구측 하지의 단축으로 정상측 무릎의 높이가 건측 보다 낮은

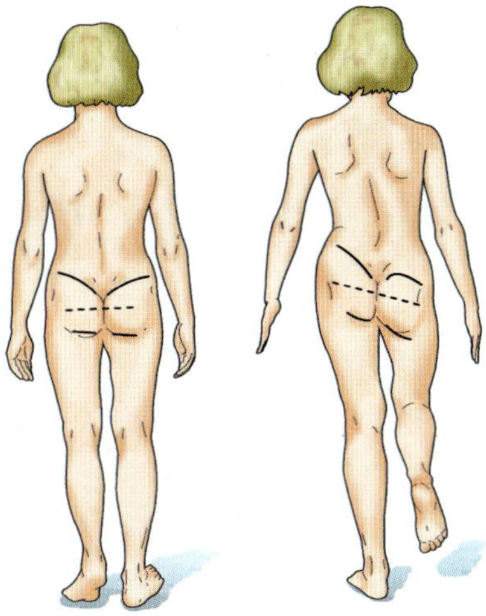

〈그림 6-4〉 Trendelen burg 검사

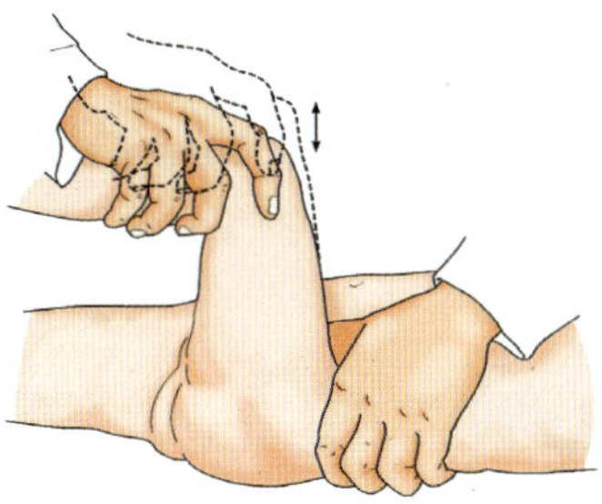

〈그림 6-5〉 Piston 징후

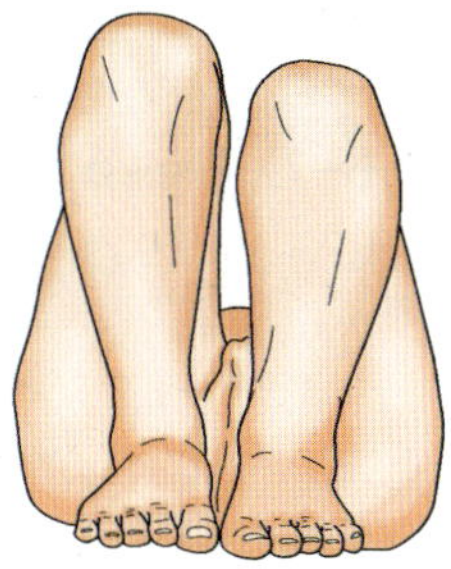

〈그림 6-6〉 Allis 징후

Allis 징후가 나타난다〈그림 6-6〉. 양측 엉덩관절이 탈구되면 허리앞굽음의 증가와 함께 회음부와 둔부가 넓어진다.

편측 탈구일 때는 넙다리 내측의 피부주름이 비대칭이 되고 이차적으로는 척추옆굽음증이 발달될 수 있다.

(5) 치료

① 정형외과적 치료

출생 후부터 12개월 사이에는 탈구된 엉덩관절을 약 90도 굽힘시킨 상태에서 넙다리뼈를 서서히 장축으로 견인하면서 큰돌기부를 손가락으로 전방으로 밀어 올려 벌림시켜 탈구를 정복한다〈그림 6-7〉. 탈구가 잘 정복되었으면 von Rose 부목이나 벌림 보조장구를 이용하여 엉덩관절을 굽힘 및 벌림위치로 유지한다〈그림 6-8〉. 경우에 따라서는 Pavlik harness를 착용시켜 점진적으로 탈구가 정복되도록 하기도 한다〈그림 6-9〉. 생후 6개월 이상된 유아에게는 정복하기 전에 필요한 경우 1-3주 정도 피부견인을 실시하고 정복 후에도 보조장구 대신 석고붕대 고정을 시행하기도 한다. 너무 심한 벌림이나 정복은 절대로 피해야 한다.

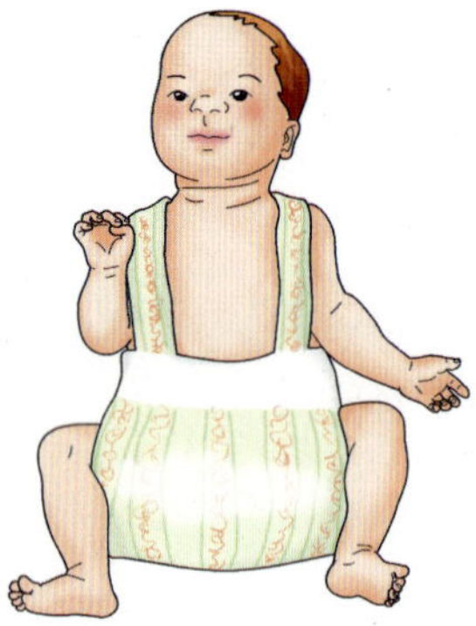

〈그림 6-7〉 Frejka splint

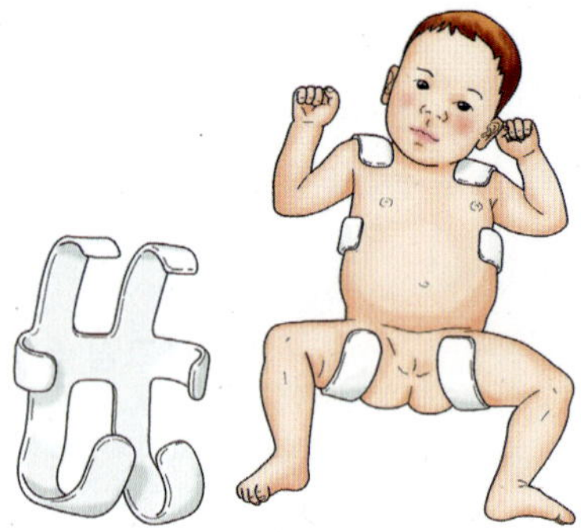

〈그림 6-8〉 von Rosen splint

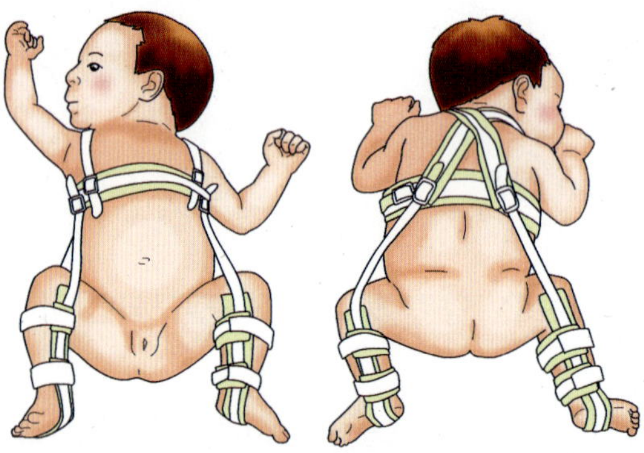

〈그림 6-9〉 Pavlik harness

12개월부터 3세 사이에는 넙다리뼈 구가 오랫동안 탈구되어 있어서 엉덩관절 모음근의 구축이 있을 수 있으므로 정복 전에 견인치료를 선행하여야 한다. 골격당김(견인)은 엉덩관절 30도 정도의 굽힘위와 45도를 넘지 않는 벌림위치에서 하는 것이 좋다. 당김(견인)은 넙다리뼈머리가 절구의 중심부 이하로 내려올 때까지 시행하여야 하며 매주 1회 정도 방사선 촬영을 시행하여 당김(견인)상태를 관찰한다. 대개 2~3주 정도의 기간이 소요된다. 도수 정복(manual reduction)은 2~3회 이상 시도하지 않는다. 정복이 잘 되었을 경우 엉덩관절을 고정하는데 엉덩관절의 고정위치는 90도 굽힘 혹은 그 이상시키고 벌림은 재탈구의 위험성이 적은 위치(최대 벌림위치와 다리를 모음시켰을 때 재탈구가 일어나는 위치의 중간위)에 유지되도록 한다. 석고붕대에 의한 고정기간은 탈구된 관절의 안정도에 따라 6~9개월 정도이다. 석고붕대를 할 때는 편측성 엉덩관절 탈구라 할지라도 양측 엉덩관절과 다리를 포함시킨 개구리 다리 석고를 착용시켜야 하며 양쪽 발은 석고붕대 고정에 포함시키지 말고 자유롭게 움직여서 엉덩관절에 자극을 주도록 하는 것이 좋다.

3세에서 7세 사이에는 모음근 절단술을 먼저 시행하고 골격견인은 2~3주간 시행한다. 정복되더라도 절구나 뼈머리의 변형이 심하여 관절면이 서로 불일치하여 좋지 못한 결과를 가져오리라 예측되는 8세 이하의 완전 엉덩관절 탈구에서 Colonna 관절주머니 관절 성형술을 시행할 수도 있다.

② 물리치료

고정기간동안에는 고정을 하지 않은 하퇴부위에 마사지를 해주고 운동이 가능할 경우 발과 발목관절, 무릎관절 등에 운동을 실시한다. 초기 운동과 마사지는 가볍고 부드럽게 실시해야 하며 너무 심한 힘을 가하지 않도록 한다. 골절에 대한 고정기간 동안의 물리치료와 비슷한 원칙 하에서 물리치료를 실시한다.

고정기간 후의 물리치료에서는 적절한 근력운동과 스트레칭이 필요하다. 치료초기에는 마사지를 통해 순환 증가와 장력 발생을 용이하게 만들어준다. 마사지 전에는 가벼운 운동을 적용하며 바로 누운 자세에서 먼저 시행하고 이어서 엎드린 자세에서 아래다리에 활력적인 마사지를 실시한다. 운동치료를 실시할 때는 매우 신중을 기해야 하며 사지를 측면에서 측면으로 움직일 수 있거나 근력증강의 필요성이 있을 때는 능동운동을 시킨다. 무릎관절을 완전히 펌 할 수 없으면 넙다리두갈래근에 대한 신장 운동을 조심스럽게 실시한다. 엉덩관절의 가동성 증진을 위한 수동운동시에는 고정 후 수 개월이 지났다하더라도 너무 심하게 모음시키면 재탈구될 위험이 있기 때문에 주의해야 한다. 가벼운 엉덩관절 돌리기(hip-rolling) 운동은 최상의 운동이 될 수 있으며, 골반을 고정한 상태에서 엉덩관절에서만 운동이 일어나도록 해야 한다. 약간 나이든 어린이들에게는 국소마취에서 단축된 연부조직을 신장하기도 하는데 신장 후 얻어진 운동범위를 유지하기 위해서는 적절한 수동운동과 능동운동을 병행해야 한다. 엉덩관절 벌림 능동운동은 매우 중요하며 처음에는 바로 누운 자세에서 실시하고 나중에는 기립자세에서 실시한다. 보행을 위한 준비운동을 시킬 때는 먼저 침범된 엉덩관절로 서게 하고 굽힘, 벌림의 순서로 운동을 시킨다. 이때 정상 쪽의 골반 높이가 일정하게 유지되도록 한다. 엉덩관절의 폄운동은 엎드린 자세에서 실시하는데 자유운동과 저항운동으로 실시한다. 엉덩관절 모음과 안쪽돌림 운동은 매우 신중하게 주어져야하는데 이들 운동들에 대한 자유운동이 가장 제한적이어야 한다. 허리앞굽음증(요추전만증)을 줄이기 위한 복근과 척추근에 대한 운동도 필요하다. 보행에 대한 재교육을 실시할 때는 의사와 상의하여야 하며, 운동으로는 먼저 골반이 측면으로 경사지지 않도록 가르치고 다음에 발을 떼게 하여 점차 정확한 보행이 되도록 지도한다.

2) 안굽이엉덩관절(Coxa Vara)

(1) 정의

넙다리뼈머리 성장판의 국한된 선천성 결손이나 후천성 요인에 의하여 넙다리 경체각(neck shaft angle of the femur)이 감소하고 환측 다리의 단축을 초래하는 변형을 안굽이엉덩관절(coxa vara)라 한다.

넙다리 경체각은 1세를 전후하여서는 약 150° 정도이나 정상 성인에 있어서는 이보다 감소하여 125°~135° 정도가 된다. 이 각이 110° 이하일 경우 안굽이엉덩관절(coxa vara)가 된다〈그림 6-10〉.

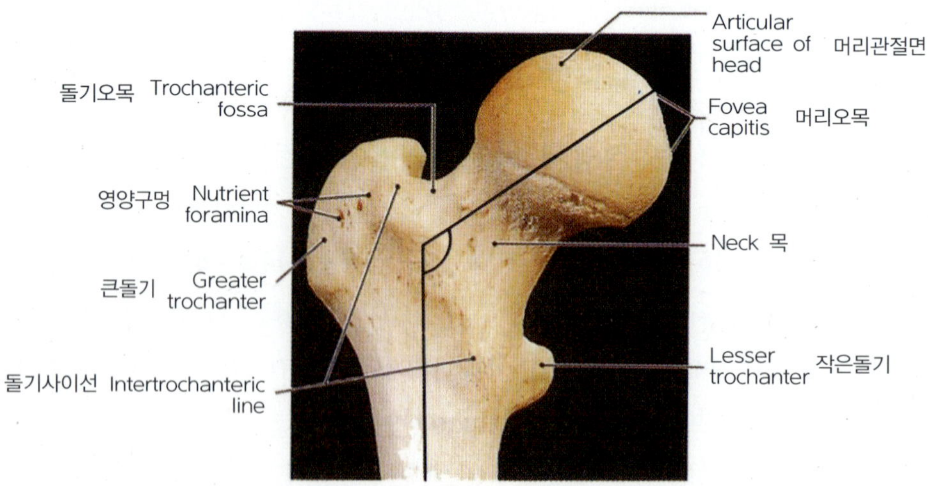

〈그림 6-10〉 대퇴 경체각

(2) 특성

여성보다 남성에서 많이 보인다. 호발 연령은 사춘기의 초기에 많으며, 양측성 보다는 편측성이 많다.

(3) 분류

① 선천성 안굽이엉덩관절(Congenital coxa vara)

선천성 안굽이엉덩관절의 정확한 원인은 알려져 있지 않으나 가끔 선천성 엉덩관절 탈구와 관련되어 나타나는 경우가 있으며 넙다리뼈 근위 성장판의 결손에서 비롯된다고 주장하기도 한다.

② 후천성 안굽이엉덩관절(Acquired coxa vara)

후천성 안굽이엉덩관절은 출생 이후에 발생된 것으로 일반적으로 남자에서 여자보다 많고 청년기에 호발하며 편측성이 많다. 후천성 안굽이엉덩관절의 원인에는 다음과 같은 것들이 있다.

후천성 안굽이엉덩관절의 원인으로는 엉덩관절 벌림근의 약화나 위축, 엉덩관절 모음근의 단축, 무거운 짐을 운반하는 직업에 폭로되었을 때, 넙다리뼈 목부(femur neck)의 골절, 골수염이나 관절염, 골반 뼈의 결핵 등을 들 수 있다.

(4) 병리적 변화

넙다리 경체각이 감소되며, 경우에 따라 엉덩관절 폄과 안쪽돌림이 증가된다. 환측 다리의 단축이 일어난다. 일반적으로 엉덩관절 벌림근은 약화나 위축이 일어나고 모음근은 단축된다.

(5) 증상

근육이나 인대의 단축으로 인하여 엉덩관절 벌림이 극도로 제한된다. 넙다리뼈 경의 전방돌출(forward convexity) 때문에 굽힘은 제한되고 폄은 약간 증대된다. 안쪽돌림은 증대되고 가쪽돌림은 제한된다. 환자가 다리를 모음하여 서면 엉덩관절 가쪽돌림과 발목관절 바깥굽음이 일어나고 골반은 침범된 쪽으로 떨어진다. 편측 안굽이엉덩관절일 경우 절름발이 보행(limping gait)이 나타나고, 양측 안굽이엉덩관절일 경우에는 오리걸음(waddling gait)이 나타난다. 선천성 탈구에서와 같이 Nelaton 선 위에 큰돌기가 위치한다. 다리가 짧아지는데 이것은 넙다리 경체각의 감소 때문이다. 이 경우의 단축은 실질적인 뼈의 단축에 속한다.

Trendelenburg 징후가 경우에 따라서는 양성으로 나타난다. 통증, 약화, 그리고 강직 등은 비교적 초기단계에서부터 출현한다. 양측 안굽이엉덩관절일 경우 허리뼈 앞굽음증 그리고 편측 안굽이엉덩관절일 경우에는 척추 옆굽음증이 동반된다. 대상작용으로 젖힌무릎(genu recurvatum)과 평발이 발생하기도 한다.

(6) 치료

① 외과적 치료

질병의 초기단계에서는 골단에 압력이 가해지지 않는 자세를 취하게 해주고 정복을 위하여 엉덩관절 벌림자세에서 골단견인(epiphysis traction)을 4~6주 정도 실시한다. 침상 안정이나 견인치료 기간이 끝나면 보행훈련을 시키는데 환자의 다리에 체중이 부하되지 않는 caliper나 plaster를 12~18개월 정도 착용하게 한다.

② 물리치료

물리치료는 환자의 연령이나 기형의 진행정도에 따라 다르긴 하지만 일반적으로 나이가 어리거나 변형의 초기에는 골 견인이나 침상안정으로 다리의 체중부하를 줄이고 능동운동과 자유운동 혹은 저항운동을 시킨다. 운동은 벌림운동의 방향으로 시키고 경련이나 통증이 있을 경우 완화를 위하여 온열치료나 마사지를 해준다.

구루병과 같이 뼈의 뚜렷한 연화나 경화가 원인인 환자에서는 완전 정상벌림(full normal abduction) 자세에서 석고로 다리를 고정하여 기형을 교정한다. 골의 기형이 굳어진 경우에는 외과적 수술 후에 위에서와 비슷한 물리치료를 실시한다.

3) 밖굽이무릎(외반슬, Genu valgum)

(1) 개요

무릎관절에서 무릎이 내측으로 활 모양으로 휜 것을 말하는데, 넙다리의 해부학적 축과 정강뼈의 해부학적 축이 만나는 각도가 165도보다 작을 때 발생한다〈그림 6-11〉. 정상범위는 170~175도이다.

(2) 원인 및 특성

어린아이에게 구루병이 발병하였을 때, 넙다리의 가쪽관절융기보다 안쪽관절융기의 성장이 더 빨랐을 때, 어린이를 너무 조기에 보행을 시켰을 때, 청소년기에 무거운 짐을 나르는

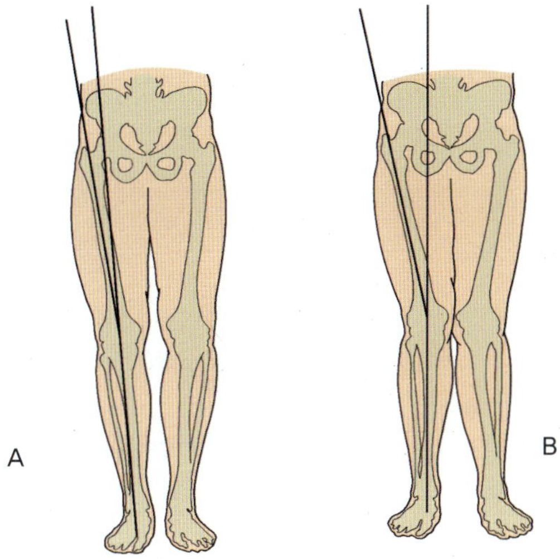

〈그림 6-11〉 밖굽이무릎

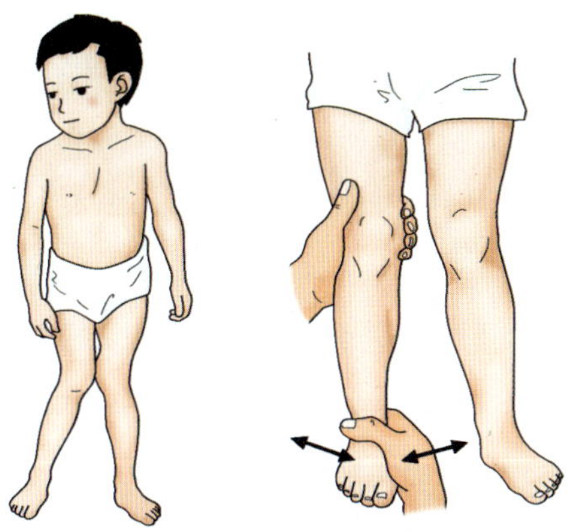

〈그림 6-12〉 밖굽이무릎(외반슬)

A. 체중부하자세에서 현저하게 나타나는 밖굽이무릎(외반슬)
B. 수동적 모음과 벌림운동에 의해 나타나는 관절의 과운동성

작업에 심하게 노출되었을 때가 있다. 밖굽이무릎(외반슬, genu valgum)은 2차적으로 안굽이엉덩관절(coxa vara)나 척추기형을 동반할 수도 있으며, 일반적으로 양측성으로 온다〈그림 6-12, 13〉.

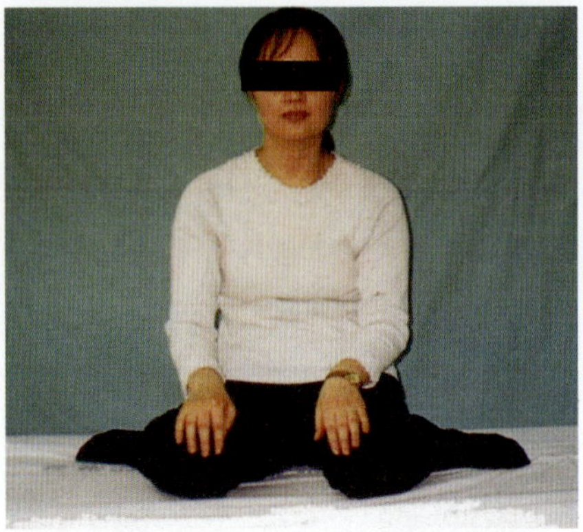

〈그림 6-13〉 밖굽이무릎(외반슬)을 습관적으로 유발할 수 있는 텔레비전 자세
넙다리뼈의 내회선과 정강뼈의 외회선이 유발된다.

(3) 병리적 변화

넙다리뼈 안쪽관절융기의 비후(thickening)와 길이 증가가 있다. 이 길이 증가에 의해 가쪽관절융기에서는 과도한 체중이 주어지는 반면에 안쪽관절융기에서는 충격이 가해진다. 안쪽인대의 폄과 가쪽인대의 단축이 일어난다. 반막모양근(semimembranosus m.)이나 반힘줄근(Semitendinosus m.), 넙다리빗근(Sortorius m.), 그리고 안쪽넓은근(Vastus mdeialis m.)의 길이가 늘어난다. 넙다리두갈래근(beceps femoris m.)의 건과 엉덩정강근막띠(iliotibial tract) 구축이 일어난다. 관절 주위 인대의 불균형으로 운동범위의 증대가 있다. 무릎뼈는 가쪽으로 전위되거나 경우에 따라서는 탈구된다. 넙다리두갈래근의 구축으로 넙다리에 대하여 정강뼈(tubia)이 바깥쪽으로 돌림된다. 그리고 넙다리는 안쪽으로 돌림된다. 가끔 발이나 발목관절에 다른 기형을 동반하기도 한다.

(4) 증상

환자가 무릎을 모으고 섰을 때 양발의 간격이 2~20인치 정도 벌어진다. 넙다리와 발목관절 사이의 각도 역시 감소된다. 기형은 환자가 기립자세로 섰을 때 체중 때문에 더욱 심하게 나타난다. 관절 이완이나 결함으로 인해 보행이 어수룩하게 보인다.

(5) 치료

치료는 크게 첫 등급(first class)과 두 번째 등급(second class)으로 대별하여 생각할 수 있는데 첫등급의 환자는 4세 이하의 어린이나 사춘기 연령 그리고 뼈에 변화가 없거나 무시할 수 있는 정도의 환자들이고 두 번째 등급은 구루병성 또는 뼈에 이미 기형이 굳어진 환자들이 여기에 속한다.

첫 번째 등급 환자들에 대한 일반적 치료는 다음과 같다. 어린이의 경우 보행을 못하도록 하고 침상안정을 시키는 것이 매우 중요하다. 적당한 지지기구를 사용하여 교정을 하게 되며 무릎관절은 폄 상태로 유지하면서 발목관절은 자유롭게 운동하도록 한다. 경우에 따라서는 장족보조기를 밤에도 착용하게 되는데 보조기는 보통 2년 정도 착용하게 된다〈그림 6-14〉. 물리치료는 마사지와 신장운동, 근력운동, 보행훈련을 실시하게 된다. 마사지를 할 때는 환자를 반 누운 자세로 두고 무릎관절 폄 상태에서 무릎관절 외측 연부조직의 연화와 순환 증진을 위해 자극적 마사지를 다리 전체에 실시한다. 신장운동은 엉덩정강근막띠(iliotbial tract), 넙다리두갈래근, 무릎관절의 가측 인대 등에 적용한다. 수동운동은 치료사의 한 손으로 무릎관절의 내측을 붙잡고 다른 한 손은 무릎관절 바로 하방의 하퇴를 잡은 상태에서 신중하게 하퇴를 반대측 하퇴쪽으로 밀면서 실시한다. 양측 밖굽이무릎(genu valgum)일 경우에는 환자의 두 무릎사이에 모래주머니가 딱딱한 베개를 넣은 후 양 발을 스트랩으로 묶어둔다. 시간은 보통 10분 정도인데 묶는 강도는 환자가 편한 범위 내에서 너무 강하게 조이지 않도록 한다. 이 방법은 아주 어린 아이들에게는 적당하지가 않다. 넙다리네갈래근 수축운동에서는 마지막 폄 범위에서의 안쪽넓은근의 강화가 중요하다. 엉덩관절의 가쪽 돌림 운동을 시키는데 이는 넙다리빗근의 운동으로 안쪽돌림에 대한 반작용을 얻기 위

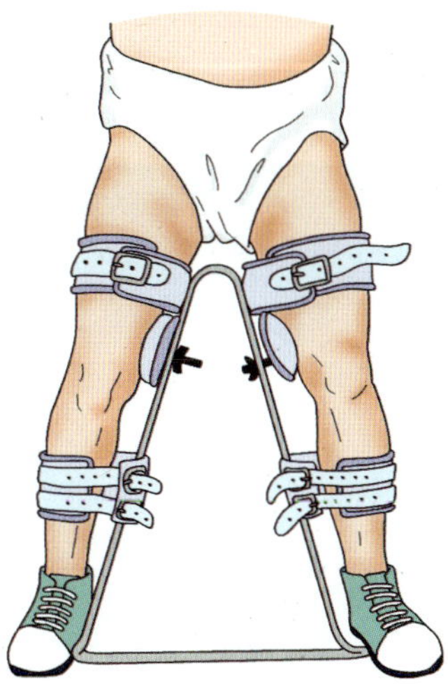

〈그림 6-14〉 밖굽이무릎을 위한 지지

함이다. 환자가 지지 없이 보행을 해도 되면 일반적인 다리 운동을 시킨다. 보행훈련 시 정확한 보행 패턴이 이루어지도록 주의하여야 한다.

두 번째 등급 환자에 대한 치료는 다음과 같다. 이 등급의 환자에 대한 치료는 구조적 변화를 교정할 수 있는 수술적 치료가 대부분이다. 수술적 방법으로는 뼈절제술이나 쇄골술(osteoclasty)이 있으며 보조기나 석고를 하여 6~8주 정도 고정한다. 물리치료는 별 도움이 되지 않으나 수술 후에는 일반적인 골절수준에 준하여 물리치료를 행하는 것이 좋다.

4) 안굽이무릎(내반슬, Genu Varum, Bandy Legs)

(1) 정의

무릎관절에서 무릎이 외측으로 활모양으로 휜 것을 안굽이무릎(내반슬)이라고 하는데 넙다리의 해부학적 축과 정강뼈의 해부학적 축이 서로 만나 이루는 각도가 180° 이상이 된다. 안짱다리(bandy legs)라고도 하는데, 사람에 따라서는 O형 다리(bow-legs)와 안짱다리를 다리 전체 변형인가 아니면 하퇴에서만의 변형인가에 따라 구분하기도 한다. 밖굽이무릎(내반슬, genu varum)이란 용어는 보통 이들을 구별하지 않고 표현할 때 사용한다.

(2) 원인 및 특성

안굽이무릎(내반슬)은 일반적으로 밖굽이무릎(외반슬, genu valgum) 보다 발생빈도가 높다. 어린아이에서부터 발생하고 보통 양측성으로 온다〈그림 6-15〉. 중요한 원인 가운데

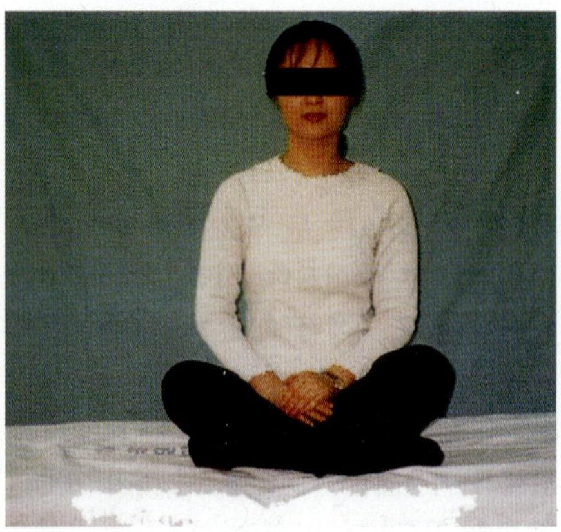

〈그림 6-15〉 안굽이무릎을 유발할 수 있는 자세

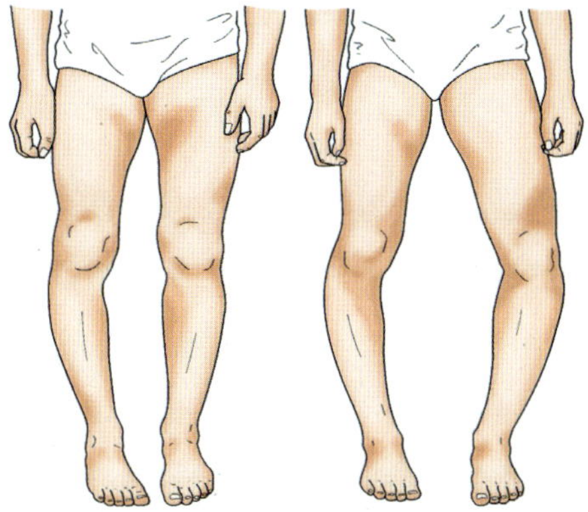

〈그림 6-16〉 안굽이무릎의 외양

하나는 구루병이다. 어린이가 너무 조기에 보행을 시작하였을 때도 발생할 수 있다. 청소년기에 무거운 짐을 나르는 일에 폭로되었을 때 발생할 수 있다. 방바닥에서 양반 앉은 자세(cross-legged-sitting)를 습관적으로 계속했을 때 발생할 수 있다.

(3) 병리적 변화

넙다리뼈 몸통, 정강뼈 몸통, 종아리뼈 몸통이 모두 측방으로 굽힘되는데, 특히 무릎관절에서 심하다. 무릎관절의 외측에 있는 인대는 늘어나고 무릎관절의 내측에 있는 인대는 단축된다. 환자에게 양발을 모으고 서게 하면 무릎이 넓게 벌어진다〈그림 6-16〉. 넙다리와 아래다리의 외측에 있는 근육들 - 넙다리두갈래근이나 종아리근 - 등은 신장되고 모음근 등은 단축된다. 엉덩관절의 안쪽돌림과 무릎관절의 과다젖힘(hyperextension)이 있다. O형다리 - 정강뼈과 종아리뼈 몸통이 측방으로 돌출되고 종아리근이 신장된다. 정강뼈의 하단(lower end)은 넙다리의 장축에 대해 안쪽돌림이 된다. 걸을 때 보통 오리걸음이 나타나나 양측성 선천성 엉덩관절 탈구에서와 꼭 같지는 않다. 무릎관절의 외측에는 비정상적인 장력긴장(tensile stress)이 증가되어 관절손상의 원인이 된다. 무릎관절의 내측에 과도한 압박이 있다.

(4) 치료

치료는 일반적으로 밖굽이무릎(외반슬, Genu valgum)에 준하며 운동이나 보조기 착용 시 힘을 가하는 방향만 약간씩의 차이가 있다.

5) 선천성 꿈치바깥들린휜발(첨내반족, Congenital Talipes Equinovarus)

(1) 개요 및 정의

Talipes는 라틴어의 talus(족근, ankle)와 pes(족, foot)의 합성어로 원래는 발목으로 걷는 만곡족(club-foot)을 가리켰으나 현재는 발부위에 발생한 선천성 변형을 가리키는데 많이 사용된다.

선천성 꿈치바깥들린휜발(첨내반족)은 꿈치들린휜발(equinus)과 안쪽번짐(inversion)이 동시에 존재하는 것으로 기형의 형태는 발목관절의 발바닥굽힘 그리고 아랫목말뼈(subtaloid)와 발목뼈중간 관절(mid-tarsal)에 모음과 안쪽번짐(inversion)이 동시에 일어난 모양으로 나타난다. 꿈치바깥들린휜발(첨내반족)은 발부위의 기형 중 가장 흔하게 발견된다〈그림 6-17〉.

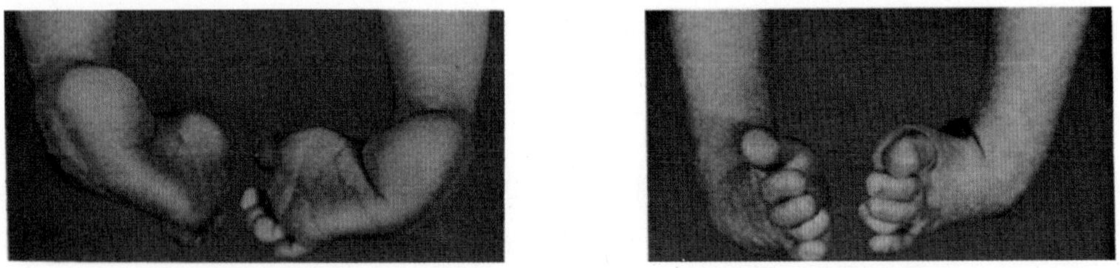

〈그림 6-17〉 신생아에서 나타난 선청성 꿈치바깥들린휜발

전족(fore foot)은 모음과 비틀림이, 발뒤꿈치는 안쪽번짐되고, 발관절은 발바닥굽힘, 안쪽회선 정강뼈 비틀림(internal tibial torsion)이 보인다.

(2) 발생빈도

일반적으로 남자에서 여자보다 약 2배정도 많이 발생하고 편측성이 양측성보다 약간 더 많이 발생한다.

(3) 원인

선천성 만곡족의 정확한 원인은 아직 불명이다. 어떤 학자들은 유전적 경향이 있다고 주장하고 있다. 특정한 신경의 마비로 인한 근력의 불균형이 원인이 될 수 있다. 목말뼈목(talus neck)의 안쪽 전위(medial displacement)가 있다. 종아리세갈래근(triceps surae muscle)이나 뒤정강근의 근력 불균형이 있다.

(4) 증상 및 소견

발부위(foot)의 안쪽 경계(inner border) 상승되면서 단축되고 정상 오목면(natural concavity)이 크게 증가된다. 세로활(longitudinal arch)이 일반적으로 과도하게 된다. 발부위의 가쪽 경계은 볼록(convex)이 되는데, 걷는 환자일 경우 가쪽 경계에서 체중을 받게 되고, 아주 심한 환자에서는 발의 등쪽(dorsum)에서 체중을 지지하게 된다. 이들 부위의 피부는 비대해지고, 섬유염(callosities)과 가성 점액주머니(false bursa)이 발달된다. 발뒤꿈치는 어린이가 성장을 해도 함께 자라지 않고, 작은 모양을 유지하며 피부가 매우 얇다. 적당한 치료를 하지 않은 환자의 경우에는 발의 크기가 고유한 모양을 하지 못하고, 발의 앞부분이 넓어진다. 보행이 서툴고 만일 양측성으로 왔을 경우에는 오리걸음을 걷는다.

(5) 병리적 변화

목말뼈가 전방으로 전위된다. 목말뼈머리(head of talus)와 목말뼈목은 직접하방과 전방으로 전위되고 목말뼈목은 동시에 신장된다. 뼈의 전방(front)은 오목(malleoli)로부터의 압력 결핍 때문에 크기가 과대해진다. 발꿈치뼈은 보통 내측 방향으로 경사지고 발꿈치뼈의 수직축을 따라 안쪽돌림 된다. 손배뼈(scaphoid), 입방뼈, 기타의 발목뼈(tarsal bones)들은 상방과 내방으로 끌리게 된다. 경우에 따라서는 손배뼈가 없거나 정강뼈이 안쪽돌림되기도 한다〈그림 6-18〉. 후방구축(posterior contracture) : 아킬레스건과 발목관절의 뒤관절주머니(posterior capsule)가 주로 구축된다. 내측 발바닥구축(medial plantar contracture) : 삼각인대(deltoid ligament)와 스프링 인대(spring ligament), 뒤정강근의 힘줄, 긴엄지굽힘근과 긴발가락굽힘근 등이 주로 구축된다. 목말밑구축(subtalar contracture) : 목말뼈-발꿈치뼈간인대(interosseous ligament)와 Y인대가 주로 구축된다. 장딴지근은 위축이 오고 앞정강근과 뒤정강근 등에는 단축이 온다. 종아리근은 신장된다. Kite각이 정상범위인 30°~55°의 범위 내에 있지 않다〈그림 6-19, 20〉.

(6) 치료

① 생후 2~3개월의 유아

생후 2~3개월의 유아일 경우에는 보통 수술은 시행하지 않으며 정형물리치료(orthopedic physical therapy)나 고정(fixation) 혹은 지지(support)를 통하여 치료한다.

치료는 이들 증상이 진단되자마자 곧 바로 실시해야 하며 되도록 일주일 혹은 출생 10일

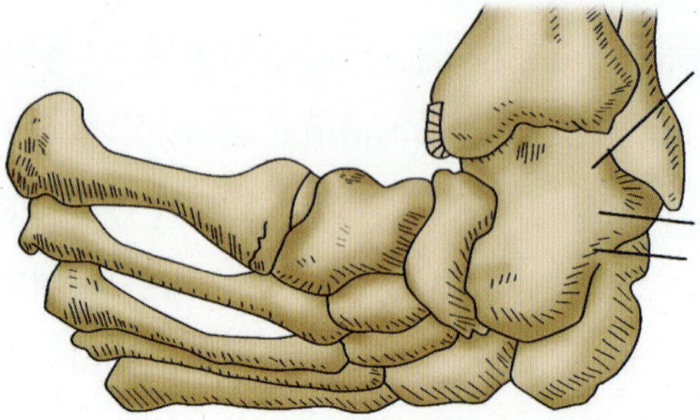

〈그림 6-18〉 심한 선청성 꿈치바깥들린휜발에서의 뼈의 변화

A. 목말뼈 골성융선(bone ridge)으로 정강뼈에 대항하여 lock되고 방해한다.
B. 목말뼈 외측면의 비정상적인 사변형 표면(quadrilateral surface)
C. 비골전 결절(prefibular tubercle)

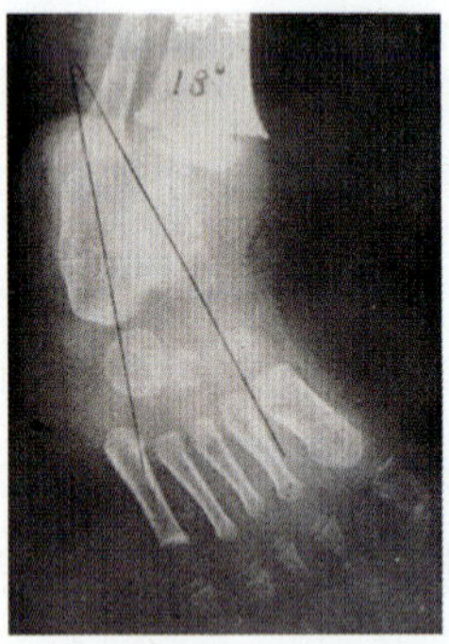

〈그림 6-19〉 선청성 꿈치바깥들린휜발의 Kite각

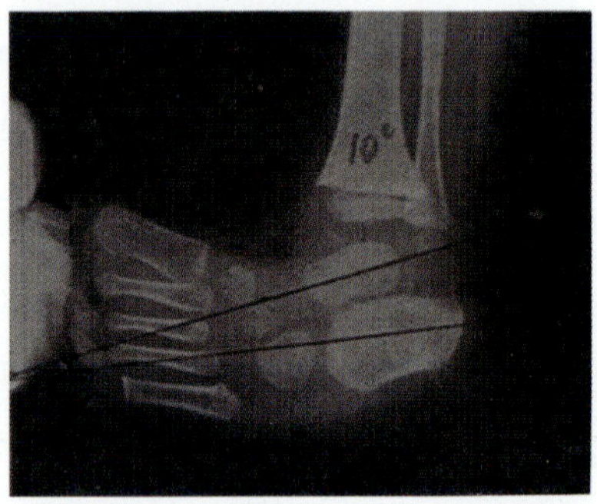

〈그림 6-20〉 측면 목말뼈 뒤꿈치뼈 각 (정상은 약 30° 정도)

이내에 시작하는 것이 좋다.

a. 정형물리치료

정형물리치료를 실시하기 위해서는 무엇보다도 교정을 실시해야 할 부위에 대한 정확한 이해가 필요하며 기형의각 구성요소들에 대한 개별적인 치료를 시행해야 한다. 선천성 꿈치바깥들린휜발(첨내반족)의 기형요소는 크게 요족(pes cavus), 모음과 안쪽번짐, 발목관절의 아래쪽굽힘 등이 있다. 요족(pes cavus)은 발의 앞부분과 뒷부분을 각각 잡고 발바닥의 단축된 구조물을 신장시킨다.

모음과 안쪽번짐의 경우에는 먼저 양 손의 엄지손가락을 목말뼈 위에 위치하게 한 다음 손가락으로 하퇴와 발 부위를 감싸 쥔다. 교정을 실시할 때 목말뼈는 마치 축과 같이 작용하며 목말뼈를 고정점으로 하여 신장운동이 일어난다. 앞발부위(forefoot)는 바깥굽은 시키고 발바닥(sole)은 하방과 측방으로 회전시키면서 지속적인 힘을 가하여 교정을 실시한다. 발목관절 아래쪽굽힘에 대해서는 일반적으로 아킬레스건의 신장운동과 같으나 주의하여야 할 것은 정상적인 범위를 넘어서까지 발목관절을 등쪽굽힘 시켜서는 안 된다는 것이다. 발목뼈중간(Midtarsal) 관절의 지나친 과신장에 의해 배모양 발(boat-shaped foot)이 유발될 수 있기 때문이다.

b. 고정

교정을 실시하여 발의 모양이 정상적인 위치에 있을 때 연이어 고정을 실시하는데 고정을 하는 방법에는 석고를 이용하는 방법, 탄력붕대를 이용하는 방법 등이 많이 쓰인다. 여기에서는 물리치료사가 손쉽게 행할 수 있는 접착성 반창고를 이용한 고정법에 대하여 간단히 소개하고자 한다.

먼저 반창고의 한쪽 끝을 정강뼈(경골)의 안쪽관절융기(medial condyle)에 부착시킨 다음 반창고를 발뒤꿈치를 통과하게 하여 발의 모양이 바깥굽은(valgus) 위치에 있게 한 상태에서 반창고를 하퇴의 외측 및 무릎관절 위까지 연장시켜 무릎관절 위에서 접착을 시킨다.

또 다른 하나의 반창고는 가쪽복사뼈(lateral malleolus)에서부터 시작하여 발등과 엄지발가락 아래를 통과시켜 발이 바깥굽은 상태에 있도록 끌어당긴 다음 역시 하퇴의 외측을 거슬러 올라가 무릎관절 위에서 끝을 맺는다. 반창고를 감기 전에 목말뼈 위에는 패드(pad) 같은 것을 해주는 것이 좋다. 이 방법은 매우 어린 유아에게 적용하기에 좋으나 2개월이 자나도록 교정이 되지 않으면 다른 지지(support)방법으로 바꾼다.

c. 지지

선천성 꿈치바깥들린휜발(첨내반족, equinovarus)에 흔히 사용되는 방법들에는 다음과 같은 것들이 있다.

d. 석고붕대

가볍고 부드럽게 그리고 점진적인 교정을 요할 때 많이 이용하는데 보통 6주 정도는 착용하여야 한다〈그림 6-21〉.

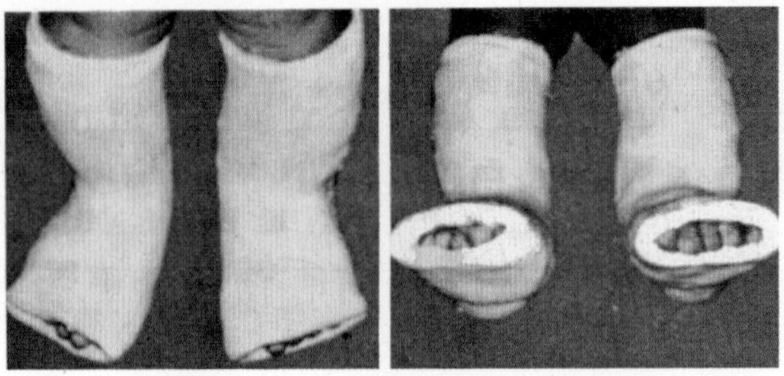

〈그림 6-21〉 석고붕대에 의한 지지

e. Denis Browne Splint

주로 꿈치바깥들린휜발(첨내반족)이나 엉덩관절의 안쪽돌림 혹은 가쪽돌림의 정도를 조절할 때 사용하는 보조기로 한 개의 펼치개막대(spreader bar)와 두 개의 금속 신발판(metal shoe plate)이 구두에 부착되어 있다〈그림 6-22〉.

이 운동성 보조기는 교정하는 동안 운동이 허용된다.

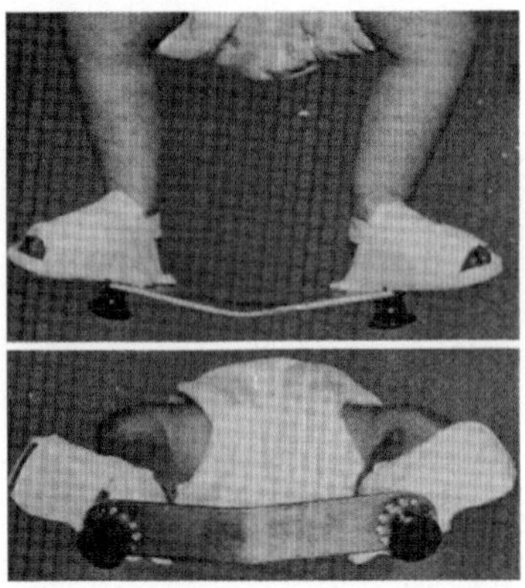

〈그림 6-22〉 Denis Browne clubfoot adhesive spilint

② 2개월에서 2년까지의 유아

2개월에서 2년까지의 유아는 마취하에서 실시하는 강제적 도수교정이 필요하며 이렇게 하여 정복된 정상위치는 고정이나 지지를 하여 유지한다. 물리치료는 전술한 바와 거의 같다.

③ 2년 이상의 어린이

2년 이상이 경과되었을 경우에는 외과적 수술이 필요한데 수술의 방법에는 환자의 상태에 따라 Brockman의 수술, 삼중 관절고정술(triple arthrodesis), 골절제술(osteotomy)

등이 시행된다. 그러나 일반적으로 골절제술은 8세 그리고 삼중 관절고정술은 10세가 넘기 전에는 실시하지 않는 것이 좋으며 수술 후의 지속적인 관찰이 필요하다. 수술 전이나 수술 후의 물리치료는 전술한 바와 거의 비슷하다.

6) 편평발(Pes Planus, Flat Foot)

발부위의 세로활(longitudinal arch)이 편평하여져 생긴 기형으로 바닥쪽발꿈치발배인대(plantar calcaneonavicular ligament, spring ligament) 등이 늘어나 발생한다. 정형외과적 치료는 발생 원인에 따라 달라지며 보존적 치료로서는 발판(foot plate) 등의 보조장구를 구두 속에 넣어 일정기간 착용하게 한다〈그림 6-23, 24〉.

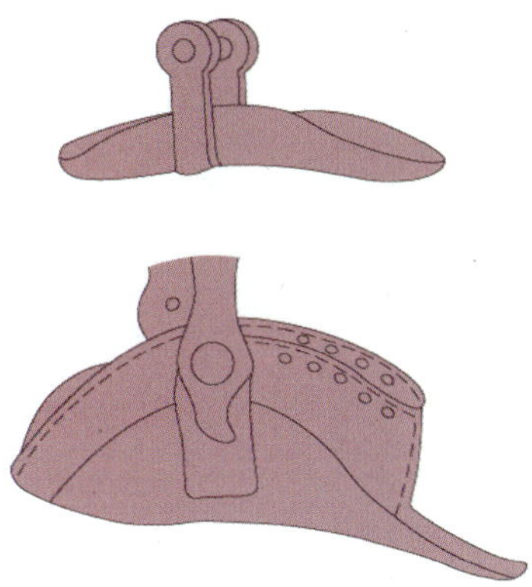

〈그림 6-23〉 편평발을 교정하기 위한 foot plate insert

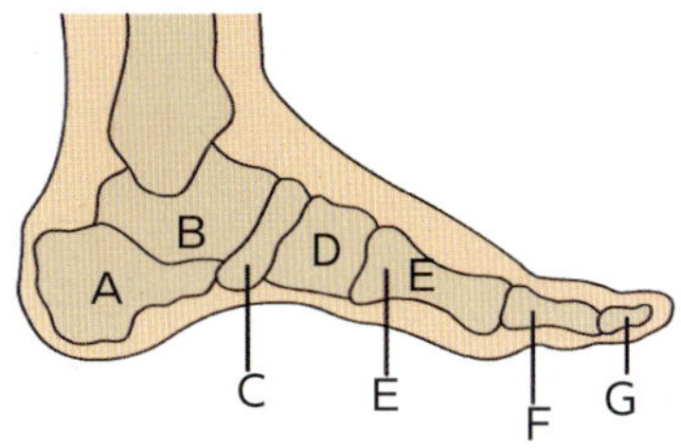

〈그림 6-24〉 정상적인 발

A. 뒤꿈치뼈
B. 말뼈
C. 발배뼈
D. 쐐기뼈
E. 중간발가락뼈(중간마리뼈)
F. 몸쪽 발가락뼈
G. 먼쪽 발가락뼈

7) 갈퀴족(Claw Foot)

앞발부위가 꿈치들린휜발변형(equinus deformity)을 일으켜 고정된 상태로 세로활이 비정상적으로 높아지면서 발허리뼈 아치는 낮아지고 발가락이 갈쿠리처럼 변형된다. 갈퀴족은 선천성으로 오는 경우와 신경근육성 질환의 후유증으로 오는 경우 등이 있는데 신경근육성 질환으로는 뇌성마비, 다발성 신경염, 근육퇴행위축(muscular dystrophy), 소아마비,

Charcot-Marie-Tooth병, 수막척수탈출증(meningomyelocele), 척수종양, Friedreich 실조증 등이 있다. 한편 습관적인 것으로는 구두의 뒷굽이 너무 높은 것을 장기적으로 착용하였을 때도 이러한 갈퀴족이 올 수 있다〈그림 4-25~27〉.

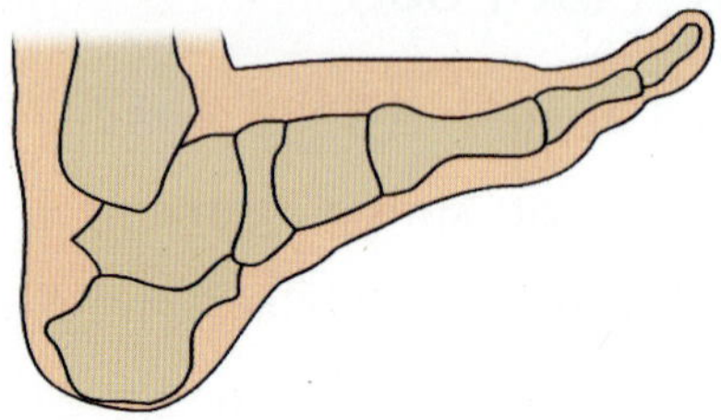

〈그림 6-25〉 앞정강근의 단축으로 발의 앞발부가 들어 올라간 중간머리뼈

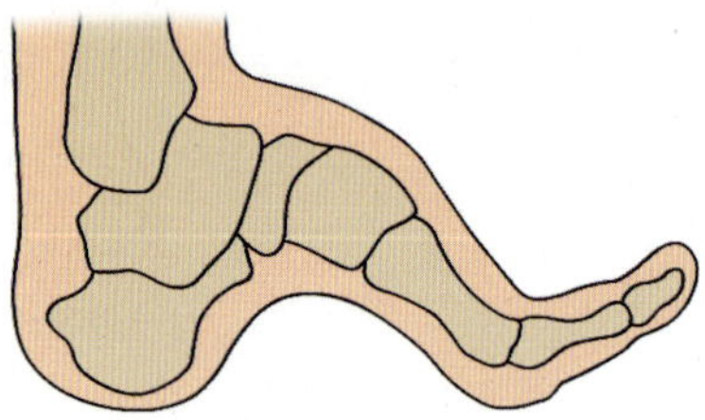

〈그림 6-26〉 앞발부와 가로활(transverse arch)이 하강하고 발허리발가락관절(metatarsophalangeal joint)이 과다젖힘된 오목말발(요족, pes cavus)

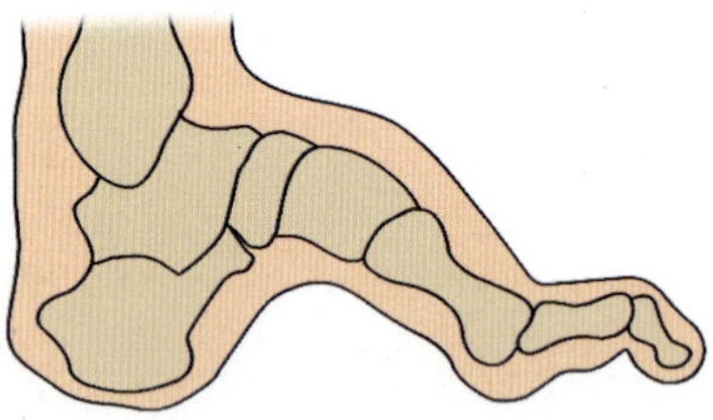

〈그림 6-27〉 발가락의 굽힘이 동반된 오목말발과 갈퀴발(pes carvus and claw-foot)

제 7 장 관절 질환

1. 류마티스성 관절염
2. 골관절염
3. 통풍
4. 윤활막염
5. 힘줄윤활막염
6. 윤활주머니염
7. 기타 관절염

제 7 장 관절 질환

1 류마티스성 관절염

1) 병인

류마티스성 관절염은 만성 관절염 중 퇴행성 관절 질환 다음으로 흔한 질환으로 원인이 아직까지 확실히 알려져 있지 않은 전신 질환이다. 윤활막에 만성적 비대 및 염증반응이 나타나 관절연골과 그 주위조직을 파괴하여 초기에는 관절의 부종과 통증을 초래하나 진행됨에 따라 특징적인 관절병변 및 굳음이 유발되고 전신적으로 쇠약해진다.

류마티스성 관절염에 대해 정확한 원인은 알 수 없으나 일반적으로 알려진 원인으로는 심한 과로, 만성적인 대사장애, 비타민 결핍, 연쇄상구균이나 디프테리아양균(diph-theroid), 미코플라스마(mycoplasma) 등의 감염, 심한 영양실조, 정신적인 스트레스, 전신적 쇠약, 추위에 과다노출 등이 있다. 급성 류마티스성 관절염은 주로 15~30세 사이에서 많이 발병하나 일반적으로 40~60세 사이에서 가장 많이 발생한다. 50세 이전까지는 여자에서 남자보다 2배 정도 호발하나 50세가 넘어가면 남자, 여자 모두 발생빈도가 비슷해진다.

증상으로는 관절에 통증이나 관절굳음, 부종, 운동제한 등이 나타난다. 그리고 비교적 작은 관절(손, 손목관절, 발목 등)에 대칭적으로 나타나며 팔꿉관절, 어깨관절, 무릎관절, 엉덩관절, 발목관절 등에도 흔히 침범된다. 척추를 침범하는 경우에는 목뼈에서 가장 호발 한다. 손에서 원위 손가락뼈 사이관절은 보통 침범되지 않으나 근위 손가락뼈사이관절은 윤활막 및 연부조직의 침범으로 방추상의 부종을 나타낸다.

2) 관절별 변형 특성

- 어깨관절은 모음 및 안쪽돌림 된다.
- 팔꿉관절은 굽힘된다.
- 손목관절은 굽힘되고, 뼈쪽으로 편위된다.
- 손가락뼈사이관절은 굽혀진다.
- 근위 손가락뼈사이관절은 과다젖힘(hyperextension)되고, 원위 손사락뼈사이관절은 굽힘되는 백조 목 기형(swan neck deformity)을 나타낸다〈그림 7-1〉.
- Boutonniere 변형을 나타낸다〈그림 7-2〉.
- 엉덩관절은 안쪽돌림 및 굽힘된다.
- 무릎관절은 굽힘변형 된다.
- 발목은 꿈치바깥들린휜발(equinovarus) 변형을 나타낸다.
- 발가락관절은 갈퀴발 변형을 나타낸다〈그림 7-3〉.

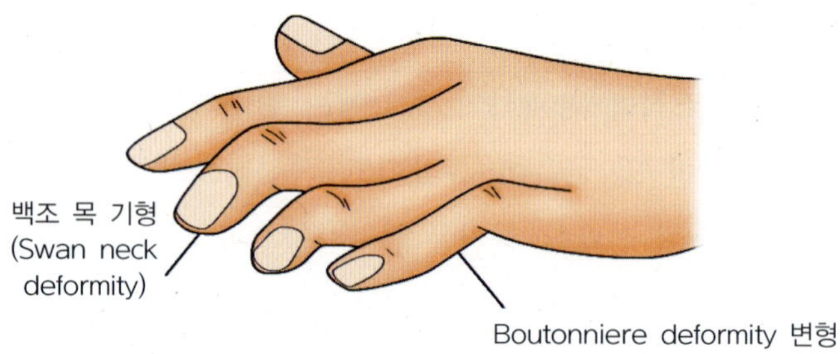

〈그림 7-1〉 백조목 기형과 Boutonniere 변형

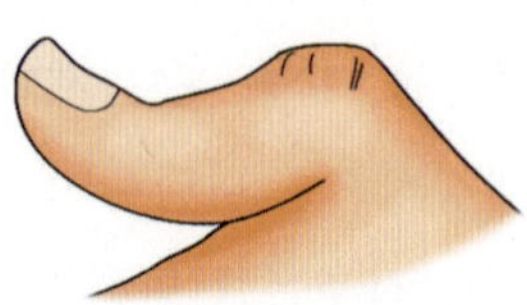

〈그림 7-2〉 엄지의 Z형 변형

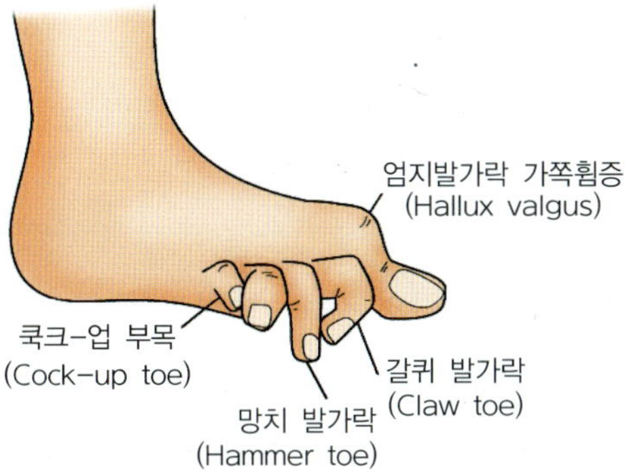

〈그림 7-3〉 발가락의 변형

3) 물리치료

류마티스성 관절염은 완치가 되지 않는 만성적 질환이므로 재활팀을 구성하여 여러 분야의 전문가들이 공동으로 참여하는 것이 매우 중요하다. 재활팀의 구성은 의사, 물리치료사, 작업치료사, 간호사, 영양사, 사회사업가, 직업상담가, 심리상담 등이 포함되는데 치료계획을 세우는 초기에서 뿐만 아니라 치료가 진행되는 중에도 일정한 간격을 두고 서로 만나 협의하는 것이 중요하다.

(2) 통증감소를 위한 치료

관절염에서 발생하는 통증은 그 원인이 매우 다양한데, 관절 혹은 관절 주위, 뼈, 근육, 피부, 신경들 중의 하나 혹은 이들이 서로 복합되어 통증을 일으킨다. 관절 통증은 관절의 염증이나 기계적 불안정성 등에 의한 것으로 류마티스성 관절염이나 골관절염에서 흔히 볼 수 있으며 관절주위 통증은 윤활주머니염, 힘줄염, 힘줄윤활막염 등에 의해 발생한다. 또 뼈에서 기인하는 통증은 뼈엉성증이나 골절에 의한 것이며 근육통은 자세성 타박이나 근 경련에 의한 것이다. 한편 허혈이나 궤양은 피부의 통증을 그리고 신경의 압박이나 자극은 신경통증을 유발한다.

통증을 완화시키는 기술에는 여러 가지가 있는데 다음과 같은 것들 중에 하나 혹은 몇 개를 기초로 하여 통증완화 치료를 실시한다.

- 통증 역치를 상승시킬 수 있는 조치
- 통증 자극을 억제할 수 있는 조치(관문조절 등과 같은)

– 근 경련을 감소시킬 수 있는 조치
– 위약현상을 이용
– 순환의 증진

① **열치료(Heat therapy)**

열치료는 통증의 이완이나 경련의 감소, 순환의 증진 등과 밀접한 관계가 있는데 크게 온열과 한냉치료로 나누어 생각할 수 있으며 온열치료는 다시 표면 열치료와 심부 열치료로 분류할 수 있다.

a. **표면열 치료**

- 초욕(paraffin bath) : 손이나 발과 같은 곳에 관절염이 있을 때 사용하는 유용한 치료이다. 경우에 따라서는 파라핀을 이용하여 관절의 저항운동을 실시하기도 하는데 이렇게 하였을 때는 온열치료와 저항운동을 동시에 실시할 수 있는 장점이 있다.
- 습열(moist heat) : 습열은 건열(dry heat)에 비해 보다 많은 이온을 제공하는데 온습포나 타월등을 이용하여 20분 정도 치료한다.
- 허바드 탱크(Hubbard tank) : 허바드 탱크를 이용한 치료는 부신피질의 자극이나 부력을 이용한 운동, 습열효과, 마사지 효과 등이다. 환자가 욕조 온도에 적응을 하게 되면 통증점을 넘지 않는 범위 내에서 최대한의 관절운동을 시키고 치료가 끝나면 환자를 탱크에서 나오게 한 후 정상체온의 범위까지 식힌 다음 유날법이나 경찰법(stroking)을 이용하여 마사지를 하고 치료를 종결한다. 그러나 치료목적이 장시간의 온열효과이면 환자를 담요 등으로 싸서 보호해 준다.

b. **심부열 치료**

심부열 치료에는 단파, 극초단파, 초음파 등이 있는데 단파와 극초단파를 사용할 때는 금속을 몸에서 제거하고 환자의 몸속에 금속심을 이식하였는지의 여부를 잘 관찰하여야 한다. 일반적으로 초음파는 엉덩관절과 같은 심부 관절에만 주로 사용하는데 어깨관절주머니의 유착조직을 깨뜨리는데도 효과적으로 이용된다.

② **한냉치료**

류마티스 관절염에 한냉치료는 신중한 주의가 필요하다. 근 경련의 감소나 초기 염증을 완화를 위해 사용한다.

③ **견인치료**(Traction therapy)

견인치료는 통증 감소와 구축방지의 이중효과가 있으며 급성 염증기에는 금기증이다.

④ **마사지**(Massage)

마사지의 일차적인 목적은 신장운동이나 근력증강 운동을 실시하기 전에 근 이완을 유도하는데 있다. 경찰법은 진정효과와 심부근의 이완을 위해 표면에 가볍게 사용하고, 압박은 부종의 제거나 유착조직의 신장 그리고 근 이완을 위해 사용한다.

⑤ **경피신경 전기자극법**(T.E.N.S)

⑥ **일반 저주파 치료**(E.S.T)

주로 근경련 감소를 목적으로 처방하는데 간헐적인 수축을 이용한다.

⑦ **생체 되먹임 치료**(Biofeedback)

(3) 보조기

부목 등을 이용하여 일반적인 고정자세

- 어깨관절 : 45° 벌림 및 45° 굽힘
- 팔꿉관절 : 70° 굽힘
- 아래팔 : 15° 가쪽돌림
- 손목관절 : 30° 배측굽힘
- 손가락 : 45° 굽힘
- 척추 : 최대 폄자세
- 아래턱 : 최소 2.5 cm 정도 벌린 상태
- 엉덩관절 : 5° 굽힘 및 5° 벌림
- 무릎관절 : 5° 굽힘
- 발목관절 : 90° 중립자세

(4) 운동치료

관절염 환자에게 운동치료가 처방되는 목적은 운동범위의 증진이나 유지, 근력의 증강, 지구력의 증진, 순환의 증가 등에 있으며 급성기와 아급성기 그리고 만성기에서의 운동치료로 나누어 치료한다.

① **급성기 운동치료**

급성기 운동치료의 목적은 운동범위의 유지에 있으며 무리한 신장이나 통증을 유발하는 심한 운동을 하여서는 안된다. 운동은 주로 관절의 운동범위 내에서 수동운동으로 가볍게 주어지며 능동운동은 가능할 경우 부분적으로 시행한다.

② **아급성기 운동치료**

급성기에 실시하던 운동에 더하여 운동성을 증진시킬 수 있는 운동을 조심스럽게 첨가하고 능동보조운동을 실시하거나 등척성 운동 혹은 간단한 기구를 이용한 운동을 실시한다. 이 시기에는 특히 등척성 운동이 중요한데 관절에 긴장이 주어지지 않는 범위 내에서 완전한 수축을 실시하여 근력을 유지 혹은 증진시키도록 한다.

③ **만성기 운동치료**

염증이 없거나 염증이 미약한 상태가 되면 근력의 증가이나 지구력 증진 혹은 운동범위의 증진을 위한 운동을 처방한다. 운동은 능동 혹은 능동 보조운동으로 실시한다. 그러나 이들 운동도 관절의 통증을 유발하지 않는 범위 내에서만 실시하고 관절의 통증이 있으면 중단한다. 호흡운동(breathing exercise)은 흉곽의 완전한 확장과 수축을 위하여 필요하며 횡격막에 관한 운동도 필요하다.

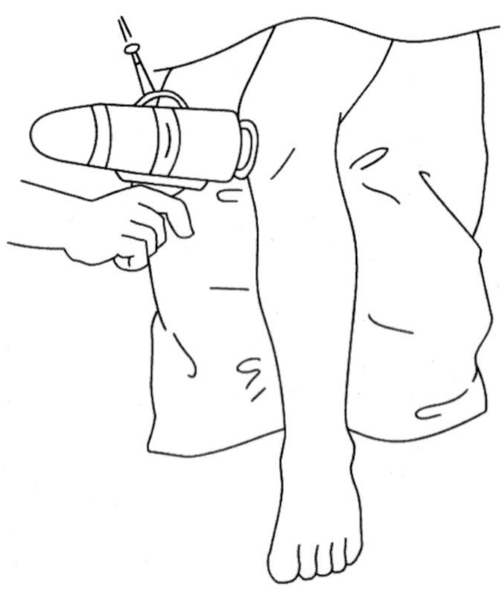

〈그림 7-4〉 자외선에 의한 류마티스성 관절염의 치료

(5) 자외선 조사

크로마이어등을 이용하여 3도 홍반용량(third-degree erythema dose)으로 치료하는데 자외선을 이용하여 치료하였을 경우 반자극효과(counter-irritation)에 의한 통증감소와 국소충혈 효과 그리고 정신적 안정을 가져온다〈그림 7-4〉.

(6) 이온 도입법

류마티스성 관절염에는 여러 형태의 이온도입법이 적용되는데 주로 다음과 같은 약품들이 이용된다.

① **히스타민**(Histamine)

반자극효과와 국소충혈효과를 위해 사용된다. 1%의 히스타민 연고를 환부에 잘 문질러 바른 다음 양극을 활성전극으로 하여(즉 양극을 약품을 바른 위에 적용) 5~10 mA의 전류강도로 5분 정도 치료한다.

② **콜린**(Choline)

콜린은 부교감신경계의 자극으로 혈관을 확장시키며 한선의 활동을 증가시키는 작용이 있다. 콜린을 이온도입할 때는 양극을 활성전극으로 하여 사용한다.

③ **코카인**(Cocaine) **혹은 노보카인**(Novocain)

국소 마취효과를 얻기 위하여 적용한다. 에칠알콜(80%)에 1%의 노보카인을 섞어서 환부에 바르고 양극을 활성전극으로 하여 약 10분 정도 치료한다.

(7) 정신적인 치료

환자에게 류마티스성 관절염의 특징과 진행과정 등에 대하여 잘 설명하여 주고 정신적으로 위축되지 않도록 해준다. 이때 가족의 도움이나 친지 혹은 직장동료들의 협조가 필요하다.

(8) 가정치료

대부분의 환자들은 이 질병의 특성상 장기적으로 병원에 내원하여 치료하기가 힘들기 때문에 물리치료사는 적당한 시기가 되면 환자 혹은 그 가족에게 가정에서 손쉽게 치료할 수 있는 방법을 교육하여 그대로 가정에서도 치료를 계속할 수 있도록 해준다. 특히 가정치료가 가능한 온습포나 초욕 등은 장기적으로 치료를 받아야 할 환자의 경우에는 구입하게 하고 간단한 운동치료는 환자나 환자 가족에게 가르쳐주어 지속적으로 행할 수 있도록 해준다.

2 골관절염(Osteoarthritis)

1) 병인

골관절염은 퇴행성 관절염(degenerative arthritis) 또는 퇴행성 관절질환(degenerative joint disease), 비후성 관절염(hypertrophic arthritis), 노인성 관절염(senescent arthritis) 등으로도 불리는데, 중년 혹은 노년에 많이 발생되고 체중부하 관절에 주로 침범하여 관절연골의 퇴행성 변화와 관절면의 과잉 골 형성을 특징으로 하는 질환이다.

가장 흔하게 침범되는 관절은 다리의 무릎관절과 엉덩관절이며 척추에서는 허리뼈와 목뼈 부근이다. 그리고 팔에서는 어깨관절이 잘 침범되고 손의 원위 손가락뼈사이관절이 근위 손가락뼈사이관절에 비해 침범이 많으며 Heberden's node(헤베르덴 결절)라고 불리는 결절을 형성한다. 일반적으로 여자에서 남자보다 많이 발생한다〈그림 7-15〉.

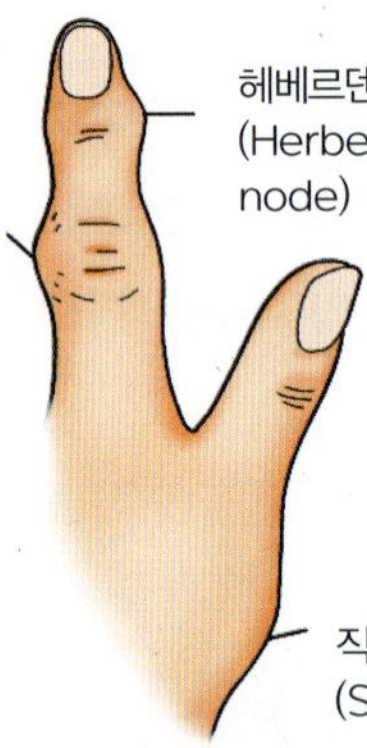

〈그림 7-5〉 골관절염에서 흔히 볼 수 있는 Heberden's node

2) 류마티스성 관절염과 골관절염의 차이점

골관절염은 일반적으로 두 가지 형태로 분류할 수 있는데, 일차 골관절염(primary osteoarthritis)과 이차성 골관절염(secondary osteoarthritis)이 그것이다.

일차 골관절염은 확실한 손상의 원인이 없이 정상적이던 관절연골이 퇴행성 변화를 일으킨 경우를 말하며, 이차성 골관절염은 어떤 원인적 인자, 즉 류마티스성 관절염이나 반복적인 외상 등에 의하여 발생한 관절염을 말한다.

병리학적 소견으로는 연골의 기질로부터 콘드로이틴황산염(chondroitin sulfate)이 소실되어 연화가 일어난다. 방사선 소견상 관절강이 좁아진 것처럼 보인다. 관절면이나 척추뼈몸통(vertebral body)의 가장자리에 돌기(spur)의 형성이 현저하다. 윤활액막의 비후가 후기에 나타난다. 골성강직(bony ankylosis)은 항상은 아니지만 후기에 나타날 수도 있다.

증상으로는 초기에는 가벼운 통증과 관절운동 제한이 나타난다. 관절에 종창이나 압통이 출현하며 엉덩관절이나 무릎관절과 같은 체중부하 관절에 심한 운동장애나 관절변형을 후기에 나타낸다. 비만한 사람에서 많이 발생한다. 관절 경직(stiffness)은 초기부터 나타나나 관절굳음(ankylosis)은 후기에 나타난다. 그리고 근육의 쇠약이나 구축 때문에 기형이 발생할 수 있다.

골관절염과 다음 질환은 류마티스성 관절염(rheumatoid arthritis)과 다르며(표 7-1), 통풍성 관절염(gouty arthritis), 결핵성 관절염과 Paget(파제트) 병과 같은 질환을 서로 잘 감별하여 진단하여야 한다.

〈표 7-1〉 류마티스성 관절염과 골관절염의 특징비교

	류마티스성 관절염	골관절염
처음 침범되는 곳	윤활액막	연골
발병연령	모든 연령	주로 중년 이후
침범관절	비교적 작은 관절에 대칭적으로 침범	주로 체중부하 관절인 큰관절에 침범
지리적 분포	주로 온대기후	기후와는 무관함
응집시험	80% 이상에서 양성	정확하게 양성으로 나타나지는 않음
피부변화	차고 끈적끈적함. 엄지두덩와 새끼두덩의 발적	특정적 변화 없음
피하결절	15~20%에서 양성	없음
혈구 침강속도	대개 증가함	정상이거나 약간 증가함

3) 물리치료

치료목적은 아래와 같다.

- 통증을 감소시켜 준다.

- 염증반응을 완화시켜 준다.
- 정상적인 관절 가동범위를 유지시켜 준다.
- 정상적인 안정을 갖도록 해준다.
- 관절기능을 유지하여 기형을 예방하여 준다.
- 고정된 기형이 있을 경우 교정한다.
- 기능을 항진시켜 준다.
- 환자의 재활을 도와준다.
- 환자로 하여금 질병의 성질을 이해하도록 도와준다.

류마티스성 관절염에서와 치료는 거의 비슷하나 이 경우에는 급성 염증반응이나 활동성 감염(active infection)이 없기 때문에 통증이 있을 경우를 제외하고는 장기간의 침상 안정이나 급성기혹은 아급성기와 같은 분류가 필요 없다.

- 때에 따라서는 운동성의 회복을 위하여 강제 수동운동(forced passive exercise)이 이용된다.
- 활차운동 등이 처방되며 류마티스성 관절염에서보다 강력한 능동운동을 실시한다.
- 관절에 타박이 가해지지 않도록 주의한다.
- 온열 및 전기치료를 류마티스성 관절염에서와 비슷하게 실시한다.
- 필요한 경우 무릎관절이나 엉덩관절에 지지를 해주어 체중부하를 감소시키거나 혹은 일어나지 않도록 해준다.
- 비만증이 있는 환자는 체중을 감소시킬 수 있도록 여러 가지 조치를 해준다.
- 적당한 형태의 마사지를 해준다.
- 기형의 방지 혹은 교정을 위한 물리치료를 실시한다. 골관절염에서는 대개 기형이 경미하여 운동치료나 부목으로 교정이 가능하다. 일반적으로 볼 수 있는 기형에는 엉덩관절의 굽힘 혹은 모음 기형, 무릎관절의 굽힘, 밖굽이무릎, 안굽이무릎, 발목관절의 엎침기형(회내성기형, pronation deformity) 등이 있다.

3 통풍(Gout)

1) 병인

통풍은 요산대사 장애로 인하여 과잉 생산되는 요산 때문에 고요산혈증이 발생하고 요산염이 엄지발가락 관절이나 발목관절, 윤활주머니, 힘줄, 힘줄집 등에 침착하여 발생한다. 남자에서 여자보다 많이 발생하고 급성 관절염 증상을 되풀이하다 만성화 되는 질환이다.

특히 엄지발가락의 발허리발가락관절에 통증이 심하고 손가락 관절에도 발적과 통증이 나타난다. 관절염의 증상은 대체로 10일 정도면 사라지나 다시 관절염이 발생하여 몇 번이나 발작이 되풀이 된다. 이어서 관절주위 피하에 육아조직이 형성되고 작은 융기 즉, 통풍결절이 된다. 그리고 후에 이것이 흉터 조직이 된다.

통풍 환자의 요량은 하루에 2ℓ 이상이지만 알카리성으로 바꾸지 않을 때에 요산은 요세관 말단부에 침착되어 신장애나 신결석을 유발하기 쉽다. 따라서 단백뇨, 혈뇨를 수반하는 환자는 통풍을 의심할 수도 있다.

일차성 통풍과 속발성 통풍으로 분류된다.

(1) 일차성 통풍

일반적인 통풍을 말하며 상염색체성 우성 유전으로 유전된다. 호발 연령으로는 30~50대 성인 남자에서 많이 발생하고 여자에게서는 폐경기 후 약 5%정도에서 발생한다.

(2) 속발성 통풍

요산체의 과잉 생성과 신장에서의 요산 배설의 감소 등이 감소되어 발생한다. 요산체계의 과잉공급은 다혈구혈증, 백혈병, 다발성 골수종, 악성 빈혈 등의 혈액 질환, 건선 및 고요산식사의 등의 경우에서 관찰된다.

2) 증상

(1) 급성 통풍

30~50대의 성인 남자에게서 흔히 볼 수 있으며 특별한 원인 없이 발생될 수 있다. 장시

간의 보행이나 고지방식의 섭취, 외상 및 수술, 감염, 추위 및 약물의 금단, 과량의 알코올 섭취 등에 의해서도 발생될 수 있다. 통증, 발열, 종창과 같은 증상을 나타내며 통증은 급작스러우며 주로 야간에 심하고, 발작 시 백혈구 과다증이 수일 또는 수주 계속되기도 한다.

(2) 만성 통풍

급성 통풍이 수 개월 내지 수 년내로 반복해서 나타나는 수도 있으나 이와 같은 재발 현상이 계속되면 관절에 통증이 생기며, 관절면의 불규칙으로 인해 섬유성 경직이 발생된다. 발작이 계속됨에 따라 무증상기는 단축되어지고, 결국 지속적인 경한 통증 및 퇴행성 관절염의 증상이 나타나게 된다.

3) 물리치료

급성 통풍 시에는 가능한 빨리 통풍 발작이 끝나게 해야 한다. 이 때에는 안정, 부목 고정, 약물요법 등을 시행해서 치료해야 좋은 효과를 기대할 수 있다. 만성기에는 관절의 변형을 예방하며 종아리뼈중부하 관절을 안정화시키고 이차적인 신경 압박을 감소시킬 수 있는 수치료 등의 치료방법이 필요하다.

4 윤활막염(Synovitis)

1) 병인

윤활막염은 관절의 내층 막(lining membrane)에 염증이 발생한 것을 의미하는데, 만일 염증이 광범위하게 확산되어 관절의 다른 구조물까지 침범되면 관절염이라고 한다. 관절주머니(articular capsule)는 섬유막(fibrous membrane)과 윤활막(synovial membrane)의 두 층으로 되어있는데 외층의 섬유막은 강한 결합조직으로 되어 혈관 및 신경종말이 풍부하지만 내층의 윤활막은 연약하고 투명하며 다소 진득진득한 활액을 분비한다. 윤활막 내면이 관절강 내로 돌출하여 윤활막주름(synovial fringe)을 이루며 큰 관절에서 관절주머니의 일부가 밖으로 튀어나와 활액을 가진 낭(주머니)을 이루는 경우에는 이를 윤활주머니(synovial bursa)이라 한다. 이처럼 윤활막은 약하고 섬세하여 손상을 당하기 쉽고 박테리아에 감염되기 쉽다.

윤활막염은 크게 급성 윤활막염과 만성 윤활막염으로 나눌 수 있다.

(1) 급성 윤활막염(Acute Synovitis)

급성 윤활막염은 윤활막에 급성 염증이 일어난 것으로 장액성 윤활액(serous synovial fluid)의 많은 삼출로 인하여 관절강이 팽창된다. 심한 손상에 있어서는 혈관이 터져서 혈액이 관절 내로 유입되기도 하며 염증이 넓게 퍼지면 관절염이 된다〈그림 7-6〉.

증상으로는 아래와 같다.

- 관절 주위에 열이 나고 피부가 경우에 따라서는 붉어진다.
- 관절강 내의 삼출액에 의해 관절강의 팽윤이 심하다.
- 통증은 관절운동을 쉬고 있을 때는 조금 둔해지지만 운동을 하면 증가된다.
- 환자는 인대가 이완되는 자세를 취한다. 즉, 두 사지의 중간정도 자세를 취하는데 무릎관절이나 팔꿉관절에서 반굽힘(semi-flexion) 자세가 그 예이다.
- 근육의 위축이 매우 신속하게 진행된다.

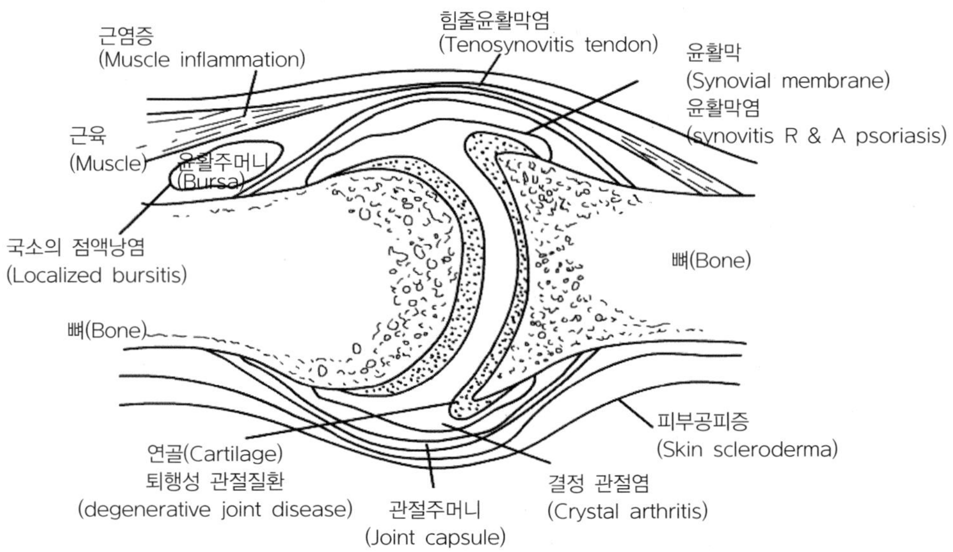

〈그림 7-6〉 관절과 관절주위 구조물 그리고 병변과의 관계

급성 윤활막염에 대한 모든 관절의 치료의 원칙은 동일하며 대략 다음과 같은 원칙하에서 실시된다.

- 염증반응이 소실될 때까지 휴식을 취하게 하여 염증의 확산을 방지한다.
- 통증을 감소시킬 수 있는 치료를 실시한다.
- 팽윤의 감소와 유착방지를 위한 조치를 취한다.
- 무용성 위축(disuse atrophy)을 방지하고 관절의 운동범위나 기능을 유지하도록 한다.

2) 물리치료

(1) 염증감소를 위한 치료

염증을 감소시키기 위하여 초기단계에서는 24시간 동안 얼음주머니나 한냉을 적용하고 하루가 지나면 얼음물에 적신 타월 등을 이용하여 찬물 찜질을 계속한다. 이 단계에서는 붕대나 옷을 입히지 않는데 이것은 증발을 방지하기 때문이다. 경우에 따라서는 증발성 로션(evaporating lotions)을 사용하기도 하는데, 얼음의 적용이나 증발성 로션은 혈관을 수축시켜 염증성 반응을 완화시킨다.

후기에는 액체의 흡수가 느려지므로 탄력붕대 등을 이용하여 관절주위를 감아주는데, 이때 혈액순환을 방해할 만큼 단단하게 감아서는 안되나 너무 느슨하여서도 안된다.

(2) 처음 며칠 동안의 일반치료

첫째, 온열치료로 적외선이나 극초단파, 단파 등을 이용하여 매우 경미한 열을 줌으로써 통증과 부종을 감소시킨다.

둘째, 마사지를 실시한다. 많은 사람들은 활막염의 초기단계에서 마사지를 적용하게되면, 염증반응을 증가시키기 때문에 반대하고 있으며 실시하더라도 무찰법을 이용하여 처음에는 관절에서 약간 떨어진 곳에서부터 시작하여 점차적으로 관절 가까이 접근하는 방법을 사용하도록 권장하고 있다. 만일 환자가 수지 유날법(finger-kneading)을 견딜 수 있을 정도가 되면 곧바로 관절주위에 마사지를 실시하여 부종을 감소시키고 유착을 방지한다.

셋째, 운동치료를 실시한다. 가능한 빨리 운동을 시작하는 것이 좋은데 처음에는 이완 수동운동을 그리고 나중에는 능동보조 혹은 능동운동을 시킨다. 이들 운동은 통증을 유발하지 않는 범위 내에서 시키고 무용성 위축을 방지하기 위하여 수의적 수축이 가능하면 수의적 수축운동을 실시한다.

(3) 후기 단계에서의 치료

염증반응이 소실되면 곧바로 활기찬 운동치료를 실시하며, 처음에는 마찰법을 이용하여 유착조직을 깨뜨리도록 한다. 근력증진을 위한 운동과 지구력 증진을 위한 운동을 첨가한다. 또한 온열치료를 실시하여 관절 내 순환증진을 도모한다.

5 힘줄 윤활막염(Tenosynovitis)

1) 병인

근육의 윤활집(synovial sheath)에 염증이 생긴 것으로 일반적으로 손목관절과 발목관절에서 많이 일어나며 윤활막염에서와 같이 외상성 혹은 세균성 두 가지가 있다.

2) 외상성 힘줄 윤활막염(Traumatic Tenosynovitis)

(1) 원인

외상성 힘줄 윤활막염의 원인에는 다음과 같은 것들이 있다.

- 근육의 지나친 과로
- 멍이나 삠 같은 힘줄의 무리한 신장
- 피부나 근막 혹은 근육 등과 같은 주위조직으로부터의 염증 확산
- 확인할 수 없는 어떤 원인

(2) 병리적 변화

- 염증의 전형적인 변화가 일어난다.
- 염증이 사라지고 삼출액이 흡수되면 힘줄과 힘줄집의 표면이 거칠게 되어 통증의 원인이 된다.

(3) 증상

- 침범된 힘줄집의 위치에 팽윤이 있다.
- 침범된 힘줄집의 위치에 압통이 존재한다.
- 운동 시 통증이 있다.
- 힘줄과 힘줄집의 거친 벽 사이의 마찰에 의해 가끔 염발음(crepitus)이 촉지된다.

3) 세균성 힘줄 윤활막염(Bacterial Tenosynovitis)

(1) 원인

피부의 손상 등으로 인해 세균이 조직에 침범되어 일어난다.

(2) 병리적 변화

- 고름(pus)의 형성 등 전형적인 세균성 염증반응을 보인다.
- 고름은 집(sheath)을 통하여 주위조직을 감염시키거나 힘줄 자체를 침범하여 파괴시킨다.
- 나중에는 결과적으로 강력하고 광범위한 유착이나 흉터 조직을 형성하고 관절의 운동을 제한하게 된다.

(3) 증상

- 초기단계에서는 전형적인 염증반응을 보인다.
- 국소적으로 형성된 독소가 혈류에 들어가 체온이 상승되는 등의 일반적인 증상이 일어난다.
- 감염이 극복되고 나면 흉터나 구축 혹은 사지의 기형 등이 발생한다.
- 만일 진행이 힘줄-집(tendon-sheath)에 이르면 관절의 운동성이 제한되거나 상실된다.

4) 물리치료

(1) 외상성 힘줄윤활막염

첫째, 사지를 움직이지 못하도록 부목을 해주거나 안정을 취하게 함으로써 통증을 완화시켜 준다. 어떤 경우에는 약 3주 정도의 안정만으로도 회복되기도 한다.

둘째, 침범된 힘줄을 가로질러서 실시하는 심부 횡마찰법이 효과적이다. 이 방법은 집(초, sheath)이 힘줄을 가로질러서 반복적으로 움직이기 때문에 매끄럽지 못한 표면으로 인해 운동시 발생하는 통증이 일어나지 않는다는 장점이 있다. 마사지를 하는 동안 건을 최대한 신장시켜 운동범위를 넓혀준다. 그러나 심부 횡마찰법은 수술 후 흉터가 있거나 부목을 착용하고 있을 때는 사용할 수가 없는데 특히 손목관절이나 손에서 이런 경우가 많다. 치료를 하는 동안 환자는 가능한 범위보다 더 심한 사지운동을 해서는 안되며 병변이 치유되었을 때 능동운동을 통해 근력강화를 도모한다.

셋째, 통증으로 인하여 비정상적인 보행이 있을 경우 보행훈련을 통하여 교정하여 주는 것이 필요하다.

넷째, 단파치료를 시행한다. 통증 완화를 위하여 초기 급성기에 약한 강도로 적용하기도 하나 통증증가 등의 부작용이 있으면 곧 중단한다.

(2) 세균성 힘줄윤활막염

① 초기 급성기

첫째, 감염활동이 계속되고 있는 동안에는 의학적 그리고 외과적 치료가 필요하다. 그리고, 감염 부위에 자극이 가지 않도록 안정시킨다.

둘째, 매우 약한 강도로 단파를 짧은 시간동안 적용하면 고름의 배출과 조직의 회복에 도움을 줄 수 있다. 치료 빈도는 하루에 2회 정도 실시한다.

셋째, 자외선을 국소에 조사하면 저항성을 높일 수 있다.

넷째, 운동은 아주 초기에는 실시하지 않는다.

② 아급성기

첫째, 상처가 깨끗해지고 거의 아물었을 때 치유촉진을 위한 치료가 필요하다.

둘째, 단파치료를 실시하는데 급성기에서 보다 강도를 올려서 적용한다.

셋째, 국소자외선 조사는 2도 혹은 4도 용량으로 조직의 상태에 따라서 적용한다.

넷째, 아연(zinc)의 이온도입법을 실시하는데 황화아연(zinc sulfate)이나 염화아연(zinc chloride) 용액을 사용하여 양극을 활성전극으로 하여 5~15 mA의 전류강도로 10~15분 정도 통전 시킨다.

다섯째, 매우 부드러운 운동을 이 단계에서부터 시작한다.

여섯째, 마사지는 상처가 완전히 아물기 전까지는 보통 실시하지 않는다.

③ 만성기

첫째, 상처가 완전히 치유되고 염증이 모두 소실되면 활력적인 치료를 실시한다.

둘째, 윤활막염 후기단계에서의 치료와 거의 비슷하다.

6 윤활주머니염(Bursitis)

1) 병인

윤활주머니염은 내피세포(endothelial cells)에 연결된 작은 막성 주머니(membranous sacs)인데 관절과의 교통(communication)이 있을 수도 있고 없을 수도 있다. 윤활주머니염의 주된 목적은 두 구조물(예를 들면 힘줄과 힘줄, 힘줄과 뼈 사이) 사이의 마찰을 방자하거나 융기된 뼈의 부분을 보호하는데 있으며 실제 윤활주머니와 거짓 윤활주머니가 있다. 실제 윤활주머니(true bursa)는 실질적인 어떤 지점에 정상적으로 존재하는 것이며 거짓 윤활주머니(false bursa)는 어떤 질병을 통하여 비정상적으로 형성된 윤활주머니이다〈그림 7-7〉. 윤활주머니염은 급성, 아급성, 만성이 있다.

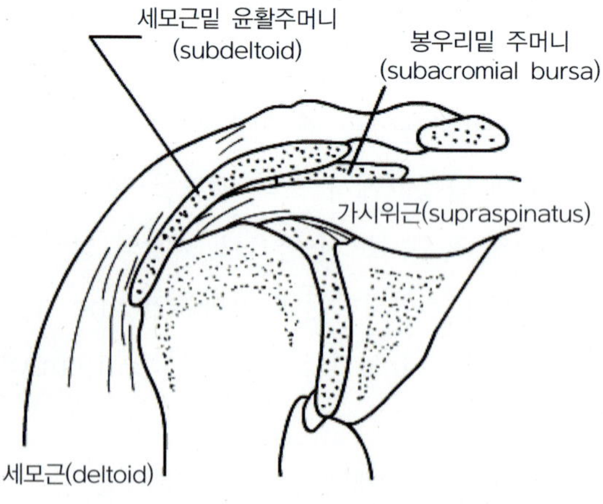

〈그림 7-7〉 어깨관절 주위의 윤활주머니

심한 외상이 있을 경우에는 급성 윤활주머니염이 발생할 수 있으며, 작은 외상이 지속적으로 반복되면 아급성 혹은 만성 윤활주머니염의 원인이 된다. 류머티즘(rheumatism), 통풍 혹은 다른 대사성 질환 감염도 원인이 된다.

2) 분류

윤활주머니염은 윤활주머니에 염증이 생겼을 경우 그 부위의 해부학적 명칭을 따서 이름을 붙인다. 여기에서는 어깨세모근밑 윤활주머니염(subdeltid bursitis)과 무릎앞 윤활주머니염(prepatellar bursitis)에 대해서만 설명하고자 한다.

(1) 무릎앞 윤활주머니염(Prepatellar Bursitis)

① 개요

무릎앞윤활주머니는 무릎뼈 앞쪽에 있고 습관적으로 혹은 직업적으로 무릎을 꿇고 일하는 사람에게 많기 때문에 가정부 무릎(housemaid's knee)이라고도 부른다. 무릎 주위에는 많은 윤활주머니가 있는데 그 중 중요한 것으로는 다음과 같은 것들이 있다.

- 무릎위윤활주머니(suprapatella bursa) : 넙다리네갈래근 아래에 위치하며 무릎관절 윤활막과 연결되어 있다.
- 오금윤활주머니(popliteal bursa) : 장딴지근의 안쪽갈래(medical head)와 반막모양근(semimembranous muscle) 사이에 있다.
- 무릎아래윤활주머니(infrapatella bursa) : 무릎뼈 힘줄과 정강뼈의 앞쪽에 있다.
- 곁인대 윤활주머니(bursa of the collateral ligament) : 무릎관절 안쪽, 바깥쪽 곁인대 아래에 있다.

② 분류 및 원인

a. 급성 외상성 윤활주머니염(acute traumatic bursitis)

직접적인 심한 외상으로 인하여 무릎앞윤활주머니염과 같은 표재성 윤활주머니염에 잘 생기며 윤활주머니염이 발생하면 윤활주머니는 관절액 및 출혈로 팽윤이 일어나고 통증을 호소한다. 팽윤이 생기면 초기에는 얼음찜질을 해주고 압박붕대 등으로 감아준다. 2~3일 정도가 지나면 온열치료를 해서 역시 팽윤의 흡수를 도와준다.

b. 급성 감염성 윤활주머니염(acute infectious bursitis)

감염에 의한 것으로 윤활막이 심하게 충혈되고 팽윤과 통증이 심하다. 윤활주머니 주위 피부는 염증반응을 나타내 국소에 열감이 있고 주위 근육의 경련으로 관절운동 범위가 제한된다. 염증이 심하지 않을 때는 삼출액을 뽑아내고 항생제를 섞은 용액으로 세척하나 심할 경우 절개 및 배농을 시킨다. 급성기가 지날 때까지는 안정을 취하게 한다.

c. 만성 감염성 윤활주머니염(chronic infectious bursitis)

무릎앞윤활주머니염은 결핵성 감염의 호발부위로 팽윤이 점진적으로 생기고 통증은 심하지 않다. 진단은 주로 조직검사에 의하며 매독 말기에 침범되기도 한다. 결핵성으로 윤활주머니염이 발생하였을 경우에는 수술적으로 완전히 제거할 후 항결핵제를 사용하고 매독성일 경우에는 매독에 대한 치료를 실시함으로써 경과가 좋아진다.

d. 만성 외상성 윤활주머니염(chronic traumatic bursitis)

반복되는 외상 특히 직업적으로 무릎을 많이 꿇는 경우에 잘 생긴다. 윤활주머니 벽은 점점 두꺼워지고 섬유화를 일으키며 통증성 팽윤이 생긴다. 치료로는 점액주머니를 완전히 제거하는 것이다.

e. 통풍성 윤활주머니염(gouty bursitis)

무릎앞윤활주머니염에 잘 생기며 다른 윤활주머니에도 볼 수 있다. 윤활주머니 벽은 두꺼워지고 섬유와 변화가 일어나며 주사기로 뽑은 액체에서 특징적인 요산 결정체가 나타난다. 치료는 두꺼워진 윤활주머니 및 주위 뼈에 변화가 생긴 부위를 완전히 제거하고 항통풍제를 투여한다.

③ **치료**

크게 외과적 치료와 물리치료로 나눌 수 있는데, 외과적으로는 고름을 제거하거나 점액낭을 들어내는 수술적 치료 등이 있으며 물리치료로는 일반 관절의 치료에서와 마찬가지로 수술 후에는 적당한 온열치료를 실시하고 상처가 완전히 치유되면 무릎뼈 주위를 마찰법 등을 이용하여 마사지 해줌으로써 유착을 제거한다. 또 관절의 운동성을 확보하기 위하여 능동운동과 저항운동을 시키고 점차적으로 운동범위를 증가시켜 나간다. 넙다리네갈래근의 수축은 비교적 초기부터 시켜야 한다.

(2) 어깨세모근밑 윤활주머니염(Subdeltoid bursitis)

① **개요**

어깨세모근밑 윤활주머니염은 〈그림 7-7〉에서 보인 바와 같이 어깨세모근 몸쪽부분와 어깨관절 주머니 사이에 위치하여 어깨세모근, 봉우리와 위팔뼈큰결절 사이를 분리시키며 마찰을 감소시킨다.

② **원인**

- 어깨 부위로 넘어지거나 떨어질 때 발생한 손상
- 큰결절 골절 후의 합병증
- 류마티즘
- 세균의 감염
- 가시위근 힘줄의 기시부 뼈막(periosteum) 째짐(tear)
- 가시위근 자체의 손상
- 가시위근의 석회성 결절(calcareous nodules)
- 어깨밑근 째짐
- 윤활주머니자체의 석회침착이나 염증

③ **증상**

- 급성 윤활막염에서와 비슷한 증상을 보이나 좀 더 국소적이다.
- 팔을 벌림시킬 때 통증이 매우 심하다.
- 통증 때문에 능동 벌림이 항상 약간 제한된다.
- 급성일 경우에는 열이 있다.

④ **치료**

a. 급성기

처음 며칠 동안은 안정을 취하게 하거나 삼각끈(sling)을 하여 지지하여 준다.

환자가 의자에 앉을 때는 팔을 모음하여(체간에 붙여서) 앉게 하고 책상이나 베개 등으로 지지하여 준다.

마사지는 처음에는 무찰법(effleurage)을 이용하여 등의 상부와 가슴부위에 적용하고 점차적으로 신중하게 어깨(shoulder)와 위팔(upper arm)부위로 접근하여 간다.

마사지를 실시할 때 처음에는 무찰법으로 하고 나중에 유날법(kneading)으로 하는 것이 좋으며 통증이 있는 부위는 통증이 가라앉은 다음에 실시한다.

나중에는 가벼운 마찰법을 추가하는데 이것은 매우 세련된 마사지 기술이 있는 물리치료사만 실시하여야 한다.

운동은 통증을 유발하지 않는 범위 내에서 주어지는데 벌림은 시키지 않는다.

b. 아급성기 혹은 만성기

통증이 없어지면 처음에는 통증을 유발하지 않는 범위 내에서 어깨세모근과 가시위근에 대한 근재교육을 시킨다. 이때 처음에는 누운 자세에서부터 실시한다.

근력의 증가가 있으면 곧 저항운동을 가볍게 첨가한다. 치료의 과정은 일반적인 팔의 운동, 활차운동 등으로 구성된다.

7 기타 관절염

1) 뼈속질염(골수염, Osteomyelitis)

(1) 병인

뼈속질염은 어린이나 사춘기의 젊은 연령층(10~14세)에서 빈발하는데, 이것은 이 시기에 손상의 빈도가 높을 뿐만 아니라 활동적으로 뼈가 성장하고 있기 때문이다. 보통 남자에서 여자보다 침범빈도가 높으며 뼈속질염은 미생물(micro-organisms)이 뼈조직에 직접 혹은 간접 침입하여 발생한다〈그림 7-8, 7-9〉.

호발부위는 아래와 같다.

- 정강뼈의 상단(무릎관절의 침범이 흔하다)
- 넙다리뼈의 하단(lower end)
- 위팔뼈의 상단
- 자뼈
- 정강뼈
- 노뼈

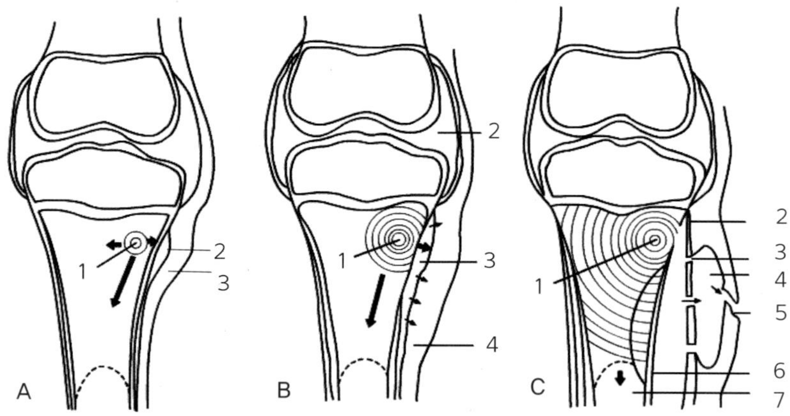

〈그림 7-8〉 정강뼈의 상단에서 발생한 급성 혈행성 뼈속질염(acute hematogenous osteomyelitis)의 확산경로

A. 1(초기 감염 후 확산이 가능한 3방향), 2(뼈막부종), 3(연부조직의 부종)
B. 1(처음 감염된 부위의 크기가 증가됨), 2(무릎관절 내로 염증의 유출이 있으나 감염의 직접적인 확장은 없음), 3(뼈막밑 농양), 4(연부조직에 봉소염(dellulitis)
C. 1(골수염 부위의 확장), 2(뼈막 거상), 3(감염이 뼈막을 침투하여 형성), 4(연부조직 농양), 5(농양이 피부표면으로 유출), 6(골 괴사부위에 분리뼈조각(sequestrate)의 형성), 7(뼈강으로 감염의 확산)

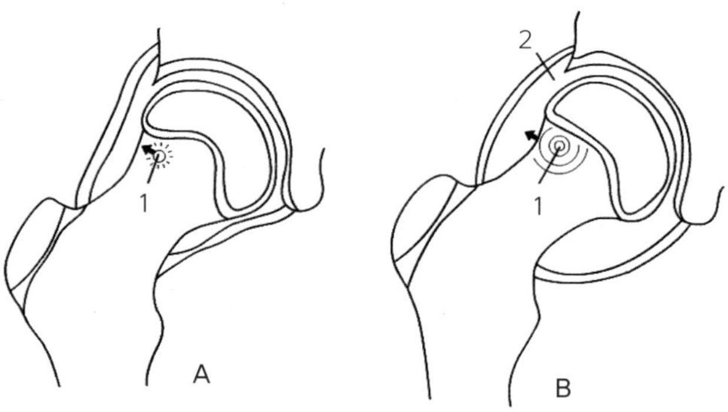

〈그림 7-9〉 어린아이에 있어서 넙다리뼈 상단에 발생한 급성 혈행성 뼈속질염의 확산경로

A. 1(뼈몸통끝에 발생한 초기 감염부위)
B. 1(감염의 중심이 직접 뼈몸통끝 겉질(metaphyseal cortex)을 통하여 확산), 2(엉덩관절의 윤활공간(synovial cavity))

– 손가락뼈사이와 발가락뼈사이

염증은 일반적으로 뼈끝연골(epiphysial cartilage) 가까이에서부터 시작되는데, 이것은 새로운 연부조직(soft new tissue)들이 세균성장을 위한 좋은 장소를 제공하기 때문이다.

농양(abscess)이 형성되고 감염이 점차적으로 뼈몸통(diaphysis)의 뼈강까지 확산되어 나중에는 뼈막에 근접한 뼈끝판을 따라 측방까지 퍼진다〈그림 7-10, 7-11〉.

고름이 형성되면 뼈의 괴사가 일어난다. 그러나 고름을 외과적으로 제거해주면 뼈는 다시 자라면서 재생된다.

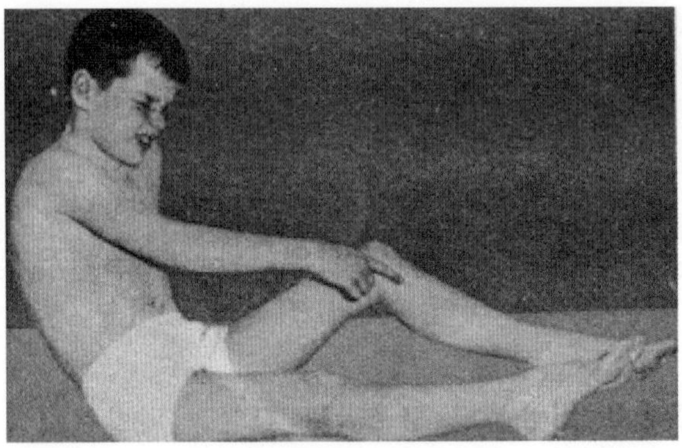

〈그림 7-10〉 왼쪽 정강뼈 상단에 급성 골수염이 발생한 어린이 체중부하를 할 수 없으며 무릎을 잘 움직이지 못하고 국소에 통증과 압통이 있다.

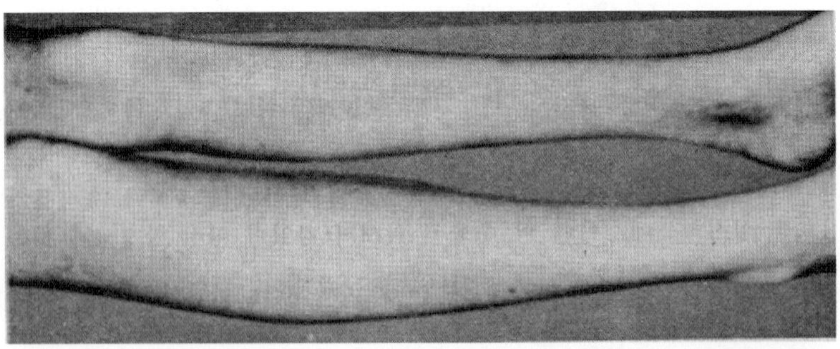

〈그림 7-11〉 오른쪽 정강뼈에 발생한 골수염 어린이의 연부조직 팽윤

(2) 증상

대부분의 경우 열이 나면서 감기와 비슷한 증세들을 보인다. 침범된 뼈에는 심한 통증이 있다. 팽윤은 그 정도가 매우 심한데, 표재성 뼈에 침범이 있을 경우에는 초기에 나타나나 심부 뼈에 침범이 있을 때는 나중에 나타난다. 침범된 뼈 위의 피부에 변화가 일어나는데 처음에는 하얗고 나중에는 붉어진다.

예후와 합병증으로는 관절의 뼈끝 전위나 일시적인 골절이 병적으로 발생할 수 있다. 간장이나 비장, 신장, 심장과 같은 기관에 침범이 있을 수 있으며, 양측 사지 길이의 차이가 있을 수 있다.

(3) 물리치료

치료의 목적은 감염의 관리에 있으며 안정이 매우 중요하다.

① 급성기

감염을 관리할 수 있는 항생제를 투여하면서 고름이 있을 경우 절개하여 고름을 배출시키고 괴사 골은 제거해준다.

② 후기 물리치료

a. 상처가 바로 아물었거나 아직 덜 아문 경우 치료는 매우 부드럽고 신중하게 시작하는 것이 중요하다.

a) 마사지 : 마사지를 적용할 경우에는 윤활막염이나 관절염에서와 같은 방법으로 적용한다. 처음에는 환부에서 떨어진 곳에서부터 시작하고 며칠 정도가 지난 다음 환부에 접근한다.

b) 능동운동 : 능동운동은 처음부터 강조되나 감염을 재발시킬 위험이 있는 기간 동안에는 힘을 주어서 시키지 않는다.

c) 전기치료 : 아연의 이온도입이나 자외선의 조사가 치유촉진에 도움이 될 수 있다.

b. 상처가 아문지 오래된 경우

우선 근력의 증강운동이 필요하나 운동을 실시하기 전에 의사에서 가장 최근의 환부관절에 대한 상태를 물어서 운동의 범위를 결정한다.

만약 관절에 뼈 굳음(bony ankylosis)이 있다면 운동을 시도하는 것은 무의미하기 때문에 강직이 온 그 상태에서 가능한 정확한 보행이나 행동을 할 수 있도록 가르쳐준다.

만약 강직이 섬유성이라면 강제적 수동운동에 의하여 구축이나 유착을 깨뜨려주는 운동치료를 실시하는데, 이때 이 운동에 의해서 감염이 다시 발생하지 않는다는 보장이 있어야 한다. 와류욕은 유착조직을 깨뜨리는데 효과가 있으므로 운동치료를 시작하기 전에 선행하여 적용하는 것이 좋고 초음파 치료도 효과적인 방법의 하나이다. 콜린(choline)이나 요오드(iodine)의 이온도입법이 가끔 적용된다.

2) 결절종(Ganglion)

(1) 병인 및 증상

결절종(ganglion)은 윤활막의 주머니(물혹, cyst)로 일반적으로 손목관절의 위쪽에서 많이 발견되고 경우에 따라서는 손바닥이나 발등 혹은 무릎관절의 바깥쪽면에서 나타나기도 한다. 결절종 주위에는 팽윤이 점차적으로 발생한다.

결절종이 발생하는 정확한 이유는 잘 모르며 결절종이 발생한 관절에 약화가 일어난다. 때에 따라서는 일을 할 때 결절종 부위에서 통증이 발생하고 무거운 물건을 들 때도 통증이 유발된다.

(2) 물리치료

만일 결절종이 아주 가느다란 벽으로 되어있을 때는 손가락의 압력에 의해서도 제거가 가능한 경우가 있다. 이때 액체는 주위조직으로 밀려들어간다. 이런 방법이 실패했을 경우에는 바늘을 사용하여 액체를 뽑아낸다. 결절은 드물게는 원래의 상태로 돌아가지 않는 경우가 있는데 이럴 때는 절개를 한다. 수술 후 치료로는 손과 팔에 적당한 마사지를 해주고 운동성을 회복하기 위하여 손과 손목관절의 운동(손목관절에 결절이 발생 했을 때)을 적당히 시켜준다.

3) 뼈엉성증(골다공증, Osteoporosis)

(1) 병인

뼈엉성증이란 뼈모세포(osteoblast)의 기능부전으로 뼈 바탕질(bone matrix)이 감소되어 뼈의 양(bone mass)이 저하된 것으로 작은 외력에도 쉽게 골절이 일어남으로 임상에서 물리치료사가 근신장 운동 등을 시킬 때 특히 주의하여야 한다.

정확한 원인에 관하여서는 불확실하나 다음과 같은 유인들의 작용하는 것으로 알려져 있다.

- 불완전골형성증(osteogenesis imperfecta)
- 식이성(칼슘, 단백질, 인 등의 결핍)
- 내분비 호르몬의 장애
- 기계적 자극의 감소(장기적인 침상안정 환자 등)
- 유전적 소인
- 노인성 변화
- 운동부족
- 지나친 음주나 흡연
- 외상성 원인

(2) 분류

뼈엉성증을 분류하는 방법은 여러 가지가 있으나 일반적으로 Aloia의 분류법이 많이 이용되고 있다.

① **일차성 뼈엉성증**(Primary osteoporosis)

- 소년기 뼈엉성증(juvenile osteoporosis) : 비교적 드문 골소공증으로 6~15세 사이의 남자아이에서 빈발한다.
- 폐경 후 뼈엉성증(postmenopausal osteoporosis) : 폐경기 이후의 여성에서 많이 발생하는 것으로 난소적출술을 받은 환자에게 많다는 보고가 있는 것으로 보아 여성호르몬(estrogen)과 밀접한 관계가 있는 것으로 생각되어 지고 있다.
- 특발성 엉성증(idiopathic osteoporosis) : 특발성 뼈엉성증은 20~45세의 남자에서 호발하는 것으로 정확한 원인은 알 수 없으나 흡연과 음주가 원인이라고 생각되어지고 있다.
- 비수의적 뼈엉성증(involuntional osteoporosis) : 수의적 활동의 감소나 성호르몬의 결핍 등이 원인이 되어 발생하는 것으로 65세 이후의 연령층에서 많다.

② **속발성 뼈엉성증**(Secondary osteoporosis)

- 약물성 뼈엉성증(drug induced osteoporosis) : 당성 피질성 스테로이드군(glucocorticoids), 헤파린(heparin), 알콜, 전경제(anticonvulsants) 등의 과다복용

– 선천성 뼈엉성증(congenital osteoporosis) : 뼈형성 부전증 등
– 식이성 뼈엉성증(dietary osteoporosis) : 칼슘이나 단백질 등의 결핍
– 기타 뼈엉성증 : 류마티스성 관절염 후 등

(3) 물리치료

뼈엉성증이 일단 발생하면 원래 상태로 치유하는 것은 어렵지만 뼈엉성증을 정확히 평가하여 환자에게 자세히 설명하여 주고 원인을 제거할 수 있는 경우에는 원인을 없앴을 수 있는 방법을 환자에게 처방하여 준다. 일반적으로 골절이 호발 부위는 척추, 넙다리뼈머리, 노뼈 원위부, 갈비뼈 등이므로 이들 부위에 대한 적절한 보호가 필요하며 환자 스스로도 주의하게 한다. 항상 자세는 바로 갖도록 해주고 장기 침상환자의 경우, 체중부하가 가능할 경우 체중부하 운동을 꼭 시키도록 한다. 뼈엉성증에는 적당한 운동이 가장 좋은 치료법이라 할 수 있으며 정신적인 안정과 고칼슘식도 도움이 된다.

4) Paget 병

중년 이후에 척추, 골반, 머리뼈 등에 나타나는 만성 골질환으로 원인은 아직까지 불명이며 뼈조직의 비후와 연화 그리고 변형을 함께 초래한다.

일반적으로 통증을 호소하며 정강뼈, 머리뼈 등은 비후를 나타내고 허리는 구부러진다. 특수한 치료법은 없으며 대증요법(symptomatic therapy)을 실시한다.

5) Legg-Perthes 병

소아의 넙다리뼈 머리에서 일어나는 일차성 뼈괴사(primary bone necrosis)로 원인은 확실히 알려져 있지 않으나 가족성(familial), 내분비성(endocrine), 혈관성(vascular), 영양성(nutritional), 외상성(traumatic) 요인들이 있다.

8 무릎관절 전치환술(Total Knee Replacement)

1) 개요

무릎관절 전치환술 또는 인공무릎관절 전치환술은 무릎의 골관절염 등으로 인한 만성적인 통증과 변형, 그리고 기능장애를 줄여주기 위하여 체중부하면을 인공관절로 대체시켜주는 수술적 과정을 말한다. 골관절염 뿐만 아니라, 류마티즘 혹은 결핵성 관절염 등의 다른 무릎 질환에도 사용될 수 있다. 무릎관절 전치환술은 무릎의 전체를 교환할 수도 있으며 부분만 교환할 수도 있다. 일반적으로, 수술은 무릎의 운동(motion)이 지속적으로 일어날 수 있도록 질병이 있거나 손상된 관절면을 금속과 플라스틱 보형물로 대체하게 된다(그림 7-12 a, b). 또한 수술 후 통증으로 인해 물리치료가 필수적으로 적용되며 회복기간은 6주 이상이 걸리며 수술 전 상태로 돌아가기까지 목발(crutch), 지팡이(cane) 등의 이동보조도구가 사용되기도 한다.

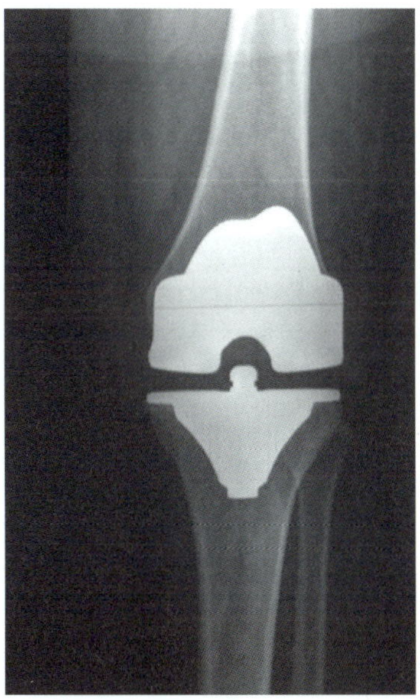
A

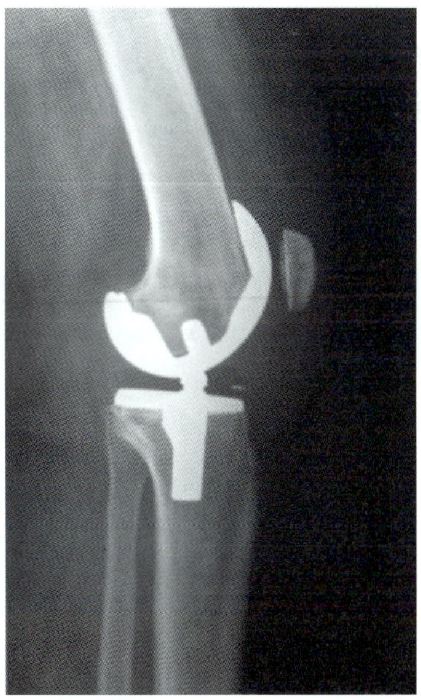
B

〈그림 7-12〉

2) 수술 후 물리치료

일반적으로 수술 직후에는 지속적 수동운동장치(continuous passive motion, CPM)가 적용된다. 지속적 수동운동장치는 제한된 관절가동범위를 통해 천천히 그리고 지속적으로 관절을 움직이는 기계장치에 의해 수행되는 움직임을 통해 관절의 유착과 구축을 막고 건과 인대의 치유를 자극하는 효과를 제공한다.

또한 수술 전 상태의 동작과 근력 기능으로 회복하기위하여 물리치료가 필요한데, 일반적으로 다음과 같다.

1. 초기에는 넙다리네갈래근의 등척성운동이 적용된다.
2. 수술 2-3일 후부터 통증의 발생부위를 넘어서지 않는 범위내에서 다리의 뻗음발올림운동(하지직거상운동, straight leg rising)을 실시한다.
3. 통증 발생 부위를 넘어서지 않는 범위내에서 수동적, 능동-보조 관절운동을 실시하며 통증이 발생하면 중단한다.
4. 관절에 체중부하를 제공하기위하여 경사대(tilting table)의 각도를 조절하여 기립자세로 서게하고, 보행기(walker), 목발(crutch), 지팡이(cane) 순으로 보행보조기구를 사용하여 독립보행을 시작한다.
5. 환자가 걷기시작하더라도 넙다리네갈래근의 강화운동을 계속하며, 초기에는 평행봉운동으로 시작하여 나중에는 보행보조기구의 도움없이 보행이 가능하도록 한다.

9 엉덩관절 전치환술(Total Hip Replacement)

개 요

인공 엉덩관절 전치환술(total hip replacement)은 어떤 원인으로 인하여 엉덩관절이 찌그러지거나 관절 내 연골이 닳아 없어질 때, 혹은 관절이 변형되거나 넙다리뼈머리목판(femoral neck)이 부러지는 경우에 엉덩관절 부분을 인공삽입물을 통해 외과적으로 재구축하는 것을 의미하는 용어이다. 엉덩관절의 대치는 관절절구와 넙다리뼈머리 모두를 교환하게 된다(그림 7-13). 일반적으로 수술 후 경과와 물리치료는 무릎관절전치환술 때와 거의 동일하며 단, 엉덩관절의 과다젖힘과 바깥돌림은 관절구조의 취약성 때문에 피하는 것이 좋다.

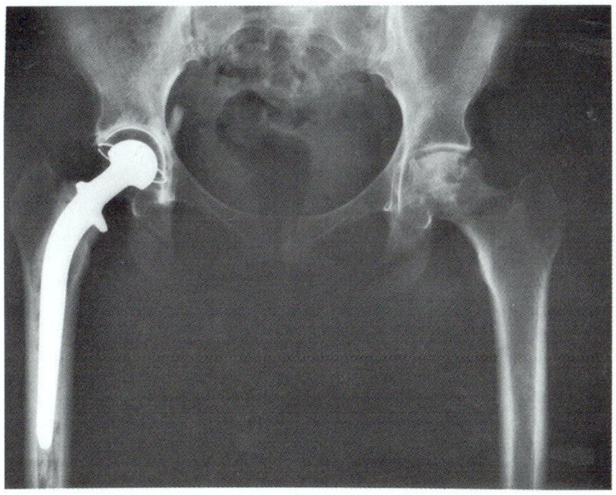

〈그림 7-13〉

제 8 장 척추(Spinal Column)

1. 원반탈출증
2. 척추앞전위증
3. 척추관협착증
4. 강직성 척추염

제8장 척주(Spinal Column)

1 원반탈출증

(추간판탈출증, Herniated Intervertebral Disc)

1) 병인

사람이 나이를 먹어감에 따라 원반은 퇴행성 변화를 일으켜 세열화가 일어나고 심해지면 균열을 동반하게 되는데 이러한 균열의 발생은 연골단판의 손상 원인이 된다. 만일 파열된 연골단판에 갑자기 심한 압력이 가해지면 원반의 수핵이 연골단판을 뚫고 탈출하게 되어 신경근이나 주위 통증감수기를 자극하여 통증을 유발하게 된다. 따라서 외상성이 아닌 원반탈출증은 퇴행성변화의 일종으로 자연스러운 현상이라 할 수 있다〈그림 8-1, 2〉.

수핵이 탈출되는 돌발적인 외상은 높은 곳에서 추락하거나 무거운 물건을 몸을 구부린 상태에서 갑자기 들어 올릴 때 자주 발생하는데 대부분 퇴행성 변화가 어느 정도 진행되어 관절마디의 안정성이 감소되어 있으면서, 활동성이 가장 많은 20대와 30대 연령층에서 빈발하며 퇴행과정이 심하게 진행되고 수핵의 탄력성이 감소된 노령층에서는 비교적 드물다〈그림 8-3〉.

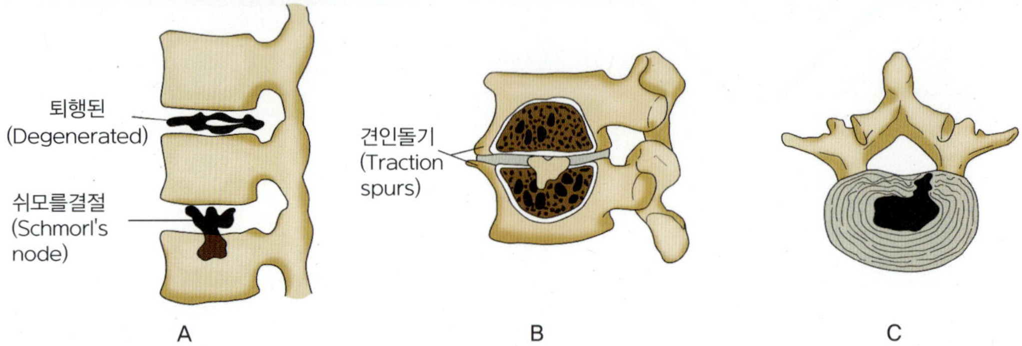

A. 만성 허리뼈 퇴행성 관절질환. B. 디스크와 추간공이 좁아져 있고 척추 가장자리에 비후성 변화(hypertrophic change). B, C. 디스크의 내적 파괴

〈그림 8-1〉 비정상적인 원반사진 형상

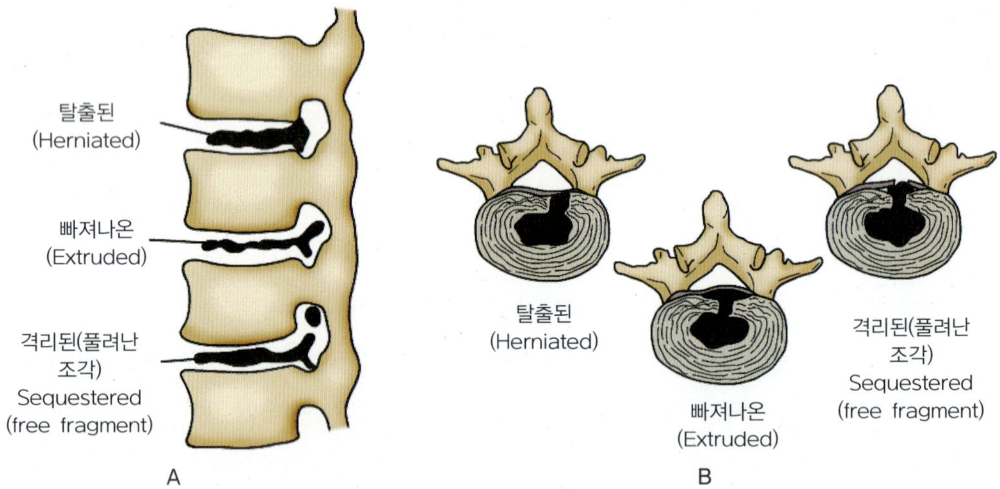

A. 가쪽면, B. 위쪽면.

〈그림 8-2〉 비정상적인 디스크 사진

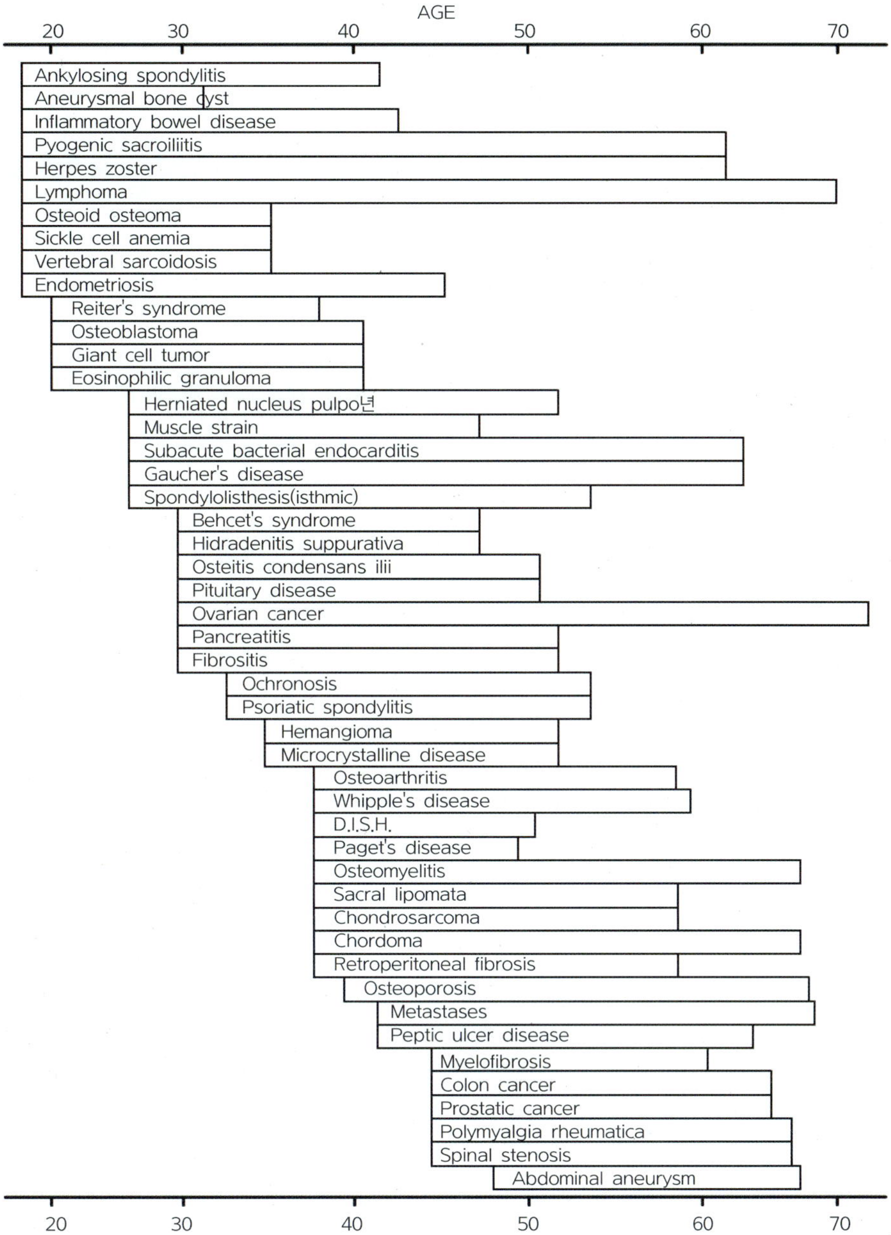

Age at peak incidence of back pain associated with mechanical and non-mechanical disorders

〈그림 8-3〉 기계적 그리고 비기계적 장애와 관련된 요통의 최다 발병 연령

허리뼈 원반탈출증은 목뼈에서와 마찬가지로 외측이나 후방으로 잘 탈출되는데 이것은 앞에서 설명한 바와 같이 척추의 해부학적, 역학적 구조 때문이다. 일반적으로 말총(마미 cauda equina)의 신경근을 제외하고는 원반이 탈출되면 원반의 바로 위나 아래의 신경근 중 하나를 압박하게 되는데 신경근은 보통 바로 위에 위치한 원반의 탈출에 의하여 침범된다.

2) 증상

① 통증

대부분의 원반탈출증 환자들은 일차적으로 심한 요통을 호소하는데 외상 즉시 혹은 수 시간 이내에 나타나기 때문에 처음에는 허리뼈의 삠(염좌, sprain)이나 멍(타박, contusion)으로 오인하기 쉽다.

일반적인 증상으로는 심함 요통과 함께 근경직을 동반하며 허리뼈의 정상적인 만곡이 감소되어 평편한 허리(flat back)을 나타내고, 요통은 운동을 시키면 더욱 증가되고 안정을 취하면 감소되는 특징을 갖는다. 보통 심한 급성기 요통은 수일 내에 소실되며 하지로 방사되는 좌골신경통이 함께 출현하기도 한다. 그러나 보통 좌골신경통이 심해짐에 따라 요통은 경감되거나 소실되는 경우가 많다.

좌골신경통은 처음에는 둔부에 나타나고 점차 넙다리뼈 후방, 넙다리뒤근육(hamstrim muscle) 하지의 전외측 및 족부까지 방사된다. 좌골신경통은 대부분 편측성이고 허리운동, 기침, 배변시의 복압증가 등에 의해 심해지며 넙다리뼈 혹은 종아리 후방에 경련을 일으키기도 한다.

② 감각이상

지각증상으로는 약 70%의 환자에서 침범된 피부절의 감각이상(paresthesia)과 감각저하(hypoesthesia)를 동반한다. 허리엉치부위(lumbosacral)의 병변은 발바닥과 발의 외측에 통증과 감각이상을 일으키고 제 4 허리뼈간의 병변은 발의 내측과 엄지발가락 후면에 문제를 유발한다. 즉 감각의 이상이나 둔부는 침범된 신경근이 지배하는 부위에 나타나게 된다.

③ 체간 형태의 변화

체간의 형태는 원반의 탈출 방향에 따라 결정된다. 만일 탈출이 신경뿌리의 외측에 있으면 옆굽음증은 침범된 반대쪽으로 편향되고, 신경뿌리 내측에 있으면 침범된 쪽으로 편향된다〈그림 8-4〉. 이러한 형태는 탈출된 원반이 신경뿌리를 자극하지 않도록 환자가 척추의

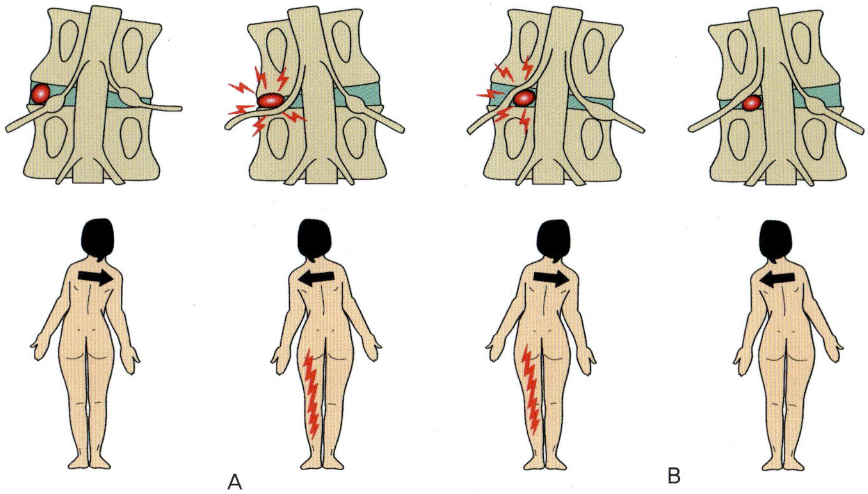

디스크 환자들은 A나 B의 어느 한쪽의 특징적인 양상을 보이는데, 이러한 현상은 신경뿌리를 자극하는 수의적 혹은 비수의적인 기전 때문에 나타나게 된다. 즉 궁둥신경통을 일으키는 쪽으로 상체를 기우느냐, 반대쪽으로 기우느냐로 나우어지게 된다. (A) 병변쪽으로 기울이면 궁둥신경통으로 인하여 환자는 주로 병변 반대쪽으로 체간을 기울이게 되고, (B) 신경뿌리를 내측에서 누르게 되면 주로 병변쪽으로 체간을 기울여야 신경근을 덜 자극하여 통증을 감소시키게 된다.

〈그림 8-4〉 원반의 탈출 위치에 따른 척추 옆굽음증의 형태

위치를 생리적으로 취함으로써 나타나는 결과인데 많은 경우에 있어서 옆굽음증은 침범된 쪽의 반대 방향으로 존재하게 된다.

④ 압통

압통은 근경직과 더불어 침범부의 인대 위에 존재하는데 촉진에 의하여 국소 압통이나 궁둥신경통을 유발할 수 있다. 일반적으로 압박 혹은 타진에 의하여 궁둥신경통이 유발되면 탈출의 정도가 심한 것으로 추정할 수 있다.

⑤ 운동제한과 근력감소

환자의 운동이 제한되게 되는데 특히 체간의 전방굽힘 제한이 심하고 심한 근경직이 있을 경우 정체 운동제한이 일어난다. 근력의 감퇴는 원반이 탈출하면서 신경뿌리를 압박함으로써 나타나는 결과인데 원반탈출증 환자의 약 96 %에서 나타난다.

3) 검사

원반탈출증의 진단은 환자의 병력과 이학적소견, 방사선 등을 종합하여 이루어지는데 실제로 원반탈출증의 진단에 방사선 소견은 크게 도움이 되지 않지만 감별진단을 위해 필요하며 전후면, 측면 및 사면으로 촬영하는 것이 필요하다. 척수조영술(myelography)은 원반탈출증을 확진할 수 있는 방법으로 이환 부위를 명확하게 확인할 수 있으며 특히 종양 등 다른 질환을 감별하는데 도움이 된다.

① 일반적 검사

원반탈출증에 대한 검사를 실시할 때는 먼저 환자에게 병력을 자세하게 문진한 후 밝은 곳에서 환자의 척추를 자세하게 관찰하고 근육이나 인대의 촉지를 통하여 이상 유무를 검사한다. 그리고 부가적으로 골반의 좌우 균형과 좌우 하지길이의 정상유무를 평가한다〈그림 8-5〉.

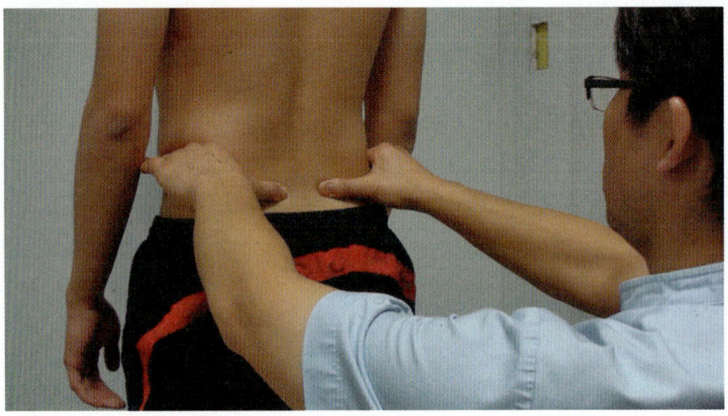

〈그림 8-5〉 골반의 좌우 균형검사

② 관절징후

관절징후 검사는 체간의 운동성을 검사하는 것으로 허리뼈에서는 굽힘, 폄 및 왼쪽 옆굽힘, 오른쪽 옆굽힘의 네 가지를 평가하고 보통 돌림은 평가하지 않는다〈그림 8-6, 7, 8, 9〉. 관절 징후 검사는 환자 스스로 시행하는 운동이지만 진단적 의미에서는 수동운동이라고 할 수 있다.

운동은 보통 몸통 폄을 맨 처음 시키고 다음으로 좌우 가쪽굽힘 그리고 굽힘을 제일 나중에 시키는데 이렇게 운동을 시켰을 때 환자는 운동을 하는 동안 경막 혹은 신경근의 견인이 최소화되는 지점을 향하여 척추가 편위되는 원반탈출증 특유의 징후를 나타내게 된다. 이 때 통증과 제한의 정도는 침범 정도에 따라 차이를 보이게 되는데 운동의 제한이 관절주머니패턴(capsular pattern)인지 아닌지를 구별해야 한다.

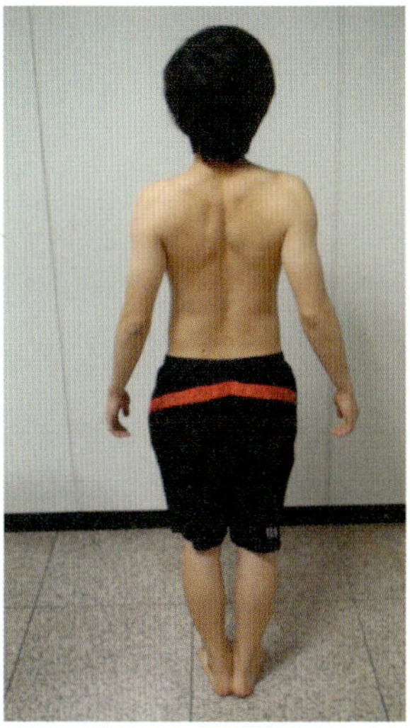

〈그림 8-6〉 몸통 폄

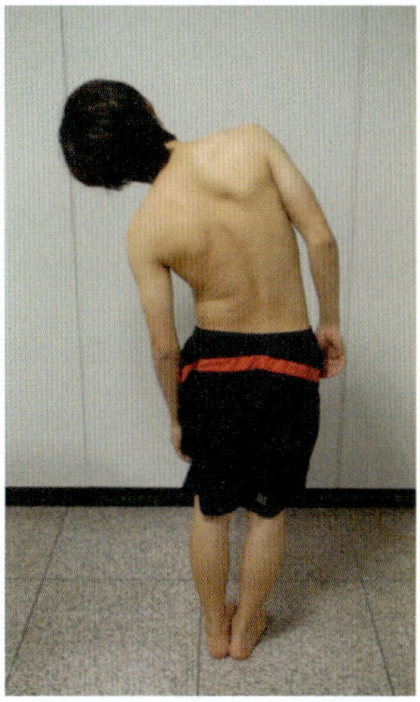

〈그림 8-7〉 몸통의 왼쪽 가쪽굽힘

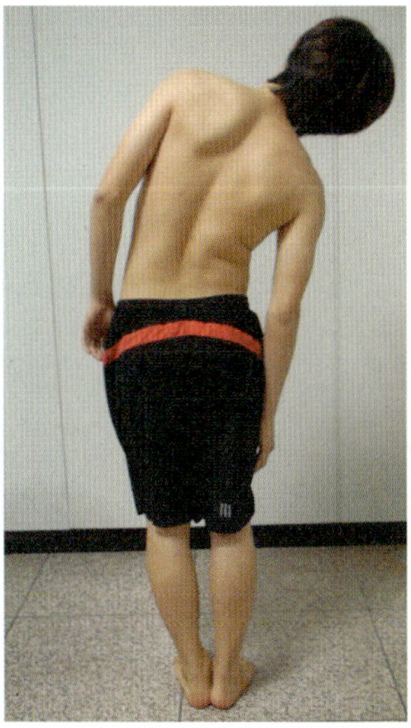

〈그림 8-8〉 몸통의 오른쪽 가쪽굽힘

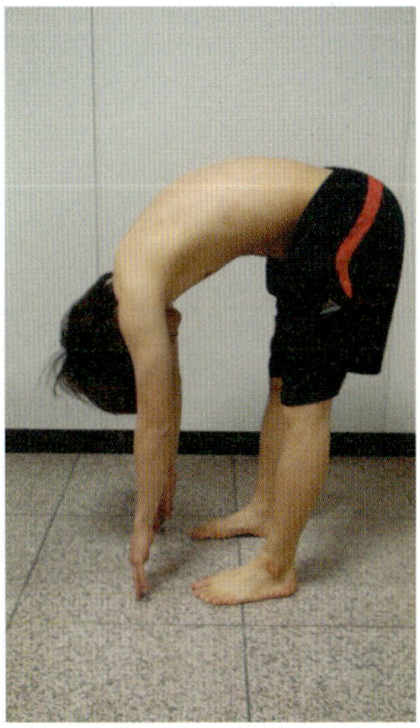

〈그림 8-9〉 몸통의 굽힘

③ **경막징후검사**

경막징후검사는 특정한 동작을 취하게 함으로써 경막을 자극하여 통증을 재현시켜 평가하는 검사법들로 다음과 같은 것들이 있다.

a. **다리뻗어 올리기 검사**(SLR; straight leg raising test)

다리뻗어 올리기 검사는 등쪽(back)와 다리에 통증을 유발시켜 요통의 원인이 어디에 있는가를 검사하는 방법이다.

환자를 침대 위에 바로 눕힌 다음 하지와 침대 사이의 각도가 약 80°가 될 때까지 하지를 거상시키면서 환자에게 통증 유무를 묻는다〈그림 8-10〉. 이때 아무런 통증이나 불편이 없으면 정상이다. 만일 환자가 통증을 호소하면 이 통증이 좌골신경통에 의한 통증인지, 아니면 넙다리뒤근육(hamstring muscle)의 단축에 의한 통증인지를 구별해야 하는데 이것은 통증이 나타나는 부위를 보고 알 수 있다. 즉 넙다리뒤근육의 단축에 의한 통증은 통증이 단지 넙다리 뒷부분에서만 나타나지만 좌골신경의 압박에 의한 경우는 통증이 종아리를 쭉 따라 내려가면서 방사되어 나타난다.

다리뻗어 올리기 검사는 경막의 침범유무와 L4, L5, S1, S2 등의 신경근에 대한 검사로 다른 신경근 수준이나 기타 요통에서는 통증이 나타나지 않는 경우가 대부분이다.

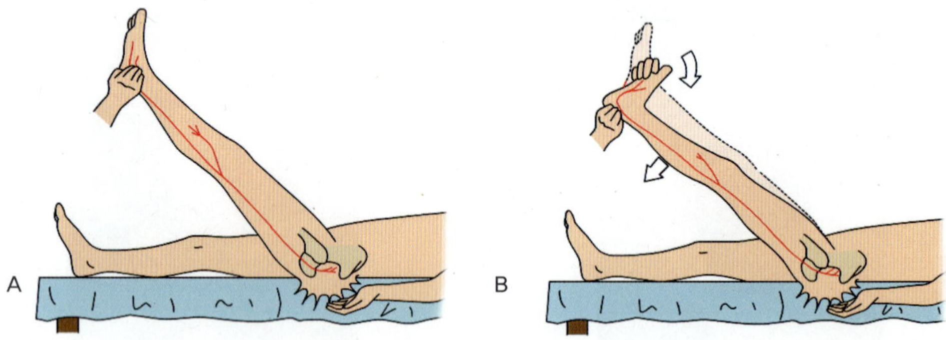

A. 신경근 증상이 다리를 올리는 쪽에 발생한다.

B. 통증이 없어질 때까지 다리를 천천히 내린다. 그 위치에서 발목을 발등굽힘시키면 증상이 다시 나타난다(양성).

〈그림 8-10〉 SLR 검사

〈표 8-1〉 신경뿌리 침범수준에 따른 이학적 소견

신경뿌리	원반간격	환자의 통증방사형태	지각부위(영역)	방광과 장의 기능장애	뻗음다리올림검사(SLR)	발꿈치 힘줄 반사	무릎 힘줄 반사	운동 장애
L3	L2-L3	요부에서 둔부 대퇴후부 하퇴전방(방)	슬부에 통각 감퇴	양성이거나 음성(+/-)	보통 음성	양성(+)	양성(+)	넙다리네갈레근 약화
L4	L3-L4	요부에서 둔부 대퇴후부 장딴지(calf) 내측	하퇴내측의 통각 감퇴	양성이거나 음성(+/-)	보통음성이나 경우에 따라서 양성	양성(+)	음성(-)	넙다리네갈레근과 가끔 앞정강근의 약화가 올 수 있다.
L5	L4-L5	요부에서 둔부 족부(foot) 배측 모지 배측	족부와 모지 배측의 통각감퇴	양성이거나 음성(+/-)	양성(+/-)	양성(+)	양성(+)	앞전강근의 약화 엄지폐짐근의 약화 중간볼기근의 약화
S1	L5-S1	요부에서 둔부 족부와 발뒤꿈치의 발바닥	발뒤꿈치 혹은 족부 외측의 통각감퇴	양성이거나 음성(+/-)	양성 (+++)	음성(-)	양성(+)	장딴지근의 약화 넙다리뒤근육의 약화 큰볼기근의 약화

주 : • 방광과 장의 기능장애는 어떤 신경뿌리 수준에서든지 일어날 수 있다.
• 뻗음다리올림 검사는 각 수준에서 신경뿌리운동의 범위와 관계가 있다.
• 운동장애근들은 보다 명백하고 기능적인 것들만 기록하였다.

b. Kernig 검사

이 검사는 척수를 신장시켜 통증을 재현하는 검사법으로 환자의 양 손을 머리 뒤로 깍지를 끼게 한 다음 머리를 가슴 쪽으로 굽힘 시킨다〈그림 8-11〉. 이때 목뼈에 통증을 호소하거나 허리부위 또는 종아리를 따라 내려가는 통증을 호소하면 뇌막자극(meningeal irritation)이나 신경근 압박, 혹은 신경근의 경막피개(dural covering)의 자극이 있음을 의미한다. 검사자는 환자에게 통증이 일어나는 위치를 정확하게 물어 통증의 시작점이 어디인가를 평가해야 한다.

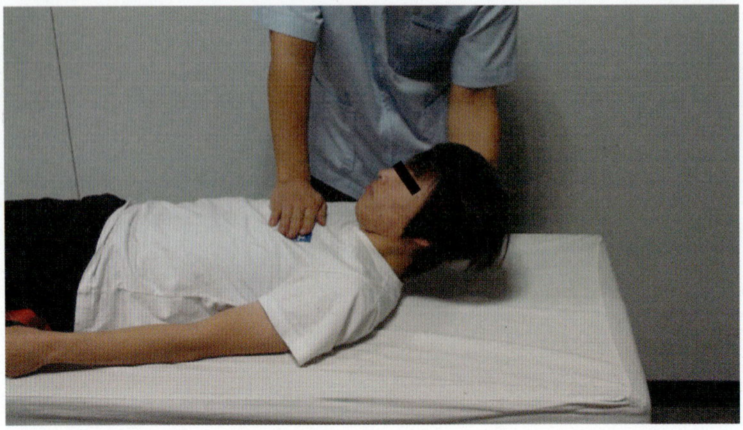

〈그림 8-11〉 Kernig 검사

c. Milgram 검사

Milgram 검사는 경막내(intrathecal) 혹은 경막외 병리(extrathecal pathology) 유무를 알아보기 위한 것으로 검사용 침대 위에 환자를 바로 눕힌 다음 무릎관절을 완전 편한 상태에서 하지를 침대 바닥으로부터 5 cm 정도 들어올려 그 자세를 약 30초 정도 유지하게 한다〈그림 8-11〉. 이렇게 하여 통증이 없으면 정상이나 통증이 유발되면 병변을 의심할 수 있다.

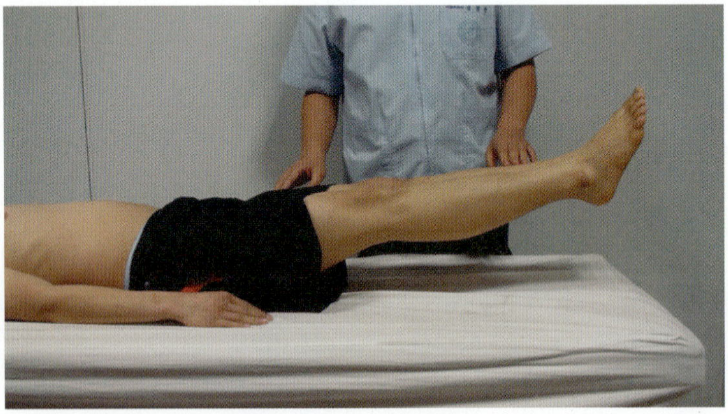

〈그림 8-12〉 Milgram 검사

d. Naffziger 검사

이 검사는 경막(theca)에 대한 병적인 압박이 있는지의 유무를 평가하기 위한 것으로 환자를 침대에 바로 눕힌 자세에서 환자의 약간 붉어질 때까지 약 10초 정도 목정맥(경정맥, jugular vein)을 가볍게 누른 후 환자에게 기침을 하게 한다〈그림 8-13〉. 이때 만일 통증이 일어난다면 경막에 압박이 있음을 추정할 수 있다. 검사자는 환자에게 통증이 일어나는 지점을 자세하게 물어 압박이 있는 지점을 찾는다.

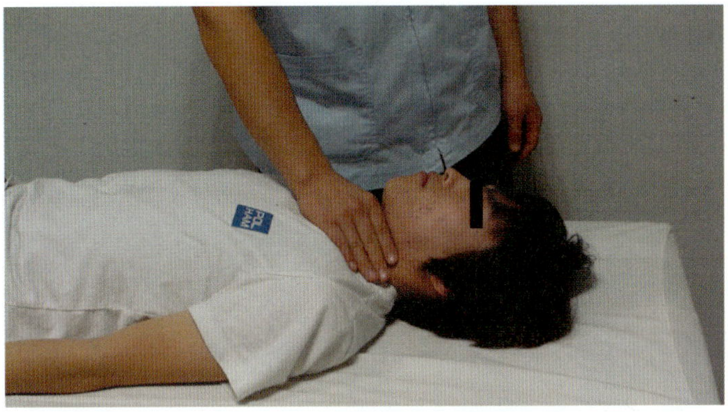

〈그림 8-13〉 Naffziger 검사

d. Valsalva 검사

Valsalva 검사는 환자에게 대변을 볼 때처럼 아랫배에 순간적인 힘을 주게 하여 나타난 통증을 평가하는 방법으로 통증이 없으면 정상이나 통증이 유발되면 경막내에 압력이 증가되어 있거나 경막 자체의 손상이 있음을 의심할 수 있다〈그림 8-14〉.

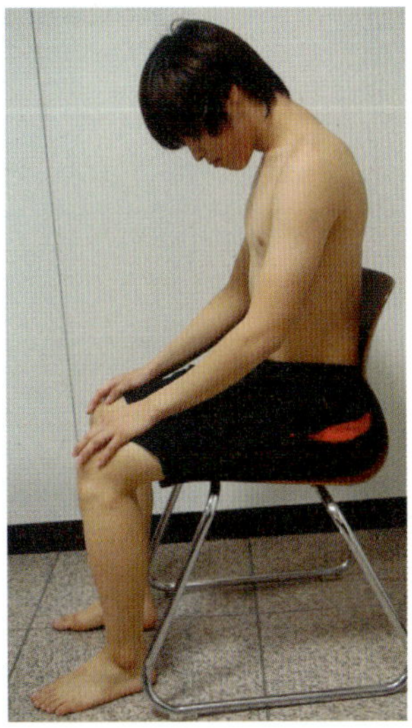

〈그림 8-14〉 Valsalva 검사

④ **신경뿌리 징후검사**

신경뿌리 징후검사(root sign test)는 탈출된 원반이 신경뿌리를 압박할 때, 침범된 신경뿌리가 지배하는 근육의 강도와 피판(근판, 경판 포함)의 감각 그리고 반사의 크기에 변화가 일어난다고 하는 원리를 이용한 평가방법으로 신경뿌리 징후검사를 실시하기 위해서는 각 신경뿌리가 지배하는 근육과, 피판, 그리고 침범된 신경뿌리를 대표하는 건반사 등에 대한 지식이 필수적이다. 예를 들어 S1에 대한 신경뿌리 징후검사를 하려고 하면 먼저 근력검사로는 긴종아리근(peroneous longus)과 짧은종아리근(peroneous brevis), 장딴지근과 가자미근, 큰볼기근을 그리고 반사검사로는 발꿈치힘줄(아킬레스건, achilles tendon)반사를 그리고 지각검사로는 발의 외측 부위와 발바닥 가쪽복사뼈 부위를 검사하는 것이 그 예이다 〈그림 8-15~18〉.

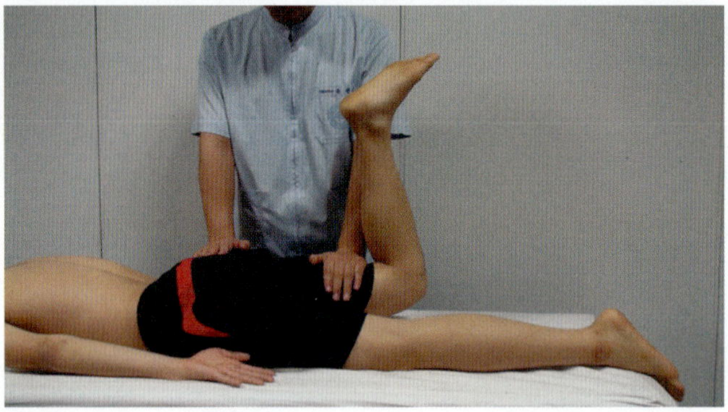

〈그림 8-15〉 큰볼기근의 근력검사

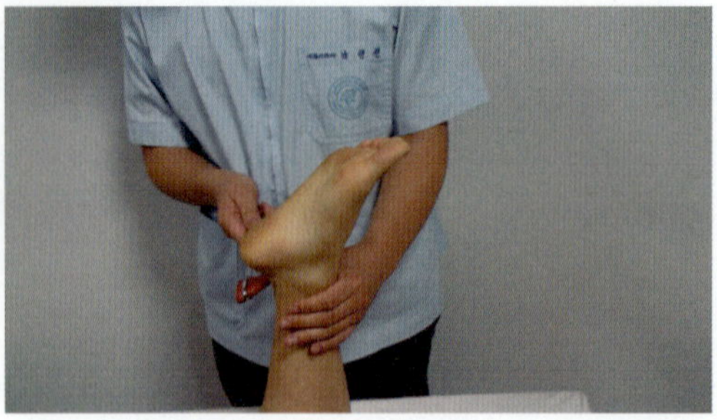

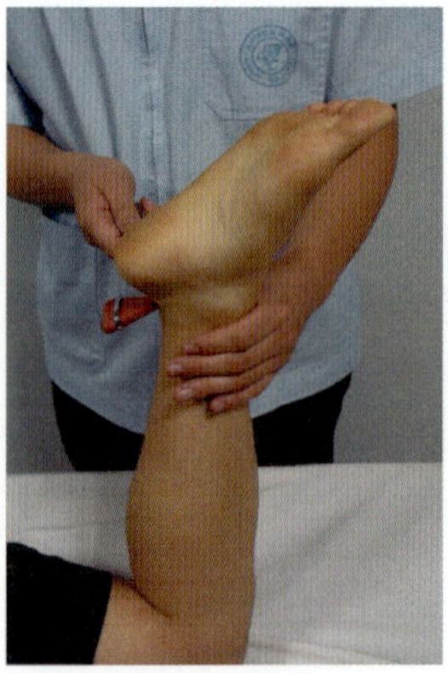

〈그림 8-16〉 발꿈치힘줄반사 검사

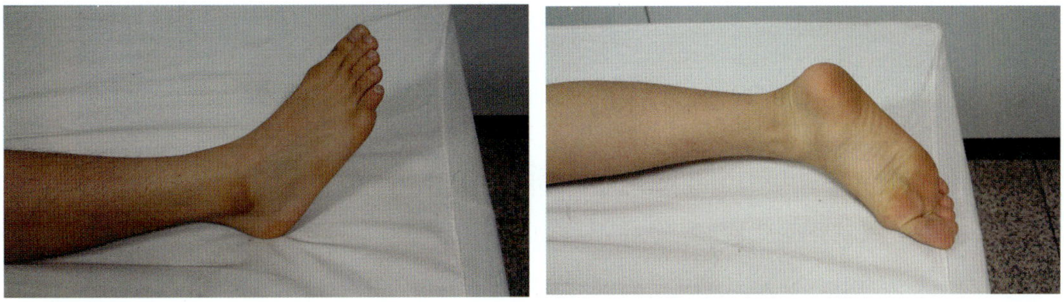

〈그림 8-17〉 S1의 지각검사

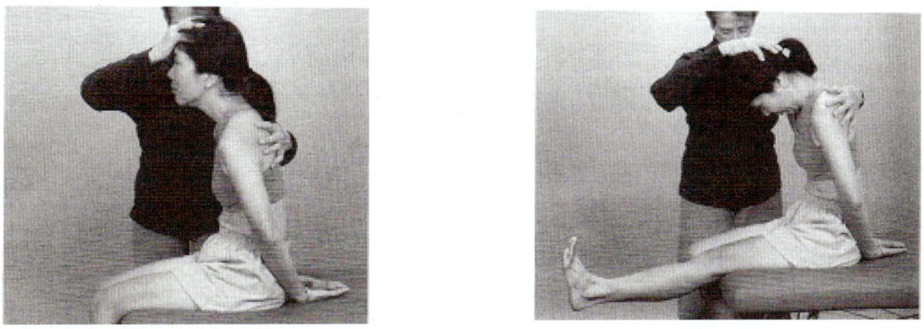

A　　　　　　　　　　　　　　B

〈그림 8-18〉 Slump Test

A. 앞으로 구부린 자세, 목뼈는 중립자세 유지. B. 목굽힘, 무릎 폄과 발목 발등굽힘. 검사결과 증상이 좌골신경통으로 나타나거나 환자가 호소했던 증상이 나타나면 양성이고 경막, 척수, 신경뿌리가 압박된 것이고 통증은 보통병변부위에서 나타난다.

4) 물리치료

원반 탈출증의 치료는 보존적 치료와 수술적 치료가 있는데 약 90 %의 환자에서는 보존적 치료로 치유가 되고 결과도 양호하기 때문에 극히 소수의 환자를 제외하고는 보존적 치료를 많이 시행한다.

(1) 보존적 치료

① 침상안정

침상안정은 급성기의 보존적 치료로써 가장 중요하다. 이 시기에는 체중과 중력에 의한 압박을 제거해줌으로써 요부에 부하가 걸리지 않도록 해주어야 한다. 침상안정을 시킬 때는 양측 무릎관절의 후방에 베개나 방석 등을 고여 엉덩관절과 무릎관절을 적당히 굽혀 주는 것이 효과적이다.

② 견인치료

침상안정과 동시에 골반견인을 함께 실시하기도 하는데 견인력은 환자의 체중이나 환자의 조건에 따라 결정한다. 견인을 실시하면 일차적으로 요부의 근경직을 완화시키고 허리뼈 전만을 감소시켜 압박을 제거함으로써 통증을 경감시킬 수 있다.

③ 정형물리치료

적응증이 될 경우 가동운동(mobilization)이나 교정운동(manipulation)을 통하여 편위된 추골이나 원반의 교정을 시행하는 것이 극적효과를 가져올 수 있다. 그러나 교정운동은 반드시 정형외과 의사나 척추 정형물리치료 정규과정을 이수한 물리치료사에 의해서만 시행되어야 한다.

④ 보조기의 착용

발병 2~4주 후 증상이 완화되면 코르셋이나 보조장구를 착용시켜 요부를 지지하고 가벼운 보행운동을 시작하여 점차 운동량을 증가시킨다. 운동량은 통증의 감소 정도에 비례하여 증가시킨다. 코르셋을 이용한 요부 지지는 급성기 치료의 연장으로 초기 증상이 감소된 후로부터 시작하여 보통 4~6주간 착용한다. 너무 장기간 사용하면 요부를 지지하는 근력이 감소하여 무력성 요통이 속발될 수 있으므로 주의를 요한다.

⑤ 기타 물리치료

안정과 견인을 실시함과 동시에 하루 1~2회 정도의 국소온열치료나 마사지 또는 단파, 극초단파, 초음파 등의 열치료를 병행하여 통증과 근경련을 완화시켜 준다. 그리고 경피신경전기자극법이나 이온도입법 등을 이용한 치료도 효과가 있다.

(2) 수술적 치료

수술의 적응증이 되는 환자는 적절한 보존적 치료를 시행했음에도 불구하고 아무런 효과가 없고 오히려 악화되는 경우나 신경압박이 심하여 방광 혹은 조임근(괄약근)의 기능에 장애가 있는 환자 등이다. 수술적 치료의 전제 조건은 정신적으로 건전하고 보상과 무관하며 조속히 완치되어 활동하기를 원하는 환자를 택하여 시행하여야 한다.

수술은 이환부의 부분 고리판 절제술(laminectomy)을 시행하고 탈출된 수핵을 제거하는 것이다. 이때 겸하여 척추고정술을 동시에 행하기도 하는데 환자의 연령, 직업 및 침범 분절의 안정도 등을 참작하여 시행하여야 한다.

2 척추앞전위증(Spondylolisthesis)

1) 정의

척추앞전위증(척추전방전위증, spnondylolisthesis)은 추체를 의미하는 척추굳음증(척추증, spondylos)과 전위의 의미를 갖는 olisthesis가 합성되어 만들어진 단어로 관절 사이(예를 들면 위관절돌기와 아래관절돌기 사이)가 해부학적으로 한쪽 또는 양측으로 미끄러져 나간 상태를 말한다〈그림 8-19〉.

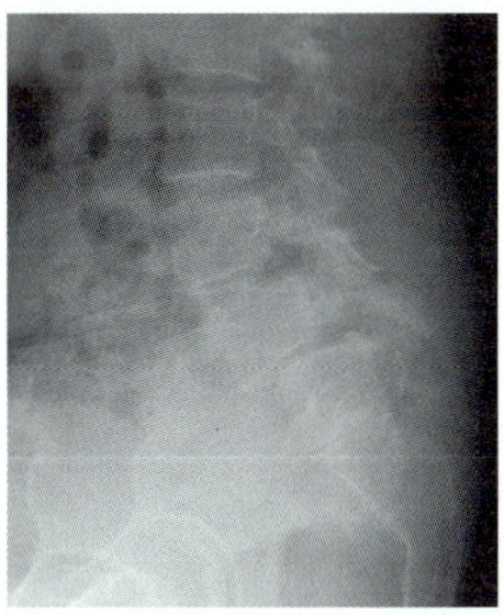

(1) L5-S1, S1에 대하여 L5가 2등급의 척추앞전위증
(2) L4-5, L5에 대하여 L4가 최소의 척추앞전위증

〈그림 8-19〉 요통과 양다리에 방사통을 갖고 있는 48세 여성 환자의 방사선 사진

척추앞전위증을 발견하게 된 역사적 배경으로는 벨기에 산부인과 의사였던 Herbineaux가 1782년 일부 분만장애를 나타내는 산모들 가운데 엉치뼈 전방에 생긴 골융기(bony prominence)가 원인으로 작용하는 것을 알아낸 후 이것을 척추처짐증(척추하수증, spondyloptosis)이라고 보고한데서부터이다. 그 후 Kilian이 척추앞전위증이란 병명을 최초로 사용한 이래 오늘에 이르고 있다.

남녀의 발생비율은 서로 비슷하며 전체 인구의 약 5%에서 발견된다고 한다. 제5 허리뼈의 관절사이 결손이 가장 흔하며 제4허리뼈가 그 다음을 차지하고 있다. 척추분리증이나 앞전위증의 원인이 불분명한 상태이나 다소 가족력의 소견을 보이고, 또 5세 미만에서는 거의 보고된 바가 없어 많은 저자들을 이들 질환이 어렸을 때 허리뼈에 가해지는 반복적인 사소한 외력에 기인된 스트레스 골절(stress fracture)의 일종으로 보는 경향이 있다.

척추앞전위증은 Newman(1963)과 Wiltse(1976)에 의해 그 종류가 분류되었는데〈표 8-2〉 일반적으로 척추분리증이나 척추앞전위증은 신경궁의 이상을 동반한다. 그러나 고리판의 관절간부(pars interarticularis) 결손이나 신경궁의 이상 없이 상하뼈돌기관절(상하척추돌기관절, apophyseal or facet joint)의 해부학적 이상으로, 늘어지거나 약화되어 상부추체가 전방 전위되는 경우도 있는데 이를 가성척추앞전위증(pseudospondylolisthesis)이라 하며 후방 전위를 할 경우는 척추뒤전위증(reverse spondylolisthesis)이라 한다.

〈표 8-2〉 척추앞전위증의 분류

Newman(1963)	Wiltse(1976)
1. 선천성앞전위증 (congenital spondylolistehsis) 2. 협부 신장형 앞전위증 (spondylolisthesis with elongated intact pars) 3. 척추분리성앞전위증 (spondylolytic spondylolisthesis) 4. 외상성(Traumatic) 5. 퇴행성(Degenerative) 6. 병력(pathological)	1. 이형성형(dysplastic type) 2. 협부형(isthmic type) 가. 협부의 결손 나. 협부의 신장형 다. 협부의 급성골절 3. 퇴행성 4. 외상성 5. 병적

2) 증상

척추분리증이나 이로 인한 추체의 앞전위는 대개 20세 이후에는 드물게 발생하며 소아에서는 통증을 포함한 이상소견은 거의 볼 수 없고 오히려 뒤넙다리근(슬괵근, hamstring muscle)의 긴장으로 자세나 보행의 이상을 보이는 수가 많은 반면 성인에서는 요통이 가장 중요한 증상이다. 이러한 임상증상은 심한 일이나 운동으로 유발되거나 더욱 악화되며 휴식

할 경우 대개 증상이 소실되는 특징을 가지고 있다.

이학적 검사상 소아에서는 뒤넙다리근의 긴장 때문에 무릎을 펴고 엉덩관절을 앞쪽 굽힘할 수 없거나 허리뼈 옆굽음증(측만증, scoliosis)을 보이기도 하나 성인에서는 심한 신경자극 증상을 보이는 경우는 드물다.

척추분리증을 확진하기 위하여 방사선 촬영을 하게 되는데 사면(oblique) 방사선 소견에서 테리어독(terrier dog) 혹은 스코트독(scotty dog) 음영(shadows) 부분(목 부분)에 개가 목걸이를 한 듯한 사선의 결손 음영이 나타나면 척추분리증이 있음을 알 수 있다. 〈그림 8-20〉은 정상적인 사람의 사면 방사선상으로 N은 가로돌기(횡돌기, transverse process)에 의해 형성된 개의 코 부분이며, S는 위관절돌기에 의해 만들어진 귀, 그리고 I는 아래관절돌기에 의해 이루어진 앞다리, 그리고 P는 관절간부를 나타낸 것이다. 〈그림 8-21〉에서 보면 A는 바로 위 척추의 아래관절돌기가 목(관절간부)을 잠식해 들어오고 가로돌기가 전방으로 미끄러짐으로써 발생한 전형적인 척추앞전위증을 나타낸 것이며, B는 전위는 일어나지 않았으나 연장(elongated)이 된 상태이고, C는 관절간부에 금이 간것을 표시한 것이다. B와 C는 아직 전위를 일으키지 않고 있으므로 척추분리증에 속한다.

한편 척주앞전위증을 진단하기 위해서는 허리뼈의 측면 방사선상, 앞전위된 추체와 상부추체의 하후관절면을 연결한 선과 상부추체의 하후관절면과 천추 상후관절면을 연결한 선이 이루는 각이 2° 이상일 경우와 3 mm 이상 벌어질 경우 이상적 의의가 있다〈그림 8-23〉.

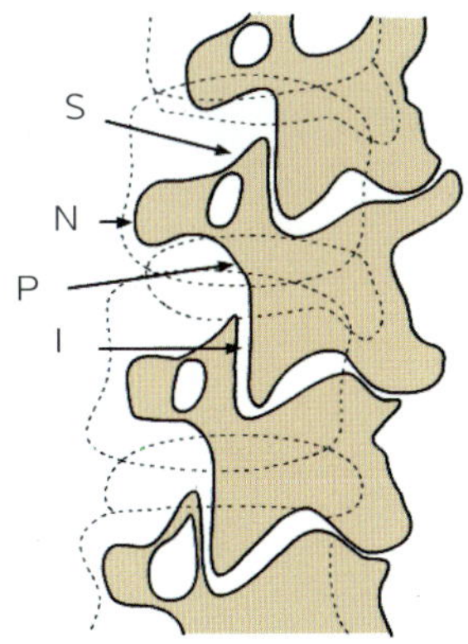

〈그림 8-20〉 정상적인 사면 영상

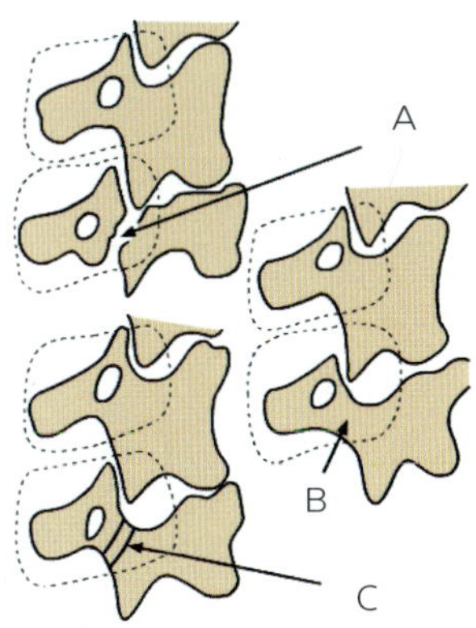

〈그림 8-21〉 척추앞전위증이 있는 환자의 사면 영상

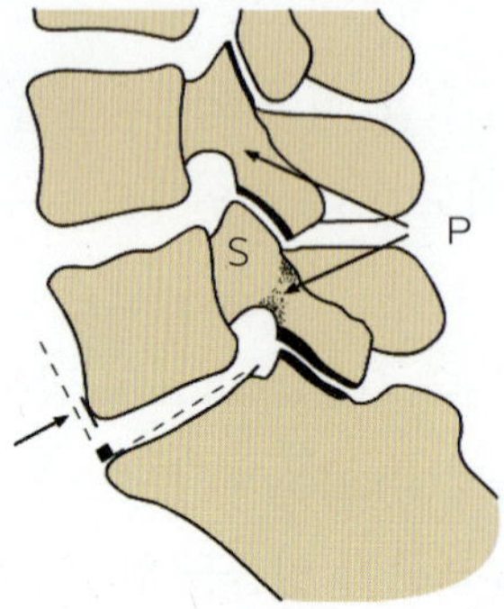

〈그림 8-22〉 척추앞전위증이 있는 환자 영상으로 엉치뼈가 전방으로 미끄러져 나갔다.

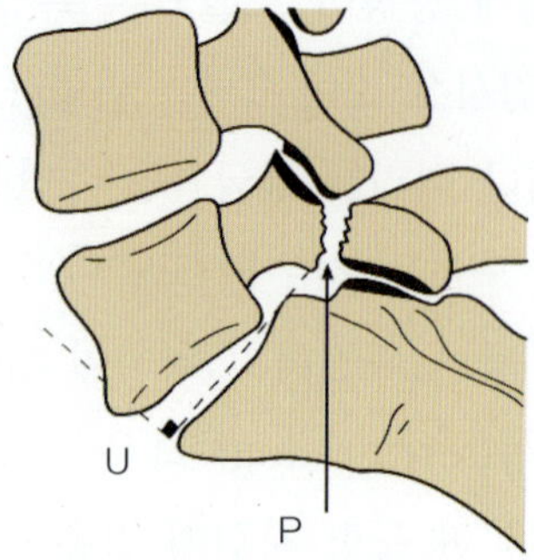

〈그림 8-23〉 L5와 S1사이에서 빈발하게 일어나는 척추앞전위증으로 관절간의 손상이 원인이다(Ullman's sign)

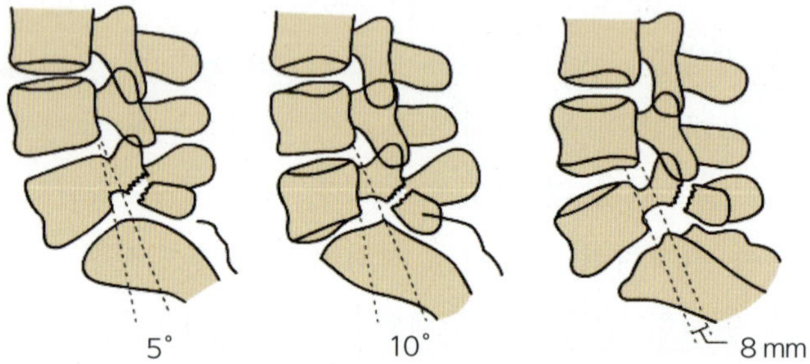

〈그림 8-24〉 척추앞전위증의 방사선 계측법(Meschan method)

또 전위의 정도를 Meyerding은 척추의 측부 엉치뼈 방사선상에서 5번째 허리뼈의 전방 전위정도에 따라 4단계로 나누었다.

1°(등급1) : 0~25%

2°(등급2) : 25~50%

3°(등급3) : 50~75%

4°(등급4) : 75% 이상

만일 전후면 사진상에서 전위가 몹시 심해서 5번째 허리뼈 추체가 엉치뼈 상면과 겹치게 되면 특징적인 Napoleon(나폴레옹) 모자 형태를 나타낸다.

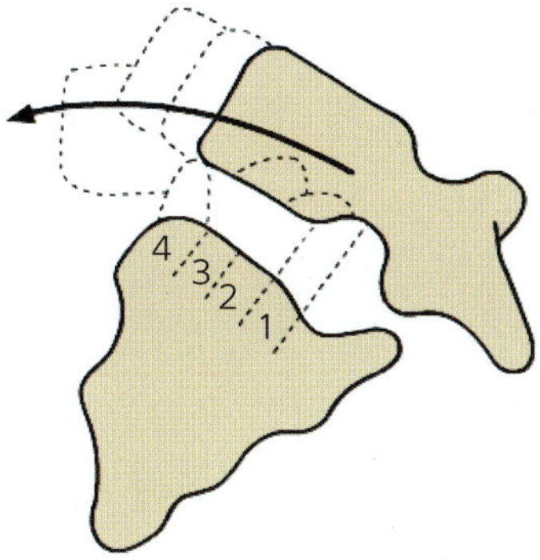

〈그림 8-25〉 Meyerding의 척추앞전위증 등급 분류법

한편 Morizaki 등은 요추 지표(lumbar index)라는 것을 고안하여 척추분리증과 척추앞전위증 등에 적용하였는데 척추분리증이나 척추앞전위증 환자의 약 58.7 %가 요추 지표 85 이하였다고 한다〈그림 8-26〉. 이것은 이들 질환이 사다리꼴(trapexoid) 추체에서 빈번하게 발생하고 있음을 암시하는 것이다.

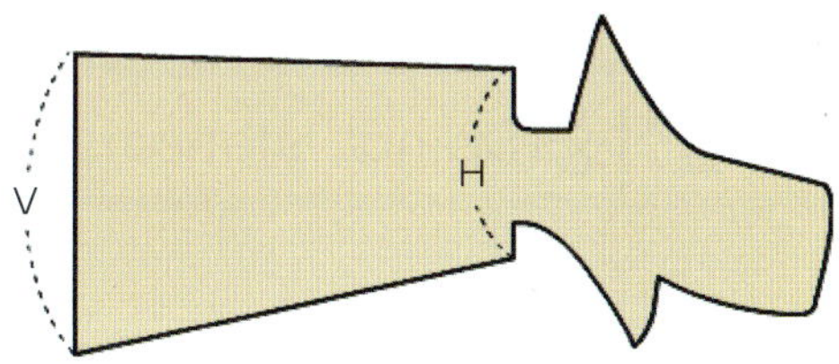

$$\frac{H}{V} \times 100\,\% = \text{lumbar index}$$

〈그림 8-26〉 허리뼈 지수

3) 물리치료

치료는 척추분리증과 척추앞전위증의 종류와 형태에 의해 달라지기는 하지만 원반탈출증에서와 마찬가지로 크게 보존적 치료와 수술적 치료로 나눈다.

(1) 보존적 치료

치료는 일차적으로 보존적 치료를 시행하며 원반탈출증에서의 보존적 치료와 거의 비슷하다. 증상이 경미하거나 불편을 느끼지 않을 경우 특별히 활동을 제한한 필요는 없으며 어린이의 경우 성장이 끝날 때까지 개월 간격으로 반복해서 검사하는 것이 필요하다. 발육 부전형과 관절 간부 신장형 척추앞전위증의 경우 증상이 경증이고 추체전위가 25 % 이하일 때는 보전적 치료의 적응증이 된다.

(2) 수술적 치료

보존적 치료에도 불구하고 통증이 계속되면 수술을 생각하게 되는데 수술여부는 매우 신중한 평가를 한 후에 결정해야 한다. 원반 탈출증에서와 마찬가지로 먼저 검사를 실시하여 신경뿌리의 긴장이나 전도장애가 있는지를 알아보아 병소부위를 결정한 후 척수강 내 조영술로 확진해야 한다. 또 원반 조영술(discography)은 고정(fusion)의 범위를 결정하는데 많은 도움을 주며 만약 5번째 허리뼈 전위부의 상방에 있는 원반이 조영술상 정상이라면 허리엉치뼈간 고정으로 충분하며(척추분리성 척주앞전위증 등에서) 50 %까지의 전위에 있어서 척추 한 분절의 고정시 가장 믿을만한 방법은 제5허리뼈의 가로돌기와 엉치뼈 날개(천추익, sacral ala)를 고정하는 것이다.

3 척추관협착증(Spinal stenosis)

1) 병 인

척추관협착증은 신경뿌리 또는 신경뿌리로 가는 혈관이 좁아진 척추관이나 신경공의 어떤 부분에서 압박을 받아서 임상증세를 나타내는 상태를 의미한다. 그러나 원반 탈출증, 원발성 혹은 이차성 종양, 감염 병소 등에 의해 야기되는 동일한 임상증상은 포함하지 않는다.

척추관 협착증은 척추관 안에 비대해진 돌출 부위가 생성되거나 뼈고정술(bony fusion) 후에 긴뼈성융기(bony eminence), 또는 Paget병, 추체 후면에 비정상적을 돌출된 증식성 돌기(spur), 선청성 척추관 협소 등이 있을 때 발생한다.

척추관 협착증은 다음과 같이 분류한다.

① 선천성 혹은 발육성 척추관 협착증(Congenital or developmental spinal stenosis): 연골무형성증(achondroplasia)

특발성(idiopathic)

② 퇴행성 척추관 협착증(Degenerative spinal stenosis) :

중심부(central)

말초부(peripheral)

변형성척추 앞전위증(Degenerative spondylolisthesis)

③ 혼합형 척추관 협착증(Mixed spinal stenosis) :

선천성

병성 척추관 협착증

원반 탈출증 등의 혼합

④ 의인성 척추관 협착증(Iatrogenic spinal stenosis) :

다른 원인에 의한 고리판 절제나 척추 고정술 후 유발된 협착증

⑤ 대사성 척추관 협착증(Metabolic spinal stenosis)

⑥ 외상성 척추관 협착증(Traumatic spinal stenosis)

⑦ 기타

2) 증상

통증은 주로 허리부위에 나타나며 편측 혹은 양측 다리에 나타나고 지속적 혹은 간헐적으로 생긴다. 일반적으로 운동에 의해서 더 악화되고 간헐적 파행(intermittent claudication)이 나타나기도 하며 종아리부위에 나타나는 특징적인 야간 통증은 수분간의 보행으로 소실된다.

이러한 증상들은 무릎을 펴면 심해지고 굽히면 소실된다. 감각의 변화는 하지의 여러 피부분절(dermatome)에 흩어져서 나타나며 다리 전체에서 나타날 수도 있다. 실제는 그렇지 않음에도 환자 자신은 다리가 차다고 느끼며 마치 고무로 만든 다리 같다고 호소한다.

운동성의 변화도 역시 여러 형태로 나타나며 대부분 하부 허리신경을 침범하나 상부 허리신경을 침범하는 예도 적지 않다. 그리고 운동에 의해 악화되며 의식상실 없이 단지 다리의 악화로 인해 주저앉게 되는 소위 “drop attack(넘어짐 발작)”이 오게 된다. 힘줄반사의 변화는 여러 부위에서 나타나며 양측에서 서로 다르게 나타날 수도 있다.

한편 하지에서 나타나는 여러 가지 증상이 말초혈관장애에서 일어나는 증상들과 비슷하기 때문에 이들을 서로 구별하여야 한다.

척추관 협착증은 방사선상에 짧고 두꺼운 고리판이 나타나거나 척추 후관절의 변성변화 또는 관절돌기가 정상보다 크고 중앙선 쪽으로 가까우며 척추관의 전후경이 감소되어 있다. 만일 다리에 통증이 있고 관절 간부에 결손이 없는 척추 앞전위증이 있으면 척추관 협착증을 동반한 병성 척추 앞전위증이 거의 틀림없다.

자각증상과 타각증상이 고리판 절제술을 고려할 정도로 심하다면 척수강내 조영술을 시행함이 좋다. 그러나 지용성(lipid-soluble) 조영제를 사용할 경우 협착이 있음에도 협착 부위가 방사선상에 나타나지 않는 경우가 많으며 특히 척수강 내와 가쪽오목(외측함요 lateral recess)에 있는 신경이 압박될 경우에 더욱 그러하므로 수용성 조영제가 많이 쓰인다.

또 최근에는 횡축성 단층촬영(trans-axial tomography)을 많이 이용하여 여러 부위별로 척추관과 신경관의 횡단면에 대한 정확한 방사선상을 얻고 아래관절 돌기나 원반의 돌출 뿐만 아니라 척추관의 전후경이나 양측 반경을 측정하는데도 결정적으로 응용된다. 〈그림 8-27〉은 척추관의 협착 정도를 결정하기위한 계산법을 나타낸 것으로 A는 양측 고리판근 사이의 거리, B는 척추관의 전-후 길이(가시돌기의 뿌리(root)까지 잰다), C는 추체의 좌우 넓이 그리고 D는 추체의 전-후 길이를 표시한 것이다. 여기서 척추 협착증을 알기 위하여 AB : CD라는 비례식을 이용하는데 이 계산의 결과가 1 : 2 혹은 1 : 4.5의 범위 내에 있으면 척추관은 정상이며 만일 이 값보다 크면 척추관 협착증을 의심할 수 있다.

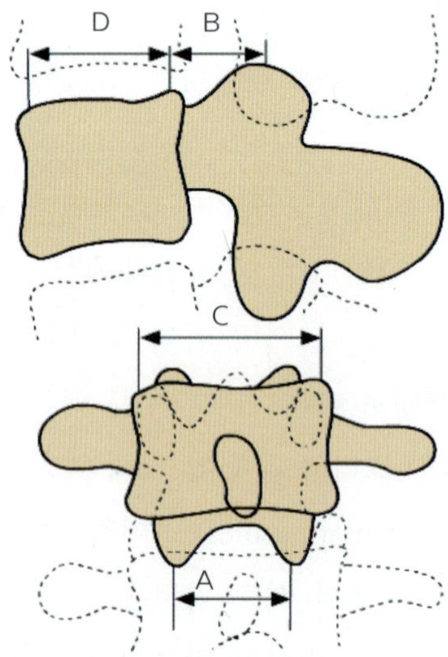

〈그림 8-27〉 척추관 협착증 여부를 알기 위한 계산법

3) 물리치료

(1) 보존적 치료

척추관 협착증의 증세가 있으면서도 수술적 치료를 요하지 않거나 방사선상에 광범위한 변성변화를 보이지만 아주 경미한 증상만을 호소하는 환자는 보존적 치료의 적응증이 된다. 보존적 치료는 다음과 같은 것들이 포함된다.

- 순환증진을 위한 온열치료
- 통증감소를 위한 전기치료
- 자세나 골반의 교정
- 허리뼈의 굽힘근 강화운동
- 허리뼈전만증을 감소시키기 위한 여러 가지 운동
- 필요할 경우 보조기의 착용

(2) 수술적 치료

보존적 치료에 반응하지 않거나 증상이 나타난 초기에 장애가 심할 경우에는 신경이나 혈관에 대한 감압 고리판 절제술(decompressive laminectomy)이 필요하게 된다. 요통만 있는 경우보다는 편측 혹은 양측 다리에 심한 통증이 같이 있을 때가 많으며 수술을 할 경우 통증이 완화되기는 하나 완전히 정상 상태로 되는 것은 아니라는 것을 환자에게 잘 설명해 주는 것이 필요하다. 감압고리판 절제수술 다음날부터 침상에서의 자유 활동을 허용하고 3~4일 이내에 보행을 시킨다. 약 10일 후부터는 수술부위의 유착을 방지하기위하여 하지거상운동이 필요하고 이후 점차 허리뼈 굽힘근 운동을 시켜 3개월 정도 되어서는 일상생활을 영위하도록 한다.

4 강직성 척추염(Ankylosing Spondylitis)

1) 정의

강직성 척추염은 "Marie-Strumpell" 또는 "Von Bechtereuis" 질병이라고 하며 골성강직을 일으키는 척추관절의 염증이다. 병의 진행은 만성이며 주로 젊은 남자에서 많이 발생한다. 초기에는 배부의 통증과 경직으로부터 시작하나 나중에는 등이 굽어 장애를 가져오게 된다.

강직성 척추염은 척추관절의 연골과 주위연골의 질환이며 척추주위인대(paravertebral lig.)에 변화가 오는데 엉치엉덩관절, 엉덩관절, 어깨관절과 같이 가동관절도 침범한다. 주로 척추에서 나타나나 약 35 %의 환자에서 손, 무릎, 발관절과 같은 말초관절에 나타나기도 한다.

원인은 아직 불명이며 오랫동안 척추염은 류마토이드 관절염 증상의 하나로 생각되어 왔으나 점차 그 임상적 증상에서 구별되었는데 큰 차이점은 강직성척추염에서는 인대의 석회화(calcification)가 온다는 것이다. 또 금 치료(gold therapy)에 류마토이드 관절염에서는 어느 정도 효과가 있으나 강직성 척추염에서는 없으며 대신 방사선치료에 반응을 보이고 류머티스 인자나 피하결절 등도 거의 없다. 강직성 척추염은 약 90 %에서 HL-A-B27 항원이 있음이 보고되었고 발병되지 않은 친척에서 약 50 %가 같은 항원을 갖고 있음이 밝혀져 가족력이 중요시 되고 있다.

2) 증상

증상은 초기에 급성 또는 만성 요통이 20대의 젊은 남자에서 특히 많이 나타난다. 통증이 주증상이고 피로감, 식욕부진, 체중감소, 미열 등이 동반되는 것이 다른 요통과의 차이점이다. 이런 통증은 점차 상행성으로 상부 척추까지 파급되고 말초관절까지 퍼지면 관절강직이 진행되어 나중에는 척주뒤굽음증(척추후만증, kyphosis), 엉덩관절과 무릎관절의 굽힘강직이 발생한다. 척주뒤굽음증은 가슴을 호기자세로 유지하게 하여 가슴우리가 때로는 50 %까지 감소하기도 한다. 방사선상으로 조기에는 엉치엉덩관절에 관절변화와 뼈엉성증, 갈비척추골간관절 및 원반 사이에 이상 소견이 오면서 골성화를 볼 수 있고 나중에는 독특한 대나 무척추(bamboo spine)의 특징을 볼 수 있다.

3) 물리치료

특효라고 할 만한 치료는 없으나 조기에 적합한 치료로 많은 환자가 변형을 줄이고 활동성 있게 생활을 할 수 있다. 초기에는 통증을 감소시키는데 주력하고 강직의 발생을 막으면서 항염증 치료를 하고 변형을 예방하고 심리적 안정을 가지도록 지도한다.

환자에게 이 질환의 성질을 설명하면서 장기간 환자의 이해와 협조가 필요하다는 것과 그래야만 질병에 동반하여 나타나는 변형이나 장애를 막을 수 있다는 신념을 가지게 하는 것도 매우 중요하다. 자세를 바로 잡기 위한 적합한 치료를 환자에게 실시하도록 한다. 그리고 치료적 운동은 온열치료 후에 특히 척추 폄근, 엉덩관절 폄근 및 벌림근, 견관절의 벌림 및 가쪽돌림과 무릎관절 폄근들의 근력증강을 위한 운동을 한다. 호흡운동은 가슴우리확장(thoracic cage dilatation)과 복식호흡(abdominal breathing) 운동을 하도록 훈련시킨다. 약물치료는 aspirin, indomethacin(25~20 mg qid), phenylbutaxone(100 mg qid) 등을 염증, 통증, 관절강직과 근경축을 감소시키기 위해 사용하며 이런 약제는 장기 복용해야 하므로 부작용을 염두에 두어야 한다. 정상적인 치료를 받을 경우 약 65%의 환자들이 정상생활을 하며 적합한 직업을 가질 수 있다.

[참고문헌]

Darlene Hertlong Randolph M. Kessler. Management of Common Musculoskeletal Disorders, LIPPINCOTT WILLIAMS & WILKINS, Philadelphia, New York, 2006

David J. Magee, Orthopedic Physical Assessment, W.B, SAUNDERS Company, Oxford, 1998; p.376

Darlene Hertlong Randolph M. Kessler. Management of Common Musculoskeletal Disorders, LIPPINCOTT WILLIAMS & WILKINS, Philadelphia, New York, 2006; p. 876

제9장 기타 근골격계 질환

1. 화상
2. 욕창
3. 뼈의 감염성 질병
4. 기타 뼈의 질병
5. 변형성 골염
6. 원발성 넙다리뼈머리 무혈관괴사

제9장 기타 근골격계 질환

1 화 상

1) 개요

화상은 열(뜨거운 물, 불꽃), 전기, 화학물질(강산, 강염기), 방사선에 의한 피부손상을 말한다. 화상은 원인, 범위, 깊이, 부위, 노출시간, 연령, 동반된 질병, 과거병력에 따라 심한 정도가 달라지며 특히 예후는 화상 범위와 깊이에 따라 결정된다.

(1) 화염에 의한 화상과 끓는 물에 의한 화상

성인에서 가장 흔하며 다양한 깊이의 손상을 입는다. 검은 가죽과 같은 전층 두께의 화상은 부분층 화상을 입은 부위에 섞여 있다. 5세 이하의 소아에서는 끓는 물 등을 엎질러서 생기는 화상이 가장 흔하다.

(2) 전기 화상

전체화상의 3 %에 불과하나 열화상보다 사망률도 높고 생존해도 심한 불구가 나타난다. 전기화상 정도는 전류의 종류, 전압 등의 요인에 따라 달라진다.

(3) 화학 화상

다른 화상과 달리 화학물질이 중화되지 않는 한 조직손상이 계속 진행된다. 조직손상의 정도는 기타 근골격계 질환 화학물질의 농도, 강도, 양, 접촉기간, 화상범위에 따라 결정된다.

2) 화상의 검사와 평가

(1) 화상의 심도에 따른 분류

화상은 1도와 2도 화상의 부분층 화상과 3도 화상의 전층 화상으로 나눌 수 있으며 손상의 심한 정도에 따라 다음과 같이 분류한다.

① 1도 화상 (홍반성)

표피층에 국한되어 발적, 종창, 통증이 있으며 1주 정도면 치유가능하다. 대부분의 일광화상은 1도 화상이다. 염증을 막기 위해 진통제와 경구 아스피린 제재 이외에는 대개 치료가 필요 없다.

② 2도 화상 (수포성)

진피층까지 침범한 부분층 화상으로 수포가 형성되며 강한 통증이 있다. 피부재생이 가능하며 이차적인 감염이 없으면 흉터 없이 치유가능하다.

③ 3도 화상 (괴사성)

피부 전층을 침범하여 주변혈관, 신경, 근육이 파괴되고 가피가 형성된다. 통증은 없으며 자연치유가 불가능하여 피부이식을 해야 한다.

(2) 화상 범위에 따른 분류

신체 전체 피부 면적에 대한 백분율로 화상의 면적을 측정하는 흔한 방법으로 9의 법칙이 있다. 총 체면적을 100 %로 하고 신체를 9등분으로 하여 머리와 목을 9 %, 앞뒤 몸통 각각을 18 %, 팔 각각을 9 %, 하지 각각을 18 %, 회음부를 1 %로 정하여 화상 입은 피부표면의 용적을 예측한다〈그림 9-1〉.

손상된 피부의 백분율은 생존 가능성에 영향을 준다. 신체면적의 70 %에 2도 화상을 입은 경우는 대부분 살 수 있지만, 50 %의 3도 화상을 입은 경우 거의 살아날 수 없다.

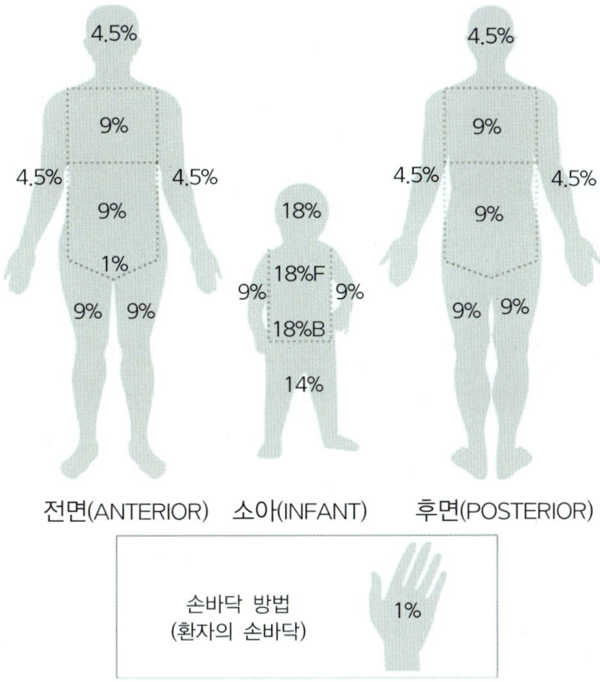

〈그림 9-1〉 화상: 9의 법칙

3) 치료의 일반적인 원칙

심한 화상환자에게 제공되는 치료과정은 응급기, 급성기 그리고 재활기의 3단계로 구분된다.

(1) 응급기

응급기란 화상으로 인해 발생될 수 있는 즉각적인 문제를 해결하기 위해 필요한 기간으로 화상 후 24~48시간을 의미한다. 이 시기에 응급처치의 목적은 상해에 대한 전신적 반응을 관리하고, 동반된 손상이나 화상 상처관리 등이다. 초기 처치는 기도를 유지시키고, 호흡과 순환을 돕는 일이다.

(2) 급성기(Acute period)

급성기란 응급기 말부터 시작하여 화상상처가 치유되기까지 시기로써 환자 상해정도에 따라 이 기간은 다양하다. 피부 부분화상 시, 급성기는 10~20일 정도 소요되며 신체 대부분에 피부 전층화상을 입어 피부 이식수술이 요구되는 경우에는 적어도 수개월이 소요되기도 한다. 이 시기에는 감염관리 및 매일 화상상처를 닦아주고 기계적인 박리(debridement) 처치를 하여 가피를 제거함으로써 피부 완전성을 증진시킨다.

(3) 재활기(Rehabilitation period)

물리치료는 입원 당시부터 시작하지만, 치료의 제3단계로서 재활은 화상 범위가 체표면적의 20 %미만으로 감소되었을 때 시작된다. 치료의 끝은 환자가 퇴원 후 최적의 신체적 적응과 정서적 적응수준에 이르기까지 설정하며, 길게 2~5년이 걸릴 수 있다.

일반적인 원칙은 다음과 같다.

① 신체 가동성의 증진 및 적절한 자세 유지

환자 관절 구축 방지를 위하여 적절한 자세를 유지할 수 있도록 한다. 또한 급성 화상 시 환자는 통증으로 인하여 구부린 자세를 유지하려 하므로, 이를 방지할 수 있도록 자세, 부목, 운동 등을 이용한다.

② 운동과 보행(Ambulation)

구축을 예방하고 교정하기 위한 운동은 환자가 안정되면 곧 시작한다. 능동적 운동과 가볍게 압박을 가하는 운동이 선호된다. 수동운동은 치료자에 의해 정상운동 범위까지 관절운동이 이행되도록 유지되어야 한다. 능동보조운동은 환자가 운동을 하고자 하는 의욕이 떨어질 때에도 시작할 수 있다. 가벼운 폄 운동도 구축을 막기 위해 전 관절에서 실시한다. 보행은 하지체중부하가 가능할 때 시작한다. 피부 이식을 받은 부위에 대해서 7~14일 동안 운동은 피하는 것이 좋다.

2 욕창(Pressure Sore)

1) 개요

욕창은 신체의 일정한 부위(주로 뼈 돌출부)에 압력 혹은 마찰과 응전력이 결합한 압력이 지속적 또는 반복적으로 가해짐으로써 모세혈관의 순환장애로 인한 허혈성 조직괴사로 생기는 피부나 하부 조직의 손상 상태를 말한다(National Pressure Ulcer Advisory Panel, 2007). 욕창 단계는 다음과 같이 4단계로 분류한다. 1단계는 피부에 홍반 생성, 2단계는 피부 박리, 수포 형성, 표피와 진피 일부 소실 3단계는 피부의 전층 소실로, 피하지방층이나 근막까지 도달하는 정도이고, 4단계: 근육이나 뼈가 돌출될 때를 의미한다.

2) 원인

욕창 발생의 가장 중요한 직접적인 원인은 정상 혈액순환 보다 높은 압력이 장시간 지속적으로 가해지는 것이다. 일반적으로 30 mmHg 이상의 압력은 모세혈관의 혈류 장애를 일으키고 연부조직의 손상을 가져와, 간질의 부종과 국소 출혈이 표피와 진피의 괴사에 이르게 한다. 압력에 대한 민감성을 높이는 중요 위험인자로 마찰과 응전력, 기동성, 발생부위의 습한 정도와 온도, 마비 유무, 감각의 존재 유무, 영양상태, 당뇨, 전신 감염 등의 전신 질환, 의식의 유무 등이 있다(대한창상학회, 2008).

3) 호발부위

누워 있을 때 장기간 압력을 받는 뒤통수부위(occiput), 어깨뼈가시(spine of scapular), 큰돌기(greater trochanter), 뒤꿈치(heel) 혹은 뼈의 융기부에 주로 발생한다.

4) 물리치료

욕창의 가장 좋은 치료는 예방이다. 이를 위해 침대에 누워 지내는 환자, 의자에서만 지내는 환자, 휠체어에 탄 환자에게 뼈 융기부가 압력을 받지 않도록 매 2시간마다 체위를 변경한다. 욕창예방을 위해서는 활동을 증가시켜 압력을 줄이는 것 이외에 피부는 건조하고 청결하게 유지시켜 병원균의 성장을 억제하고 피부가 벗겨지는 것을 막아주기 위해 자주 로션을 바르고 강한 비누는 피한다. 충분한 단백질과 열량이 포함된 균형 잡힌 식사는 피부 문제를 예방하는데 중요하다. 물침대, 공기침대의 이용과 적절한 베개이용이 유용하다. 또한 환자의 운동을 통해 침상 안정 시간을 줄이도록 한다.

3 뼈의 감염성 질병

증상의 발현 기간에 따라 급성, 아급성 및 만성으로 분류하여 감염 기전에 따라 외인성(exogenous) 및 혈행성으로 분류한다.

1) 화농성 감염(Pyogenic Infections); 뼈속질염(Osteomyelitis)

(1) 개요

뼈속질염(골수염 osteomyelitis)은 어린이나 사춘기의 젊은 연령층(10~14세)에서 빈발한다. 보통 남자가 여자보다 침범빈도가 높으며 미생물이 골조직에 직접 혹은 간접 침입하여 발생한다. 정강뼈의 상단, 넙다리뼈의 하단, 위팔뼈 상단, 노뼈(요골), 자뼈(척골), 종아리뼈(비골), 손허리뼈(중수골), 발목뼈(중족골)에 주로 침범한다.

(2) 증상

열 및 통증을 수반하고, 심한 팽윤이 나타날 수 있다. 표재성 뼈에 침범이 있을 경우에는 초기에 나타나나, 심부 뼈 침범이 있을 때는 후기에 나타난다. 침범된 뼈 위의 피부 변화가 나타나는데 처음에는 하얗고 나중에는 붉어진다.

(3) 분류

① **급성 혈행성 골수염**(Acute Hematogenous Osteomyelitis)

유아 및 성장기의 소아, 특히 남아에서 3~4배 호발한다. 성장이 빠르고 부피가 큰 장골의 골간단에 주로 발생한다.

넙다리뼈 하단부 및 정강뼈 상단부를 가장 흔히 침범한다.

② **아급성 골수염**(Subacute Osteomyelitis)

급격한 증상의 발현 없이 경미한 통증이 2주 이상 지속된 경우로, 천천히 진행하며 급성에 비해 발열 등의 전신 증상은 거의 없다. 이는 체내 저항력, 약화된 병원균이나 초기의 항생제 투여에 의한 것으로 여겨지고 있다.

③ **만성 골수염**(Chronic Osteomyelitis)

급성 골수염 초기의 부적절한 치료로 인하여 병변이 지속되거나 재발하는 경우와 외상 또는 수술에 의한 골 감염이 만성적으로 지속되는 경우 등이다. 부골, 골구 및 피부의 배농동(draining sinus)이나 누공의 형성은 만성 골수염의 특징이라 할 수 있다.

국소의 통증, 압통, 종창 및 운동 제한이 있고 흔히 배농 등을 통해 농이 배출되며 재발과 치유가 반복된다. 방사선 소견 상 국소적 음영 감소 및 경화, 부골 및 골구의 형성을 흔히 볼 수 있다.

④ **브로디 농양**(Brodie's abscess)

정강뼈에 흔히 발생하는 만성 골수염의 한 형태이고, 아급성 또는 만성 골수염의 국소형이다. 청소년 및 젊은 성인의 하지 장골 특히 정강뼈 하단부에 가장 흔히 발생한다. 약 50%에서 황색 포도상구균이 배양된다. 전형적인 경우 농양이 섬유성 조직과 경화 골로 이루어진 벽으로 둘러싸여 있어 골종양과 감별을 요한다.

(4) 병리적 변화

① 염증은 일반적으로 골단연골(epiphysical cartilage) 가까이에서부터 시작되는데 이것은 새로운 연부조직들이 세균성장을 위한 좋은 장소를 제공하기 때문이다.
② 농양이 형성되고 감염이 점차적으로 골간의 골수강까지 확산되어 나중에는 골막에 근접한 골단판을 따라 측방까지 퍼진다〈그림 9-2, 9-3〉.
③ 고름이 형성되면 뼈의 괴사가 일어난다. 그러나 고름을 외과적으로 제거해주면 뼈는 다시 자라면서 재생된다.

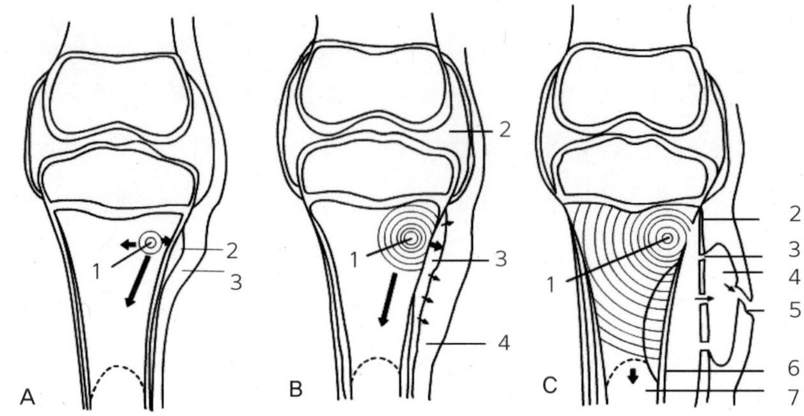

〈그림 9-2〉 정강뼈의 상단에서 발생한 급성 혈행성 뼈속질염(acute hematogenous osteomyelitis) 의 확산경로

A. 1(초기 감염 후 확산이 가능한 3방향), 2(뼈막부종), 3(연부조직의 부종)

B. 1(처음 감염된 부위의 크기가 증가됨), 2(무릎관절 내로 염증의 유출이 있으나 감염의 직접적인 확장은 없음), 3(뼈막밑 농양), 4(연부조직에 봉소염(dellulitis)

C. 1(골수염 부위의 확장), 2(뼈막 거상), 3(감염이 뼈막을 침투하여 형성), 4(연부조직 농양), 5(농양이 피부표면으로 유출), 6(골 괴사부위에 분리뼈조각(sequestrate)의 형성), 7(뼈강으로 감염의 확산)

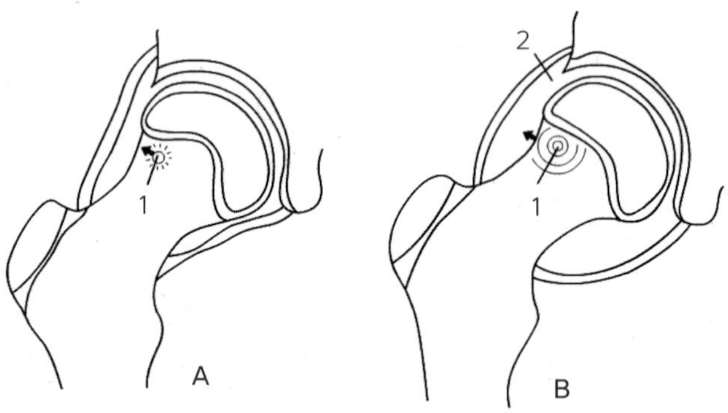

〈그림 9-3〉 어린아이에 있어서 넙다리뼈 상단에 발생한 급성 혈행성 뼈속질염의 확산경로

A. 1(뼈몸통끝에 발생한 초기 감염부위)

B. 1(감염의 중심이 직접 뼈몸통끝 겉질(metaphyseal cortex)을 통하여 확산), 2(엉덩관절의 윤활공간(synovial cavity))

(5) 예후와 합병증

관절의 골단 전위나 일시적인 골절이 병적으로 발생할 수 있다.
간, 비장, 신장, 심장과 같은 기관에 침범이 있을 수 있다.
양측 사지 길이에 차이가 있을 수 있다.

(6) 치료

감염과 관리에 치료 목적을 두며 안정이 매우 중요하다. 급성기에는 감염을 관리할 수 있는 항생제를 투여하면서 고름이 있을 경우 절개하여 고름을 배출시키고 괴사 골은 제거해준다. 상처가 아문지 오래되지 않았거나 아직 덜 아문 경우에 물리치료는 아주 부드럽고 신중하게 시작하는 것이 중요하다. 마사지를 할 경우에는 윤활막염이나 관절염에서와 같이 처음부터 환부에 멀리 떨어진 곳에서 시작하고 며칠 정도 지난 다음 환부에 접근한다.

능동운동은 처음부터 강조되나 감염을 재발시킬 위험이 있는 기간 동안에는 힘을 주어서 시키지 않는다. 상처가 아문지 오래된 경우에는 우선 근력 증강운동이 필요하다. 만약 관절에 골성 강직(bony ankylosis)이 있다면 운동을 시도하는 것은 무의미하기 때문에 강직이 온 상태에서 가능한 한 정확한 보행이나 행동을 할 수 있도록 가르쳐 준다. 만약 강직이 섬유성이라면 정형물리치료에 의하여 구축이나 유착을 풀어주는 운동치료를 실시하는데, 감염이 재발하지 않는다는 보장이 있어야 한다. 전기치료로는 아연의 이온도입법이나 자외선 조사가 치유촉진에 도움이 될 수 있고, 와류욕(whirlpool bath)이나 초음파 치료는 유착조직을 깨뜨리는데 효과가 있다.

2) 결핵성 감염(Tuberculosis of Bone and Joint); 골관절 결핵

(1) 개요

골관절의 결핵은 결핵균(Mycobacterium tuberculosis)에 의해 발생되는 골관절의 만성 염증성 질환이다. 대부분 폐 또는 임파절 등 다른 장기의 결핵으로부터 결핵균이 혈류를 통해 이동하여 발생된다.

척추 결핵(tuberculosis of spine)은 가장 흔한 골관절 결핵이다. 그 다음으로는 체중 부하 관절(weight-bearing joint)에 호발한다. 장관골에 발생한 결핵은 뼈몸통끝(골간단, metaphysis), 짧은 뼈(short bone)에서는 뼈몸통(골간, diaphysis), 편평골(flat bone)에서는 골막하 부위에서 시작하는 것이 일반적이다.

(2) 임상 증상

골관절 결핵은 서서히 발병한다. 서서히 나타나는 잠행성 미열, 피로감, 체중 감소 등의 전신 증상이 나타날 수 있다. 식욕 부진, 체중 감소, 야간 발한, 피곤, 빈혈 등의 증세와 함께 국소 관절에는 활막염에 의한 종창, 열감, 경도의 통증과 압통이 나타난다.

국소증상 및 소견으로는 활액막 염증으로 인한 국소 부종 및 온감, 경도의 통증과 압통, 근육의 경련, 야간통(night pain), 관절 운동 장애, 관절 구축, 골파괴 및 성장 장애로 인한 변형, 한냉 농양에 의한 증상 및 만성 배농성(draining sinus) 형성, 파행, 조기에 심하게 나타나는 근위축 등이 나타날 수 있다. 척추 결핵의 경우 마비가 동반될 수 있다.

(3) 분류

① **척추 결핵(결핵성 척추염**, Tuberculos Spondylitis, Pott's Disease, Spinal Caries)

일명 Pott씨 병이라 불리며 호발 부위는 하부등뼈 및 허리뼈부위로 약 50 %가 허리뼈에, 40 %가 등뼈에, 10 %가 목뼈와 엉치뼈에 발생한다.

척추 변병이 진행되면서 척추 결핵으로 하반신 마비가 오는 경우도 있는데 이를 특히 Pott마비(Pott's Paraplegia)라고 부른다. 골의 침범은 척추체의 먼쪽 1/2과 그 아래에 위치한 척추체의 몸쪽 1/2을 침범하는 것이 일반적인데 그것은 분절 혈관(segmental vessel)의 발생학적 분포 때문이다.

신경 증세로는 발목뼈관절 간대성 경련(ankle clonus)이 가장 먼저 나타나는 소견이며, 다음 운동마비가 나타나고 후에 지각 신경 장애가 나타난다. 운동 마비는 근력 약화, 경련성 마비(spastic paralysis), 깊은힘줄반사(DTR)항진, 협조 운동 불능(incoordination), 폄 근력 약화, 굽힘 근력 약화, 배뇨, 배변 장애, 마지막으로 이완성마비(flaccid paralysis)로 진행된다.

Pott 삼증후군(Pott's symptom triad)은 척추 뒤굽음 변형, 한냉 농양, 척추 마비를 말한다.

② **말초 관절의 결핵**(Tuberculosis of Peripheral Joints)

사지의 말초 관절에 발생하는 결핵은, 체중 부하 관절에 흔하다. 이중 가장 흔히 침범되는 관절은 엉덩관절이며, 이후 무릎관절, 발목 관절, 발의 순서로 발생한다.

③ **결핵성 관절염**(Tuberculous Arthritis)

관절 활막이나 연골하골에서 병변이 시작하여 관절 연골과 관절 주위 연부 조직과 골 조직으로 병소가 확산되면서 관절 파괴가 초래되는 경우이다.

(4) 병리적 변화

결핵균이 혈류를 타고 골관절에 이동되면 연골밑뼈(subchondral bone)이나 골간단부를 침범한다.

병소 주변에서 저혈성 괴사 조직이 액화되어 진한 우유 빛의 특징적인 농양을 형성하는데 흔히 괴사 골편을 함유하고 있다. 이 농양은 열감, 통증 등 급성 소견을 보이지 않으므로 결핵성 농양 또는 한냉 농양(cold abscess)이라고 부른다. 이는 병변 주위의 근막, 신경, 혈관을 따라 흘러서 피하 농양을 형성하여 나중에는 피부를 뚫고 배농성 누공을 형성할 수 있다.

결핵성 농은 육안상 우유 빛에 치즈가 섞인 것 같은 건락성 물질이 혼재되어 있다. 따라서 결핵병변의 조직학적 특징은 건락성 괴사(caseation necrosis)와 결핵 결절의 형성이라고 할 수 있다.

(5) 치료

치료의 가장 주된 목적으로 결핵균을 없애고 와해된 척추의 안정성을 도모하여 병변이 더 이상 진행되지 않도록 하는 것이다. 일반적인 치료는 안정, 생활환경의 개선, 영양 보완과 동시에 견인 및 석고를 이용한 병소의 고정과 함께 항결핵제 투여가 원칙이다. 수술적 치료로 병소의 농양과 괴사 조직을 제거하여 병소에 혈액 공급을 원활하게 함으로써 항결핵제의 투과 효과를 증가시켜 치료를 보다 효율적으로 할 수 있다.

4 기타 뼈의 질병

1) 뼈엉성증(골다공증; Osteoporosis)

(1) 개요

세계보건기구(WHO)는 "뼈엉성증을 골량의 감소와 미세구조의 이상을 특징으로 하는 전신적인 골격계질환으로 결과적으로 뼈가 약해져서 부러지기 쉬운 상태가 되는 질환"으로 정의하고 있다. 뼈엉성증이란 뼈모세포(골아세포, osteoblast)의 기능부전이나 대사성 질환으로 인하여 뼈기질(bone matrix)이 감소되어 뼈의 양이 저하된 것으로 피질골이 얇아지고 골소주의 수량과 크기가 감소된다.

(2) 원인

뼈엉성증의 중요한 두 가지 위험인자는 청장년기에 낮게 형성된 최대 골량과 노화 및 폐경으로 인한 빠른 골 소실이다. 그 외의 위험인자는 정확히 밝혀지지 않았으나, 다음과 같은 원인이 작용하는 것으로 밝혀졌다〈표 9-1〉.

〈표 9-1〉 뼈엉성증의 위험인자

1) 유전적 요인	2) 생활습관 및 영양	3) 질병	4) 약제
① 백인 또는 아시아인 ② 어머니의 골절병력 ③ 작은체구 ④ 45세이하의 조기폐경	① 지속되는 이차무월경 ② 흡연 ③ 과도한 알코올섭취 ④ 비활동성 ⑤ 지속된활동저하 ⑥ 저체중	① 신경성무식욕증 ② 소화흡수장애 ③ 부갑상선기능항진증 ④ 갑상선기능항진증 ⑤ 성선기능저하증 ⑥ 유즙분비종양 ⑦ 쿠씽씨병 ⑧ 골형성부전증 ⑨ 류마티스관절염 ⑩ 만성폐쇄성폐질환 ⑪ 만성신경장애 ⑫ 만성신부전증 ⑬ 당뇨병 ⑭ 장기이식후	① 글루코코르티코이드 사용 ② 갑상선호르몬의 과다 사용 ③ 항응고제 ④ 항암제 ⑤ 항전간제 ⑥ 인산결합제산제

(3) 분류

뼈엉성증은 일차성과 이차성 뼈엉성증으로 분류된다. 일차성 뼈엉성증 또는 원발성 뼈엉성증은 폐경으로 인한 제1형 뼈엉성증과 노화로 인한 제2형 뼈엉성증으로 편의상 분류하지만 거의 같은 시기에 병합되어 진행되므로 정확히 분류하기 어렵다.

① 일차성 뼈엉성증

- 1형 뼈엉성증: 폐경 후 여성에게 영향을 주는 것으로 주로 골재형성 시스템에서 에스트로겐결핍의 영향으로 생긴 골손실의 속도가 가속화된 결과이다. 해면뼈(cancellous bone)와 겉질뼈(cortical bone)에서 뼈 질량의 손실이 있으며, 해면뼈에서 좀 더 빨리 손실된다. 척추뼈, 허리뼈 말단 부분의 골절은 뼈엉성증의 흔한 증상이다.
- 2형 뼈엉성증: 연령과 관련된 뼈엉성증은 영양 상태와 노화진행과 관련된 요인 때문에 해면뼈와 피질뼈 두부분의 골질량이 서서히 감소되는 특징을 갖는다. 척추골절과 엉덩관절 골절(hip fracture) 둘 다 노인들에게 일반적 증상이다. 노화와 관련 없는 위험인자로는 유전적요인과 생활습관이 있다.

② 이차성 뼈엉성증

이차성 뼈엉성증은 최대골량의 획득에 지장을 주거나 부가적인 유골량의 감소를 일으키는 질환이나 약물에 노출되어 초래되는 뼈엉성증을 말한다. 이차성 뼈엉성증도 임상적으로 뚜렷한 특징이 없는 경우가 많기 때문에 발병의 정도, 기전, 특성 등 전반적인 연구 및 각 질환별로 뼈엉성증에 대한 위험 인자의 판별 방법 등에 대한 연구가 적다. 고정(immobilization), 갑상선기능항진증(hyperthyroidism), 부갑상선 기능항진증(hyperparathyroidism), 류마티스 관절염이나 약물, 특히 글루코코르티코이드 요법에 의한 것으로 구별해서 주의 깊게 조사해야 한다.

(4) 임상적 소견 및 증상

1. 초기에는 방사선 상에 별다른 증상이 나타나지 않으나 무기질이 30~40 % 정도 감소되면 나타날 수 있다. 그러나 단순 방사선 촬영만 가지고는 진단하기 어려울 수 있다.
2. 초기에는 척추부위의 둔통과 잦은 피로감이 나타난다.
3. 장관골보다 척추에서 먼저 광범위하게 골의 소실이 나타난다.
4. 원반이 추체의 종말판(end plate)을 압박하여 대구물고기 척추(codfish spine)가 나타날 수 있다.

5. 노인성 뼈엉성증에서는 골소주와 골피질의 두께가 동시에 감소하여 골수강이 넓어진 것처럼 보인다.
6. 작은 외상에도 쉽게 골절된다.

(5) 치료

뼈엉성증이 일단 발생하면 원래 상태로 치유하는 것은 어렵지만 뼈엉성증을 정확히 평가하여 환자에게 자세히 설명해 주고 원인을 제거할 수 있는 경우 원인을 제거할 수 있는 방법을 환자에게 처방하여 준다.

일반적으로 골절이 호발 부위는 척추, 넙다리뼈목부위, 노뼈 먼쪽부, 갈비뼈 등이므로 이들 부위에 대한 적절한 보호가 필요하며 환자 스스로도 주의하게 한다. 체중부하가 가능할 경우 체중부하운동을 권장하고, 장기간 침상안정을 피하고 조기에 보조기나 기타 기구를 이용한 보행을 하는 것이 좋다.

5 변형성 골염(Paget disease, Osteitis deformans)

1) 개요

Papet's disease(파젯 병)은 1877년 James Paget가 변형성 골염(osteitis deforman)으로 처음 명명된 질환으로 뼈의 비정상적인 재형성이 과도하게 나타나 병변을 일으키게 된다. 파젯병은 중년기나 중년기 이후에 나타나는 만성적이고 서서히 진행하는 골격계 질환이다. 특징은 골 흡수나 형성이 빠르게 진행되어 뼈가 비정상적으로 비후되고 약화됨으로써 변형을 초래하는 것이다.

2) 원인

파젯 병은 유전에 의해 발병하거나 환경요인, 감염, 내분비 장애 또는 자가면역질환 등과 관련된다는 여러 가지 설이 있으나 아직 확실하게 보고된 것은 없다.

파젯 병 환자의 25~40 %에서 가족력이 있는 것으로 보고되어 있고, 최근 파젯 병 환자의 파골세포 속에서 바이러스 포함물 입자(viral inclusion particle)가 발견된다는 바이러스성 감염이 원인이라는 보고도 있지만 아직 알려지지 않았다.

3) 임상적 소견 및 증상

- 파젯 병은 중년기나 중년기 이후에 나타나는 만성적이고 서서히 진행하는 골격계 질환으로 대부분의 경우 환자가 느끼는 자각증상이 없다.
- 증상이 있는 경우 뼈의 통증 및 압통, 체온상승이 나타난다. 뼈의 통증은 주로 밤에 더욱 심하며, 신체 모든 부위의 뼈에 통증이 나타날 수 있다. 또한 골반이나 대퇴부 뼈에 침범을 하면 엉덩부위의 통증을 수반하게 된다.
- 뼈가 부서지기 쉬워 골절이 잘되며, 뼈의 변형, 관절부위의 관절염이 진행되며, 뼈의 거대화로 신경부위가 압박되어 감각이나, 운동의 소실을 나타내기도 한다.
- 뼈의 변형 중 특히 확대된 머리뼈, 척주뒤굽음증, 휘어진 팔다리의 장골 변형을 특징으로 한다.
- 뼈의 변형으로 관절부위의 통증이 나타나며 운동범위가 감소한다.
- 근육의 허약, 하반신마비, 척수손상과 함께 관련되어 나타나는 감각의 소실 등이 나타날 수 있다.

4) 치료

확실한 원인이 밝혀지지 않았기 때문에 아직까지 이 질환을 위한 근본적인 치료법은 없다. 아스피린이나 calcitonin, diphosphonate 등과 같은 약물이 쓰이고 있지만 특별한 치료효과를 기대하기 어렵다.

6 원발성 넙다리뼈머리 무혈관괴사

(대퇴골두 무혈성 괴사, Legg-Calve-Perthes disease)

1) 개요

1910년경 Legg, Calve 그리고 Perthes 라는 사람이 각각 이름을 붙여 이들의 이름을 따게 되어 일명 L.C.P.병이라 불리기도 한다. 4~8세의 소아에서 주로 발생하며 넙다리뼈머리에 혈류가 공급이 안되어 골두가 괴사되는 병을 말하며 엉덩관절이 파괴되어 2차성 골관절염을 유발하는 질환의 총칭이다. 성인의 넙다리뼈머리 괴사에서와 달리 자연 재생된 후 골두가 편평하게 변형되기 때문에 편평고(coxa plana)라고 불린다. 약 4 : 1의 빈도로 남아가 여아보다 호발하며 10~20 %에서 양측성으로 발생한다. 약 10~20 %에서 가족력이 있으나 확실한 유전적 소인은 없다고도 하며, 둔위 혹은 횡위 같은 자궁내의 비정상적인 자세와 높은 연관성이 있다고 한다. 일반적으로 환아는 발육이 부진하고 키가 작은 편이며 뼈 연령(bone age)은 생물학적 연령(chronological)보다 약 2년 정도 늦은 경우가 많다

2) 증상

- 파행, 통증은 보통 활동 시에 나타나며 샅굴부위(inguinal area)뿐만 아니라 넙다리뼈 전내측, 무릎관절 연관통이 나타나기도 한다.
- Patrick 검사시 양성으로 나타나고, 엉덩관절의 벌림(abduction)과 안쪽돌림(internal rotation)의 제한이 있다.
- Trendelenburg 검사시 양성으로 나타날 수 있다.
- 침범된 쪽 하지 길이가 짧아진 경우가 많다.
- 혈액검사시에 모두 정상이다.
- 방사선 상에 최초로 나타나는 이상 소견은 골두의 골화 중심이 정상 측에 비해 작고 관절 간격이 증가되는 것이다.
- Head-within-a head sign이 나타난다.
- 질병이 진행됨에 따라 괴사 부위의 음영이 증가하고 균열화가 나타난다.

3) 원발성 넙다리뼈머리 무혈관 괴사(Legg-Calve-Perthes disease)의 분류

카데랄 분류(catteral classification)와 솔더-톰슨분류(salter-Thompson classification)법이 있으며〈그림 9-4〉, 카데랄은 골단 흡수가 최대일 때 넙다리뼈머리의 방사선학적 소견을 근거로 하는 4군의 분류체계를 기술하였다. 전체 환자의 약 60% 정도는 특별한 치료를 하지 않아도 예후가 양호한 편인데 카데랄 제1군이나 7세 이하의 카데랄 제 2군이 대부분 여기에 속한다. 그러나 카데랄 제3군과 4군 및 8세 이상의 제 2군 특히 골두 위험 징후가 있는 경우에는 절구(acetabulum)내 유치해야 될 대상이 된다〈그림 9-5〉.

- 카데랄 제 1군의 소견: 골단 전방에 국한된 연골하 골절이다.
- 카데랄 제 2군의 소견: 골단 외측 경계가 건실한 것이다.
- 카데랄 제 3군의 소견: 골단의 외측 경계가 침범된 것이다.
- 카데랄 제 4군의 소견: 골두 전체의 침범이다.

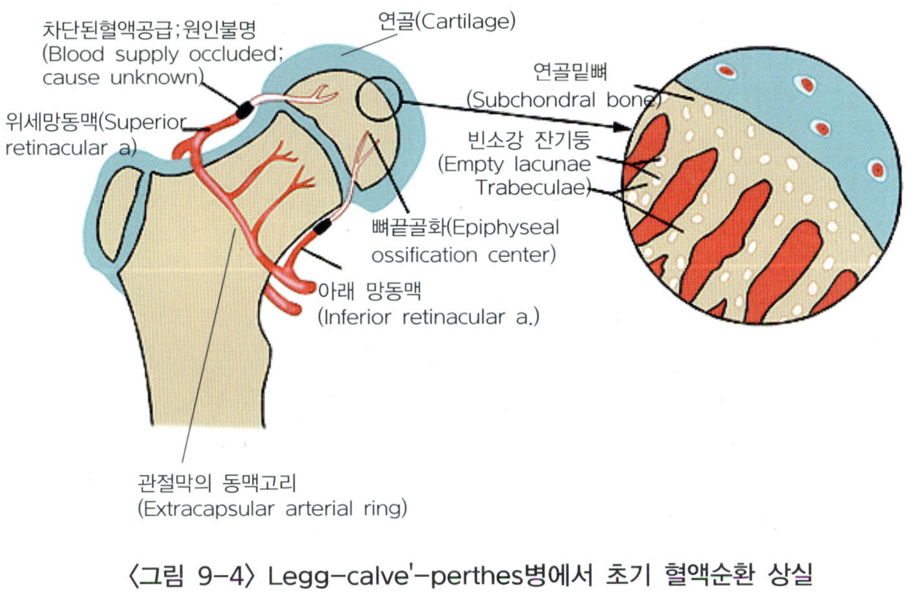

〈그림 9-4〉 Legg-calve'-perthes병에서 초기 혈액순환 상실

연골밑골절(Subchondral fracture)

앞뒤방사선(A)
뼈끝으로 확대되지 않아
연골밑골절이 보이지 않는다.

On anteroposterior radiograph (A), subchondral fracture not visible because it does not extend over top of epiphysis

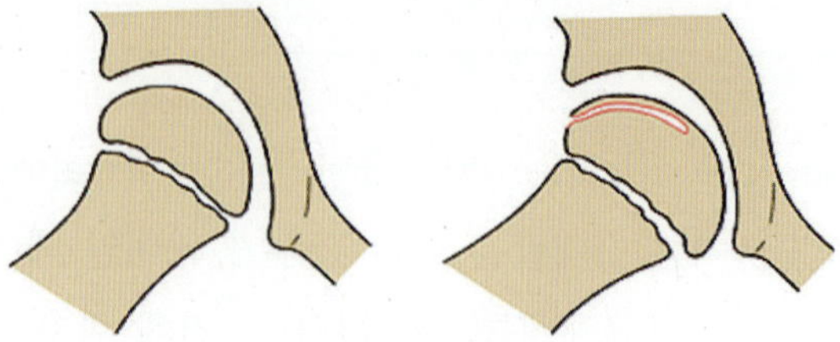

개구리다리(B)
연골밑골절이 보이지만
뼈끝 앞부위가 막혀있다.

On frog-leg radiograph (B), fracture visible but confined to anterior portion of epiphysis

최대흡수단계(Maximum resorption stage)

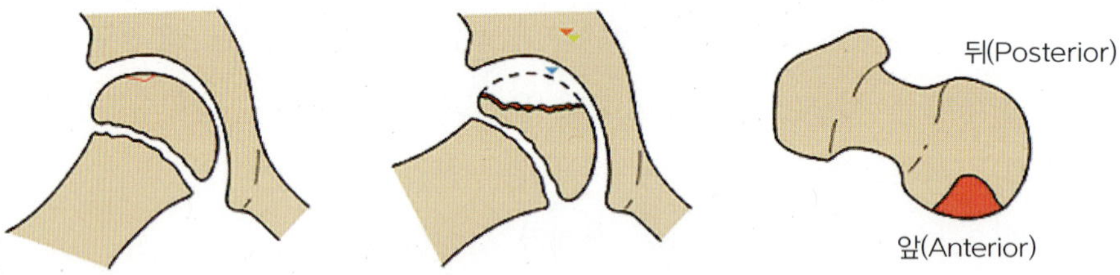

앞뒤방사선(C)
흡수부위가 보이지 않거나 약간
보인다.

On anteroposterior radiograph (C), area of resorption not visible or only slightly visible

개구리다리 방사선(D)
분명한 흡수, 연골밑 골절 아래부위가
막혀있다.

On frog-leg radiograph (D), resorption apparent, confined to area under subchondral fracture

위보기에서, 앞부위의 흡수만 보인다.

Superior view shows area of resorption involving only anterior portion of epiphysis

연골밑골절(Subchondral fracture)

앞뒤 방사선(E)
뼈끝 중앙부위의 연골밑골절이
보이지만 중앙 또는 가쪽으로
확대되지 않았다.

On anteroposterior radiograph (E), subchondral fracture of central portion of epiphysis visible but no medial or lateral extension seen

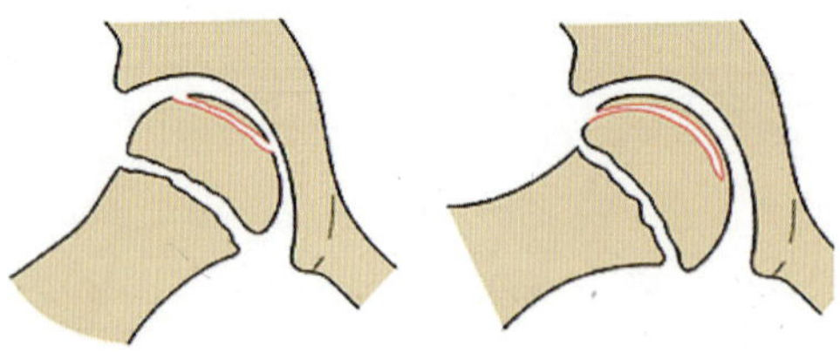

개구리다리 방사선(F)
앞쪽으로 골절이 확대되고
뒤쪽 뼈끝이 보인다.

On frog-leg radiograph (F), extension of fracture through anterior and part of posterior portions of epiphysis visible

최대흡수단계(Maximum resorption stage)

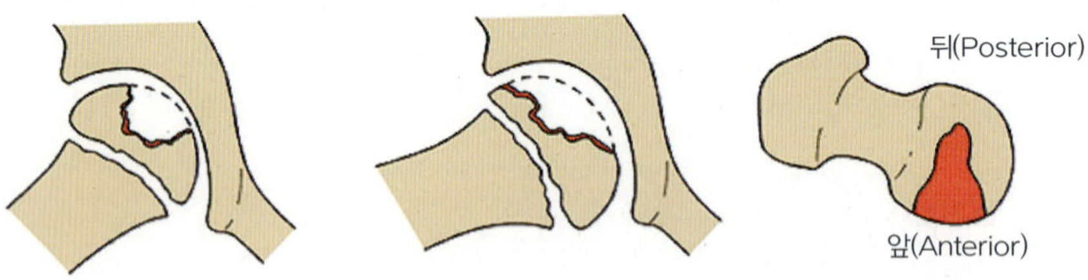

앞뒤 보기(G)
앞쪽과 위쪽 흡수

On anteroposterior view(G), resorption of anterior and port of superior portions of epiphysis visible

개구리다리 방사선(H)
뼈끝밑의 전체 흡수

On frog-leg radiograph (H), resorption of entire area of epiphysis underlying sub-chondral fracture visible

위 보기에서
확대된 흡수가 보인다.

Superior view shows extent of resorption

〈그림 9-5〉 Catteral 1군과 2군

연골밑골절(subchondral fracture)

앞뒤방사선(I)
연골 골절이 뼈끝의 안쪽과 가쪽으로 확대된 것이 보인다.

On anteroposterior radiograph (I), subchondral fracture visible extending through lateral and into medial portions of epiphysis

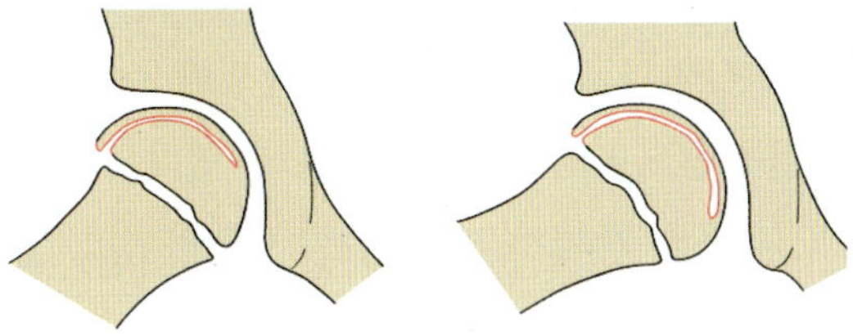

개구리다리 방사선(J)
뼈끝 뒤쪽 골절이 확대되어 보인다.

On frog-leg radiograph (J), extension of fracture into posterior of epiphysis visible

최대흡수단계(Maximum resorption stage)

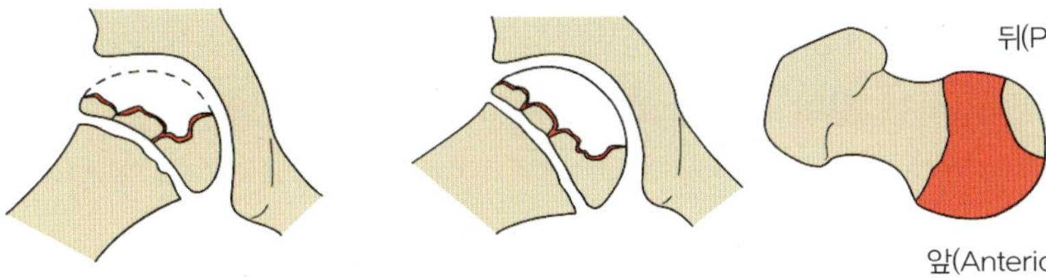

앞뒤방사선(K) 뼈끝 중앙과 가쪽 영역의 흡수를 나타난다.

On anteroposterior radiograph (K), resorption of central and lateral areas of epiphysis apparent

개구리다리 방사선(L) 흡수가 전 영역에서 나타나는데 골절에 의해 이전 생긴 경계부위에서 흡수가 나타난다. 단지 뒤 작은 부위에

On frog-leg radiograph (L), resorption of entire area previously demarcated by fracture visible. Only small portion of posterior area preserved

위 보기에서 확대된 흡수가 보임

Superior view shows extent of resporption

연골밑골절(Subchondral fracture)

앞뒤방사선(M) 연골 밑 골절이 확대가 뼈끝의 전 돔을 통해 나타난다.

On anteroposterior radiograph (M), extension of subchondral fracture through entire dome of epiphysis apparent

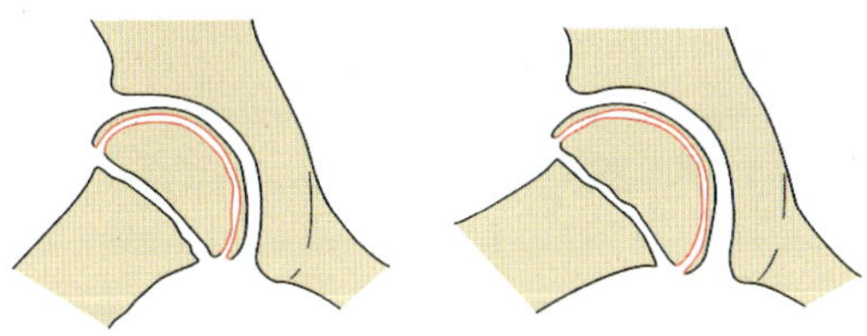

개구리다리 방사선(N) 골절의 확대가 뼈끝의 전 돔을 통해 역시 나타난다.

On frog-leg radiograph (N), extension of fracture through entire dome of epiphysis also apparent

최대흡수단계(Maximum resorption stage)

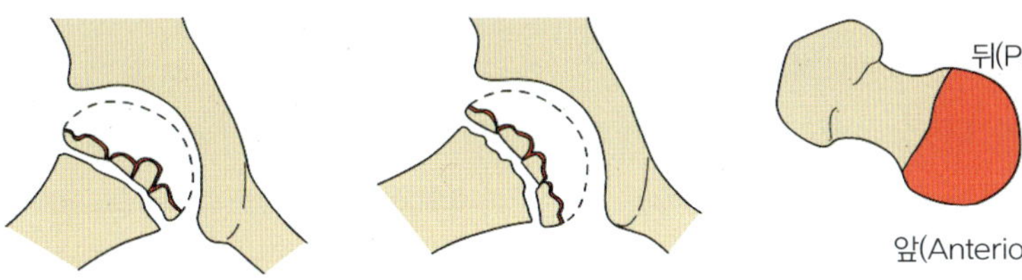

앞뒤방사선(O) 넓다리뼈 머리의 뼈 끝 완전 흡수

On anteroposterior radiograph (O), complete resorption of capital femoral epiphysis apparent

개구리다리 방사선(P) 뼈 끝 완전 흡수를 역시 보임

On frog-leg radiograph (P), complete resorption of epiphysis also apparent

위 보기에서 뼈끝 전체가 흡수보임

Superior view shows resorption of entire epiphysis

〈그림 9-6〉 Catteral 3군과 4군

4) 치료

가장 중요한 치료목표는 질병의 진행 과정에서 발생할 수 있는 골두의 변형과 성장 장애를 방지함으로써 퇴행성관절염으로의 이행을 막는데 있다.

질환 초기에는 원래의 관절을 유지하는 방법을 사용하지만 질환이 진행되었을 경우에는 인공관절치환술 등 엉덩관절을 희생하는 수술을 시행한다. 조기발견과 조기치료가 가장 중요하다.

물리치료시 이전에는 가능한 한 체중부하를 금지함으로써 골두에 가해지는 부하를 줄여 골두의 변형을 방지하는 것이 좋다고 하였으나, 장기적인 침상안정은 뼈엉성증을 유발하거나 근위축, 등굽이의 소실, 요로 결석 등과 같은 부작용을 가져옴으로 오히려 체중부하를 선호하는 사람이 많아지게 되었다.

치료의 첫 번째 단계는 엉덩관절의 운동범위를 완전히 회복시키는 것이고, 두 번째 단계는 골두를 절구(acetabulam) 내에 잘 유치시켜 유지하는 것인데 이 때 체중부하를 제한할 필요는 없으나 엉덩관절의 운동범위는 완전하게 유지되도록 해야 한다. 기타 보조기를 사용하여 고정하는 방법이 있다.

7 퇴행성 척추염(Degenerative Spondylitis)

(1) 정의

일반적으로 비만형의 40대 이후에 많이 발생하며 여성보다는 남성에서 훨씬 더 많고 류마티스성관절염이나 강직성 척추염보다 발생빈도가 높다. 척추 중에서는 특히 허리뼈에 빈발하고 중요한 원인적 인자로는 허리를 계속 사용하므로 생길 수 있는 반복적인 사소한 외상이나 자세의 이상 등이 있으며 골절 및 탈구, 원반탈출증, 추체의 기형 등이 원인이 된다.

(2) 증상

사소한 외상이나 타박(strain)을 받은 경우에도 허리부위에 통증을 호소하고 경직을 초래하게 되며 이러한 경직은 아침에 일어나려고 할 때 특히 현저하게 느낄 수 있다. 통증은 척수 신경근의 압박 결과로 가슴부위나 배부위, 다리나 팔 등으로 확산되게 된다.

환자의 배부위나 허리부위를 관찰하여 보면 근육의 경련, 운동장애, 운동 시의 통증을 호소하나 이에 비하여 압통은 적은 편이다. 동시에 허리뼈의 기형, 특히 옆굽음증(scoliosis)을 보이고 허리뼈의 앞굽음(요추부 전만)이 약간 감소하는 경향을 보인다.

주된 병변은 추간관절에서 발생되며 관절연골은 마모되고 엷어지나 골성강직은 일어나지 않는다. 아울러 추체의 전외방에 골극을 형성하게 되고 차차 병변이 진행하게 되면 추체는 높이가 낮아지고 주위에 많은 신생골이 형성되어 소위 "bridging and leaf formation"을 하게 된다. 이와 같은 변화는 요통을 호소하지 않는 노인층의 상당수에서도 방사선상을 볼 수 있고 특히 체중이 무거운 사람에서는 더욱 현저하다. 류마티스성 관절염, 신경병증성 관절질환, Paget병 등과는 감별하여야 한다.

(3) 물리치료

척추의 골관절염 치료는 철저한 휴식과 운동의 제한이 중요하다. 통증이 현저할 때는 아스피린을 투여하거나 국소에 온열치료나 마사지를 실시해주는 것이 좋다. 비만증 환자는 식이요법을 실시하며 통증을 경감시키고 재발을 예방하기 위해서는 잘 맞는 보조기의 착용도 필요하다. 또 방사선상에 몇 개의 추체에 국한된 골변화로 국소에 통증이 현저하거나 보존적 치료에 의해서 만족할 만한 효과를 얻을 수 없는 경우에는 척추고정술을 실시한다.

제10장 절단(Amputation)

1. 병인과 종류
2. 절단 후의 처치와 합병증
3. 절단에 대한 물리치료

제10장

절단(Amputation)

절단이란 재활을 목적으로 팔다리의 일부를 잘라내는 것을 말하며, 절단 중에서 관절 부분을 잘라내는 것은 특별히 관절이단(관절분리절단, disarticulation)이라고 한다. 절단은 외과적 수술 중에서 가장 오래된 기술이고, 마취기술이 발달된 이후에 급신장하여 세계 1, 2차 세계 대전으로 인해 더욱 발전을 거듭하였다. 의술의 발달과 첨단의 의수족 등이 개발됨으로서 절단자의 불편을 해소하는데 크게 기여하고는 있지만 일단 절단하고 나면 영구적인 장애를 남기게 됨으로 담당의사는 절단에 앞서 모든 상황을 충분히 고려하여 결정하여야 한다. 과거의 절단은 외상이 가장 많았으나 현재는 혈관질환에 의한 절단이 가장 많고 외상이나 종양에 의한 절단은 감소하는 추세이다. 팔다리 절단을 구분해 볼 때, 다리의 절단이 10배 정도 많고, 팔의 절단에 있어서 주요원인은 외상, 선천적 기형, 말초혈관질환, 종양의 순이고, 다리의 절단에 있어서 주요원인은 말초혈관 질환, 외상, 감염, 종양, 선천적 기형 등의 순이다.

절단환자의 재활에는 물리치료사의 역할이 매우 중요한데 크게 절단 전 물리치료와 절단 후 물리치료로 나누어진다. 여기에서는 먼저 절단의 병인과 종류, 절단 증상과 합병증에 대해서 알아보고 절단수술 전 후의 물리치료에 대해서 서술하고자 한다.

1 병인과 종류

1) 병인

절단의 원인은 다음과 같은 것들을 들 수 있다.

(1) 말초혈관장애(Peripheral Vascular Disease: PVD)

PVD의 원인은 폐쇄동맥경화(폐색성동맥경화증, arteriosclerosis obliterans), 당뇨병, 폐쇄혈전혈관염(폐색성혈전성혈관염, thromboangitis obliterans, Bürger's disease), 동맥류(aneurysm), 동정맥샛길(동정맥루, arteriovenous fistura) 등이 있고 이러한 원인으로 인해 혈관이 변화하고 혈전를 일으킨다든지 괴사 또는 괴저를 일으켜서 절단하지 않으면 안 되는 상태로 된다.

혈전증(thrombosis)은 혈관 안을 흐르는 혈액이 점차 국소적으로 응고하는 병적상태이며, 이 때의 혈액응고물질을 혈전이라 한다. 장기간 앉은 자세로 있거나 침상안정으로 인한 고정시나 종양 등으로 인한 압박이나 쇼크와 같은 저혈압이 장기간 지속되어 혈류속도가 감소되거나, 죽상동맥경화증(atherosclerosis)이나 종양 등에 의해 혈관의 내피세포가 손상되면 혈소판이 혈관내벽에 부착하기 쉬워 혈전이 형성될 수 있고, 혈소판이나 피브리노겐이 증가되거나 에스트로겐, 탈수, 임신, 분만, 악성 질병, 혈액응고질병 등에 의해 혈액의 응집성이 증가되면 혈전이 생기기 쉽다. 혈전의 종류에는 혈소판 부착 후 백혈구가 부착되어 장기간에 걸쳐 서서히 생기는 백색혈전(white thrombus)이 있으며 또 단기간에 형성되어 석출된 섬유소에 다수의 적혈구와 소수의 백혈구 및 혈소판이 부착되어 생기는 적색혈전(red thrombus), 그리고 백색과 적색혈전이 혼합되며 가장 많은 혈전인 혼합혈전(mixed thrombus) 등이 있다. 혈전증에는 심장성 혈전증, 동맥성 혈전증, 정맥성 혈전증, 수술 후 혈전증, 산욕성 혈전증(postpartum thrombosis), 모세혈관성 혈전증 등이 있다.

색전증(embolism)은 혈액 내를 떠다니는 색전이 머물러 혈관을 막아 생기는 병적상태이고, 색전은 혈액 내에 유동하는 물질덩어리인데 이것은 대체로 혈전의 파편이지만 이외에도 죽상판, 감염성 심내막염 같은 심판막증식증, 종양 등의 파편일 수도 있고, 분만 시의 양수, 골절 시 지방 등일 수도 있다. 색전증에는 혈전의 파편에 의해 생기는 혈전성 색전증, 종양

세포가 혈류에 유입되어 생기는 종양 색전증, 골절이나 골수염이 있을 때 지방이 상처를 입은 정맥 내에 음압에 의해 유입되어 생기는 지방 색전증, 외상 또는 천자 시에 부주의로 음압에 의해 공기가 정맥에 주입되어 생기는 공기 색전증, 공기 중의 질소가 어떤 경로로 혈액에 유입되어 생기는 가스 색전증 등이 있다.

경색(infarction)은 혈관폐색으로 혈액공급이 원활하지 않아 조직이 괴사하는 병적상태로 혈관폐색은 색전증에 의해 주로 일어나며 괴사는 응고괴사와 액화괴사가 있다.

동맥경화증(arteriosclerosis)은 노화에 관련되거나 고혈압으로 인해 혈관이 비후 혹은 증식해서 지방질이나 칼슘 등이 침착해서 동맥의 벽이 두꺼워지고 탄력성이 감소되는 모든 질환의 총칭이다. 이로 인하여 혈관의 확대, 혈전의 형성, 폐쇄, 협착을 일으킨다. 종류로는 대동맥 죽상경화증(atherosclerosis), 관상동맥경화증(coronary arteriosclerosis), 뇌동맥경화증(cerebral arteriosclerosis), 세동맥경화증(arteriole arterio-sclerosis) 등이 있다.

당뇨병(diabetes)은 인슐린 양의 부족으로 혈액 중의 포도당(혈당)이 정상인보다 그 농도가 높아져서 소변에 포도당을 배출하는 만성질환으로서, 원인은 이자의 랑게르한스섬(Langerhans islets)의 베타세포에서 분비하는 인슐린의 부족, 뇌하수체엽, 부신, 갑상샘 등 내분비샘의 기능항진, 중추신경 특히 시상하부의 손상 등의 인자들이 상호작용해서 일어나는 것으로 생각되어지고 있다. 대체로 병인은 유전적 소인이다. 서양에서는 당뇨병 환자의 절반이 절단을 일으키는 것으로 알려져 있다. 당뇨병으로 인한 말초신경장애가 생기면 심부통이 감소하므로 발에 부가적인 외상이 일어나기 쉽다. 진행에 따라 말초혈관에 장애를 일으켜 괴사에 이르는 경우도 많다. 외상이 반복되면 발목관절이나 발부위에 신경장애성 관절증을 일으켜 이것이 절단의 원인이 되는 일도 있다.

폐쇄혈전혈관염(폐색성혈전성혈관염 thromboangitis obliterans, Bürger's disease)은 팔다리의 중동맥이나 소동맥 및 정맥에 폐쇄를 일으키는 염증성 질환이다. 초기에는 운동 시 혈액순환이 감소되어 근육의 피로감, 통증과 함께 피부의 냉감 및 부종이 발생한다. 점진적으로 휴식 시에도 통증이 일어나고 피부궤양 및 괴사를 동반한다.

동맥류(aneurysm)는 동맥 혈관의 벽이 비정상적으로 확장된 병리상태로서 죽상 동맥경화증이나 매독, 급성감염 등으로 인해 대동맥이나 오금동맥에 주로 호발하는 진성 동맥류와 외상이나 수술시에 동맥사고로 인해 호발하는 가성 동맥류가 있다.

동정맥샛길(동정맥루, arteriovenous fistula)은 동맥과 정맥이 모세관의 관여 없이 직접 연결된 비정상적인 통로 발육장애로서 동맥류의 파열, 혈관염, 관통손상, 기형 등으로 발생할 수 있으며 동맥과 정맥 사이에 비정상 교통, 즉 동정맥 샛길이 발생하는 상태를 말한다.

위의 원인들로 인해서 색전, 혈전 압박, 파괴 등에 의해 혈행 장애를 일으키고, 저혈 혹은 허혈이나 감염 등으로 인해 먼쪽부의 세포괴사나 괴저를 일으켜 심해지면 절단은 불가피하게 된다.

(2) 외상(Trauma)

교통사고, 각종 재해사고, 전상(총상) 등에 의해 개방성의 복잡골절, 골수염, 광범위의 피부결손, 신경장애 등을 수반한 경우 환자의 잔류기능과 삶의 질을 고려해서 절단할 것인가 보존할 것인가를 결정한다. 이 때 국소의 병적상태, 관절구축, 신경장애, 그리고 사회복귀까지의 재활에 필요한 기간 등이 결정인자가 되고, 이것은 나라마다 차이가 있으나 그 간에 드는 의료비의 경제적 문제도 무시할 수는 없다. 그러나 외상 중에서도 생명과 관련이 있는 감염증(가스 괴저나 폐혈증 등)은 절단을 주저해서는 안 된다.

(3) 악성종양

골종양 중에 골육종이 가장 흔하고, 연골육종, 거세포육종, 섬유육종 등을 들 수 있다.

(4) 기타

감염, 신경손상, 변형 등에 의해서도 절단할 수가 있다.

2) 절단의 종류

(1) 팔의 절단

팔의 절단은 가능한 팔을 길게 남겨놓을수록 수술 후 기능이 좋다. 즉 환자 자신의 팔 길이가 길수록 운동이나 촉각, 위치감각 등이 많이 잔존해서 의지 장착 후 굽힘과 폄 및 회전 그리고 기타 섬세한 운동이 가능하게 된다. 팔의 절단은 절단 부위에 따라 다음과 같이 분류한다.

ⓐ **손절단(Hand amputation)**

손이나 손가락 절단 시에는 절단단(amputation stump)의 탄력성과 촉감이 유지되어야 한다. 특히 엄지(thumb)는 손의 기능에서 가장 중요함으로 길게 남길 수 있도록 최선을 다해야 한다. 엄지를 절단할 수밖에 없을 때는 집게손가락을 엄지에 이행하는 것(지이행

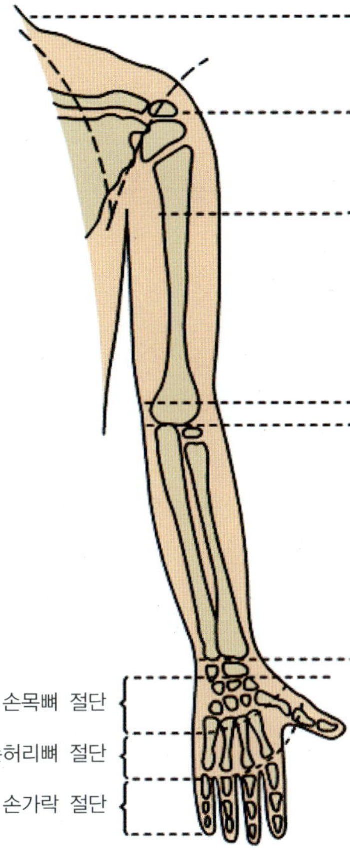

〈그림 10-1〉 팔의 절단

술)도 고려해 보아야 한다. 가로손허리뼈 절단(trans-metacarpal amputation)은 손목관절(radiocarpal joint)이 보존되어 손목관절의 굽힘, 신장운동이 가능함으로 보다 유리하게 된다.

ⓑ **손목관절 이단**(Wrist disarticulation)

손목관절 이단은 손목관절 부위에서 절단한 것으로 먼쪽 노자관절(distal radioulnar joint)이 살아남음으로써 의지 장착 후 안쪽돌림과 가쪽돌림이 가능하여 매우 유리하다.

ⓒ **아래팔 절단**(Below elbow amputation)

아래팔 절단도 가능한 길이를 길게 보존해야 하는데 이 때 아래팔 전체길이의 55 % 이상을 보존하면 긴 아래팔 절단, 35~55 %를 남기면 짧은 아래팔 절단, 35 % 이하를 남기면 매우 짧은 아래팔 절단이라고 한다. 아래팔 의지를 착용하기 위해서는 최소한 3.5~5 cm 정도의 길이는 보존해야 한다.

ⓓ **팔꿈치관절 이단**(Elbow disarticulation)

팔꿈치 관절 부위를 절단하는 것으로 팔굽관절 이단도 위팔절단에 비해서는 매우 유리하다. 왜냐하면 관절융기위 부위(supracondylar area)의 넓은 부위로 의지를 고정할 수 있으므로 위팔의 회전을 수의적으로 조절할 수 있게 되기 때문이다.

ⓔ **위팔 절단**(Above elbow amputation)

위팔 절단은 관절융기위 부위(supracondylar area)부터 겨드랑이(액와) 주름(axilla fold) 사이에서 절단하는 것으로 위팔뼈 길이의 50 % 이상을 보존하면 긴 위팔 절단, 30~50 %를 보존하면 짧은 절단, 30 % 이하를 남기면 어깨(견)관절 이단과 동일하게 취급한다. 왜냐하면 30 % 이하를 남긴 경우에는 어깨관절 이단에서와 같이 위팔(상완)의지의 소켓을 착용할 수 없기 때문이다.

ⓕ **어깨부위-가슴우리 절단**(Forequarter amputation)

위팔뼈 몸쪽 부위의 절단이나 어깨관절 이단, 어깨부위-가슴우리 절단 등은 절단 후 외모가 흉할 뿐만 아니라 의지를 장착하여도 기능은 많이 제한된다.

(2) 다리의 절단

팔다리 절단의 85 % 정도가 다리에서 시행되는데 이 중에서도 다리 절단이 약 50 %, 넙다리 절단이 약 35 %를 차지한다. 이 때 다리 절단 환자의 약 90 % 이상이 성공적으로 의지를 사용하는데 비해 넙다리 절단 환자는 약 25 % 만이 의지를 성공적으로 사용한다. 그러므로 절단부위를 가능한 먼쪽 부위로 하는 것이 중요하다고 할 수 있다.

ⓐ **발 절단**(Foot amputation)

발의 절단에는 발허리뼈(metatarsal bone) 절단(midtarsal amputation), 발목뼈(tarsal bone)와 발허리뼈(metatarsal bone) 사이를 절단하는 Lisfranc 절단, 목말뼈(talus)과 발배뼈(navicular bone) 및 발꿈치뼈(calcaneus)와 입방뼈(cuboid bone) 사이를 절단하는 Chopart 절단 등이 있다. Lisfranc 절단과 Chopart 절단은 수술 후 심한 말발변형(첨족 변형, equinus deformity)을 초래함으로 잘 사용하지 않는다. 그래서 발의 절단에는 발목발허리관절보다 약 0.6 cm 상부에서 정강뼈 및 종아리뼈를 절단하고 발뒤꿈치의 두꺼운 피부판(heel flap)을 절단단으로 사용하여 체중을 부하하도록 고안한 Syme 절단이 많이 적용된

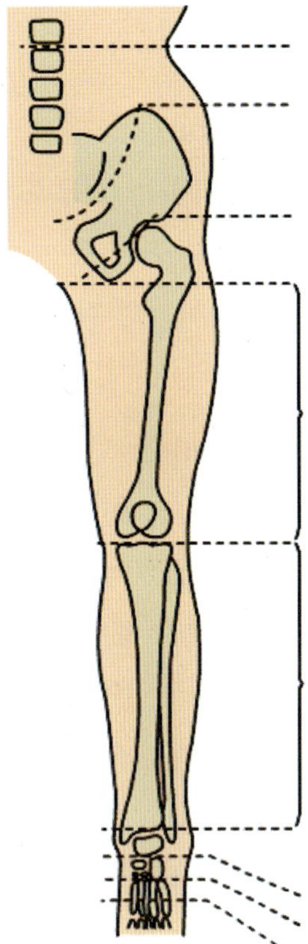

〈그림 10-2〉 다리의 절단

다. 이 때 피부판은 반드시 정강뼈 부위에 부착하여야 한다.

ⓑ **다리 절단**(Below knee amputation)

다리 절단은 가장 많이 시행되는 절단으로 절단단의 길이가 12.5~17.5 cm가 이상적이다. 만약 절단단이 이보다 짧으면 짧은 다리절단이라고 하는데 다리 의지를 착용하기 위해서는 최소한 3~5 cm의 절단단이 필요하다.

다리 절단은 말초혈관 질환으로 인한 허혈성 다리(ischemic limb)인 경우와 비허혈성 다리인 경우로 나뉜다. 전자는 다리의 전면부가 후면부보다 혈액공급이 적으므로 후면부 근육-피부판(posterior myocutaneous flap)을 길게 하고 전면부는 짧게 하는 형식을 취한다. 반면 후자는 전면부와 후면부 피부판의 길이를 거의 같게 하는 방식을 택한다. 또한 절단 후 절단부위 근육의 조절을 용이하게 하는 근성형술(myoplasty)이나 근고정술(myodesis)은 비허혈성 다리에 좋은 수술법이다.

ⓒ **무릎관절 이단**(Knee disarticulation)

무릎관절 이단은 무릎관절부위에서 절단하는 것으로 절단단으로 체중부하를 할 수 있으며 절단단의 운동조절이 쉽다. 따라서 의지 착용 후 안정감이 좋은 장점이 있어 젊은 사람의 경우 많이 적용된다. 그러나 노약자나 허혈성 다리로 인한 절단인 경우에는 별로 적용되지 않는 방법이다.

ⓓ **넙다리 절단**(Above knee amputation)

넙적다리 절단은 가능한 길게 넙적다리를 보존하는 것이 좋으나 의지를 장착할 때 무릎관절 부위가 차지하는 길이가 있으므로 무릎관절에서 약 10 cm 위에서 절단하는 것이 좋다. 넙다리뼈 길이의 35 % 이내를 남기는 절단을 짧은 넙적다리 절단이라 한다. 이 때 최소한 큰돌기 부위에서 5 cm 이상의 길이가 보존되어야 넙다리 의지의 소켓을 장착할 수 있으며 이 보다 짧은 절단은 엉덩관절 이단에 준한다. 이 경우에도 허혈성 넙다리라면 근고정술은 적응증이 되지 않는다. 그러나 근성형술은 절단 후에 발생하는 벌림변형(abduction deformity)을 방지할 수 있으므로 시행하는 것이 좋다.

ⓔ **엉덩관절 이단**(Hip disarticulation)

엉덩관절 이단은 넙다리뼈를 엉덩관절에서 완전히 제거하는 수술로서 넙다리 몸쪽 부위의 뼈육종(osteosarcoma) 또는 연골육종(chondrosarcoma)과 같은 악성종양이 있을 때 적용한다.

ⓕ **골반 절단**(Transpelvic amputation)

골반 절단은 한쪽 골반의 부분 및 전체를 포함하는 다리전체를 제거하는 절단으로 골반절반 절단(hemipelvectomy)이라고도 한다. 주로 심한 외상, 악성종양으로 인해 절단하며 엉덩뼈(ilium)의 일부 또는 전체를 제거하는 것 이외에는 엉덩관절 이단과 비슷하다.

ⓖ **하반신 절단**(Translumbar amputation, hemicorporectomy)

요추 3~4번 위치 이하의 하반신 모두를 절단하는 것을 말한다. 하반신 절단은 항문, 곧창자(직장), 요도, 방광의 괄약기능과 저장 기능까지 모두 소실되므로 신체구조와 기능의 광범위한 손실을 가져온다.

③ **소아기 절단**

소아기 절단은 선천성과 후천성 절단으로 나누어지며, 10세 이하의 소아에서는 선천성이 약 75 %이고, 후천성이 약 25 %로 선천성 원인에 의한 경우가 많고, 주로 선천성 팔다리 결핍증(congenital limb deficiency)으로 절단하게 되며 절단 후 의지 착용이 기능적으로 될 경우에 시행하는 것이 바람직하다. 후천성일 때는 교통사고 등 외상이 가장 많고 악성종양, 감염 등의 순이다. 특히 소아기 절단에서는 절단단을 길게 남겨야 하고 절단단의 과성장(terminal overgrowth)이 발생하기도 하기 때문에 관절이단술이 고려되기도 한다. 뼈의 과성장을 제외하면 성인에 비해 합병증은 적고 정신적으로도 잘 적응한다.

2 절단 후의 처치와 합병증

1) 절단 후의 처치

(1) 절단 직후의 절단창의 처치

절단창을 봉합하기 전에 혈종을 방지할 목적으로 반드시 지속흡인용의 드레인을 삽입해서 2~3일 후에 출혈의 지속이 없으면 장착한 배출관을 뽑아내어 제거한다. 절단 직후의 절단창의 처치는 아래 중의 방법을 적용한다.

ⓐ **탄성붕대**(soft dressing)

이것은 오래전부터 적용해 온 방법으로 절단창 위에 거즈를 대고 탄성붕대를 감아서 혈종의 형성을 예방하고 절단단을 고정시키는 방법이다.

ⓑ **깁스 드레싱**(rigid dressing)

깁스붕대를 재료로 해서 그것을 수술 직후의 절단단에 감아서 경량의 소켓을 만들어 절단단의 고정, 혈종 및 부종의 예방, 정맥혈의 환류촉진을 목적으로 한 것이다.

ⓒ **반깁스 드레싱**(semirigid dressing)

깁스 소켓을 이용한 rigid dressing의 장점을 살리고 절반은 탄성을 이용한 재료를 사용해서 절단단을 피복하여 창의 치료를 하는 방법이다.

ⓓ 기타

환경제어에 의한 절단창의 처치(Controlled environment treatment: CET), rigid dressing을 이용한 후에 실리콘 라이너를 사용하는 방법

(2) 절단구축의 예방

절단 후 침상에서 절단부위에 충분한 주의를 기울이지 않으면 짧은 기간에도 구축이 일어날 가능성이 있다. 특히 넙적다리 절단에서 짧은 절단은 엉덩관절 굽힘, 벌림 및 가쪽돌림 근력이 각각의 길항근에 비해서 강력하기 때문에 구축이 흔히 발생된다. 일단 구축이 생겼을 경우에는 완전한 교정이 불가능하기 때문에 의족의 얼라이먼트 설정에 불리하게 된다.

(3) 절단부종의 예방

절단부종(stump edema)은 모세혈관에서 순환장애에 의해 발생하는데 이는 말초 동맥압이 상승하여 그것에 비해서 정맥에서 순환이 장애를 받으면 균형이 깨어져 조직액이 증가하고 이것이 부종의 원인이 된다. 절단 후에 근육의 봉합이 부정확할 때는 정맥순환의 펌프작용이 불충분하게 되어 종종 부종을 일으킨다.

(4) 절단창 치료 후에 이용하는 탄성붕대의 사용

절단 후 초기에 절단부종이나 과도한 지방조직을 적게 해서 안정을 도모하고 절단단의 성숙을 촉진시키는 것이 중요하다. 여기에는 탄성붕대를 어떻게 하면 적절하게 이용하는지가 가장 중요이다.

탄성붕대(elastic bandage)는 다리나 팔의 절단에서는 10 cm, 넙적다리 절단에서는 12.5 cm의 폭으로 2~4 m로 잘라서 사용한다. 붕대를 감는 순서는 〈그림 10-3〉 및 〈그림 10-4〉와 같다. 반드시 절단의 장축에 따라서 2~3회 감고 후에는 가능한 경사지게 감는다. 탄성붕대의 압박정도는 절단의 말초부위에서 어느 정도 단단하게 감는 것이 강조된다.

2) 절단 후 합병증

① 혈종(Hematoma) : 외상 또는 수술 후 불안전한 지혈로 인하여 혈관 밖으로 나온 혈액이 장기나 공간 혹은 조직에서 국소적으로 굳어진 혈액덩어리를 말하며 절단수술 후 지혈이 불충분할 경우에 생길 수 있으며, 혈종은 흡입시킨 다음 압박 고정하면 대부분 해결되지만 지속될 경우에는 감염으로 전이됨으로 주의해야 한다.

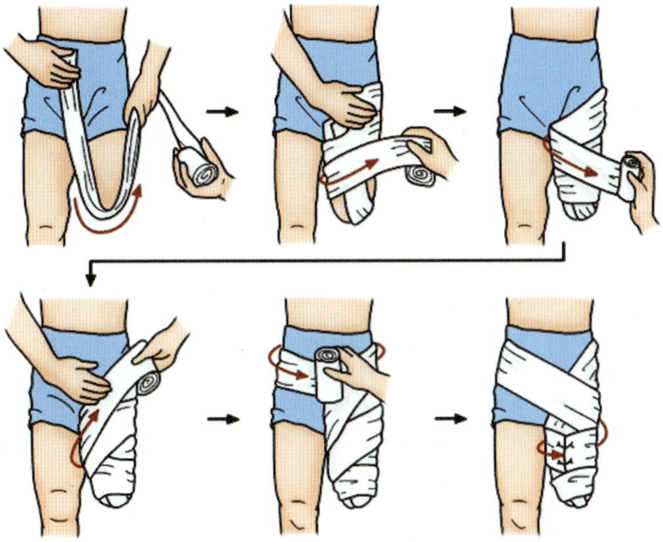

〈그림 10-3〉 탄성붕대 감는 방법(넙다리 절단)

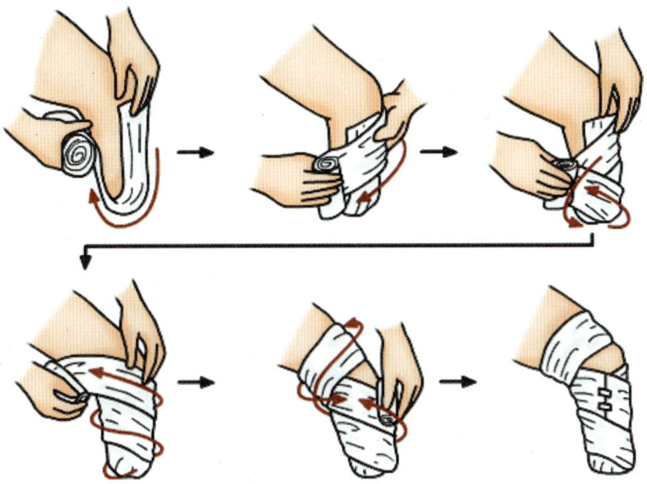

〈그림 10-4〉 탄성붕대 감는 방법(다리 절단)

② 감염(Infection) : 병원성 미생물이 사람이나 동물, 혹은 식물의 조직, 체액, 표면 등에 정착하여 증식하는 상태로서 당뇨병이나 말초혈관 장애로 절단한 환자에서 주로 생길 수 있으며 감염이 된 경우에는 배농, 세척하고 적절한 항생제를 사용하여야 하며 심하면 재절단을 해야 하는 경우도 일어날 수 있다.

③ 괴사(Necrosis) : 생체 안에서의 국소적 조직 또는 세포의 죽음, 세포 내의 핵에 핵농축 또는 핵붕괴 등의 변화를 일으키며 세포질의 구조도 분명하지 않고 세포체 성분의 응고 또는 액화에 의해 마침내는 세포 전체가 융해되어 없어진다. 응고괴사는 세포체 및 세포간 물질에 물리화학적 변화가 일어나 산, 알칼리, 알코올 및 중성염 등의 용매로 불용성 물질이 되는 경우를 말하며, 액화괴사는 주로 단백용해효소의 작용으로 인해 연화되고 액화하는 경우로서 뇌연화증이나 고름집 등을 예로 들 수 있다.

④ 관절구축(Joint contracture) : 관절이나 주변조직의 수축, 유착 등에 의한 관절의 운동제한상태를 말하며 관절구축을 예방하려면 절단 후 조기에 절단단의 근육 및 관절운동을 시행하면 좋다.

⑤ 신경종(Neuroma) : 신경세포 및 신경섬유에 발생하는 종양을 말하며 대부분의 신경 절단부위에서 생기는데 신경종에 의한 통증은 신경단이 흉터조직에 유착된 경우에 초래된다. 수술시 신경을 충분히 짧게 절단하여 정상 근육 내에 위치하도록 함으로서 예방할 수 있다.

⑥ 환상팔다리(Phantom limb) 및 환상통증(Phantom pain) : 절단환자에게서 절단된 팔다리가 아직 있다고 환각에 있는 상태를 환상팔다리라 하고, 환상통증은 이미 상실한 신체부분에 고통스런 통증을 느끼는 경우를 환상통증이라 한다. 이는 대부분의 환자에게서 나타나나 의지 착용 후 감소되거나 사라진다. 간혹 심하면 신경종 제거를 위한 재수술을 시행하기도 하고 약물치료, 정신적 치료나 전기자극치료를 하기도 한다.

⑦ 절단단 통증(Stump pain) : 절단단 통증은 다음과 같은 여러 가지 원인에 의해서 나타난다.

ⓐ 신경절단부의 자극에 의한 통증 : 이는 절단의 신경종 형성에 의한 통증으로 환상지통인 하나의 원인으로 되는 경우가 많다. 임상경험 및 병리조직학적 소견으로 보면 신경종에 의해서 압통이나 환상지통을 호소하는 일이 많지만 이것이 연부조직 내에서 유리되어 이동성이 확인되는 경우에는 의지 착용에 있어 큰 지장은 초래하지 않는다. 그러나 역으로 작은 신경종이라도 주위의 조직과 유착해 있는 경우에는 명백한 절단단 통증이 된다.

ⓑ 절단의 순환장애에 의한 통증 : Erikson은 절단환자들에게 혈관조영술을 행하여 피부온도를 측정한 결과 통증을 호소하는 환자와 무통증 환자 사이에는 명백한 차이가 있다고 하였다. 즉 절단부위에 통증이 있는 경우에는 피부 온도에 변동이 있고, 혈관분포가 적으며, 굽힘, 파행이 명확히 확인되었다. 그러나 절단부위에 통증이 없는 자는 피부온도가 일정하

고, 혈관분포가 정상이며, 혈관의 굽힘이나 파행이 확인되지 않는다고 제안하였다.

ⓒ 절단근육의 이상긴장에 의한 통증 : 이는 절단 근육의 이상 수축과 경련에 의한 것으로 Dederich는 절단환자의 근육과 뼈의 이상 치료연구에서 수술기법으로 명확히 다루었다.

ⓓ 중추신경성 통증 : 이는 환상지통과 관련이 있는 통증이다.

3 절단에 대한 물리치료

절단에 대한 물리치료는 수술 전 치료와 수술 후 치료로 분류할 수 있다.

1) 수술 전 물리치료

절단을 하기 전에 가능하면 오래전부터 절단준비를 위한 물리치료를 시행하는 것이 좋고 물리치료사는 환자를 이해하는 측면에서 환자에 대한 정신적, 사회적, 신체적 평가를 병행하여야 한다.

정신적 평가는 절단과 보행에 대한 심리학적 접근이 필요하고 사회적 평가에는 가족과 친구들의 협조, 주거환경, 가정과 직장과의 거리 등에 대한 평가가 포함된다. 그리고 신체적 평가에는 다음과 같은 항목들이 포함되어야 한다.

(절단 환자의 수술 전 평가 항목)

- 팔, 몸통, 그리고 절단부위 이하의 손상 다리에 대한 근력평가
- 절단 팔다리의 몸통 부위 관절 가동성 평가
- 호흡기능 평가
- 앉은 자세와 기립자세에서의 균형반응(balance reaction) 평가
- 기능(functional abilities)에 대한 평가

환자에 대한 정신적, 사회적, 신체적 평가가 끝나면 그에 따른 적절한 치료가 선행되어야 하는데 정신적인 문제인 경우 심리치료사의 도움을 받아 해결하고, 사회적 문제의 경우에는 가족이나 직장동료, 사회사업가 그리고 친지들의 도움을 받아 해결한다. 신체적 문제일 경

우에는 주로 물리치료사와 환자 자신의 노력에 의해 해결해야 하는데 관절가동범위 유지와 변형 방지, 그리고 근력증강 운동 등이 시행되어진다.

관절가동범위는 절단 할 몸쪽 부위 관절에 특히 신경을 써서 시행하고, 근력강화는 절단 될 팔다리뿐만 아니라 건측의 팔다리, 또한 편측 다리의 절단일 경우에는 목발보행을 위한 팔의 근력강화에도 관심을 가지고 운동해야 한다. 또한 침대에서 의자로 이동하거나 침대에서 화장실로 이동해야 하는 것과 같은 일상생활활동에 대한 절단 전 연습도 매우 중요하다. 그리고 흡연자의 경우에는 호흡운동도 염두에 두어야 한다.

2) 수술 후 물리치료

(1) 절단단의 위생관리

소켓 내에 들어있는 절단단의 피부는 정상피부와 달리 상당한 압박과 마찰, 그리고 온습도 변화가 심하다. 특히 절단단에 부하가 걸리는 경우 궁둥뼈결절부위나 무릎축성인대, 모음근 건부위의 피부에는 이상이 발생하기 쉽다. 이러한 경향은 적합불량인 경우에 확실히 나타나는데, 예를 들어 다리 코르셋에 부착한 소켓은 적합이 불량하기 때문에 정강뼈끝이나 종아리뼈머리 부위에서 피부의 비후, 수포염, 고름집(농양) 등이 생기기 쉽다.

절단단의 상태는 개인차가 있으며 발한과다인 사람일수록 문제가 발생하기 쉽다. 따라서 의지장착 훈련 중 다음 사항을 물리치료사는 환자에게 교육한다.

(a) **절단단의 청결**

- 매일 취침 전에 온수나 비눗물로 씻고 비누성분이 잔류하지 않도록 깨끗이 헹군다. 잔류비누는 피부자극의 원인이 된다.
- 건조한 수건으로 피부를 완전히 닦아주고 절단단의 세척과 목욕은 보통 취침 전에 한다. 아침에 하면 피부가 습기를 가지는 동시에 부어올라서 소켓과의 마찰이 심해지는 것을 피해야 한다.

(b) **의지소켓 관리**

- 소켓의 내부 면은 비눗물에 적신 천으로 닦는다.
- 건조한 수건으로 비눗물을 닦아낸다. 아침에는 소켓이 완전 건조한 상태로 착용하기 위해서 저녁 취침 전에 시행한다.

(c) **절단단 양말 관리**

- 절단단 양말은 매일 교환해서 사용하나 땀이 많이 나는 환자는 하루에 2~3회 교환하는 것이 좋다.
- 절단단 양말은 의족을 제거할 때에 가능한 빨리 온수와 비누로 씻는다.
- 절단단 습진을 예방하기 위해 여름철에는 소취절단양말을 이용하는 것이 좋다.

(d) **탄성붕대 관리**

- 온수와 비누로 씻고 마지막으로 잔류비누가 없도록 온수만으로 깨끗이 헹군다.
- 그늘에서 침상 면에 나란히 늘어서 말린다. 빨래줄에 걸면 탄성을 잃기 때문에 피한다

(2) 피부 이상 처치

(a) **간찰성 습진**(intertrigunous eczeme)

간찰성 습진이 생긴 경우에는 의족착용을 중지하고, 원인의 대부분은 소켓의 부적합에 의해 특정 부위에 압박과 마찰이 가해지기 때문이며, 방치할 경우 습진의 확산이나 2차 감염을 일으킬 수도 있다. 이 경우는 치료보다 우선 소켓의 적합성에 대하여 고려하는 것이 좋다.

(b) **절단단 말초부위의 충혈**(hyperemia), **부종**(edema) **색소침착**(pigmentation)

이 경우에는 소켓의 중간부위 즉 말초부위의 위에서 긴장도가 높다든가 또는 말초부위에서 소켓과의 사이에 공간이 확인되었을 때 전면접촉이 되지 않아 발생하는 경우가 많다. 그 상태는 X-선 촬영으로 검사하면 명확하게 확인되고, 방치하면 감염이나 궤양을 일으킬 수 있다.

(c) **찰상**(excoriation)**과 작은 수포**(vesicle)

이 경우에는 소독하고, 항생제 연고를 바른다. 동시에 원인으로 되는 소켓의 부적합을 개선한다.

(d) **낭포(낭종)** (cystic tumor)

이것은 넙적다리 절단자의 모음근 부위와 다리절단의 오금 부위에 생기기 쉽다. 어느 것이든 소켓의 부적합에 의한 만성적 자극에 의해 생기는 경우가 많고 재발이 반복되는 경우에는 수술적으로 제거할 수도 있다.

(e) **백선증(tinea)**

절단단의 처치와 더불어 의족의 사용을 중지한 다음, 소켓을 되도록이면 통풍이 양호한 장소에 두어 건조시킨다.

(f) **알레르기성 피부염(allergic dermatitis)**

합성수지, 피혁 등에 의해서 주로 나타난다. 재료를 바꾸지 않는 한 치유는 어려운 경우가 많다. 합성수지를 사용하려면 에폭시 수지가 알러지성 피부염을 비교적 적게 일으키므로 좋다.

(g) **말초혈관 장애(peripheral vascular disorder)**

말초혈관 장애로 절단한 경우에는 반대측 다리에서도 장애를 일으키는 일이 많다. 따라서 항상 아래 항목에 주의를 요한다.

- 약용비누를 써서 온수로 매일 씻고 Lanolin을 바른다.
- 모사로 만든 양말을 신고 국소보온과 외상에 주의한다. 뜨거운 물이나 기구에 의한 화상을 입지 않도록 한다.
- 순환장애가 있는 부위에 외상을 피한다.
- 금연한다.
- 침상에서 절단단의 위치를 주의하면서 관절가동범위, 근력유지 및 강화 훈련을 시행하여 구축이 발생하지 않도록 한다.
- 버거운동(Bürger's exercises)을 실시한다.

(3) 의지 장착 전 훈련

(a) **기본 훈련**

– 절단 훈련

절단 후 3~4일부터 건측의 능동운동을 시작하고, 배출관을 뽑은 후에는 저항운동을 시작하는데 이는 근력 증가 단계에 따라서 점차적으로 증진시켜 간다. 다리절단일 경우는, 종아리(하퇴)절단자는 무릎관절굽힘근 및 폄근을, 넙적다리 절단자는 무릎의 수의적 조절(voluntary knee control)의 획득을 목적으로 엉덩관절 폄근을, 측방에의 안정성에 큰 영향을 주는 엉덩관절 벌림근을 중심으로 근력강화를 주로 하는 훈련을 한다. 팔 절단의 경우는 필요한 근력 및 관절가동범위 등, 절단부위는 물론이고 관리 및 장구(harness)의 종류에 따라서 변하기 쉽다.

- 올바른 자세의 유지(거울 앞에서의 교정훈련 및 의지의 조기장착)
- 몸통근 훈련(그룹으로 하는 것이 좋고 성인남성을 기준으로 3주 정도 시행)
- 다리훈련(기립훈련, 뛰기(hopping), 무릎관절 굽힘-폄 운동)
- 수중치료 및 마사지

(4) 의지 장착 훈련

(a) 의족 장착 훈련

클리닉 팀에 의해서 의족 처방이 이루어지고 의지제작 후 양호하고 적합한 평가가 되면 물리치료사에 의해 의지 장착훈련이 시작된다. 의지장착훈련은 대체로 다음 순서에 따라 실시된다.

- 의지장착
- 선 자세에서의 평행훈련
- 평행봉 안에서의 평행훈련
- 보행훈련
- 일상생활동작훈련
- 응용 및 숙련훈련

(b) 의수 장착 훈련

의수의 장착은 가능한 빨리 시행하는 것이 중요하다. 특히 절단 후 30일 이내에 장착시키는 것이 의수가 절단자에게 받아들여지는 최적기라고 알려져 있다. 의수장착 훈련 순서는 다음과 같다.

- 장착 전 훈련 : 의수를 장착하기 전 물리치료를 중심으로 하는 훈련
- 의수 조정 훈련 : 의수를 동작시키기 위해서 필요한 기본적인 훈련
- 사용 훈련(기본훈련과 일상생활동작훈련) : 실제로 의수를 사용하는 훈련
- 직업 전 평가 : 미래에 취업의 가능성에 대한 훈련을 통해서 직업전 평가를 하는 것

(5) 물리치료

관절운동범위의 유지와 근력강화를 위하여 수술 직후부터 의지를 장착할 때까지 꾸준한 물리치료가 요구된다. 무엇보다 주의해야 할 점은 무릎관절의 굽힘구축과 엉덩관절의 굽힘 및 벌림구축의 예방이다. 그 중에서도 다리 절단(B/K)의 경우에는 넙다리 네갈래근의 근력

증강에 노력하고 상위 넙다리 절단(high A/K)인 경우에는 엉덩관절 폄근과 모음근을 그리고 하위 넙다리 절단(low A/K)인 경우에는 엉덩관절의 폄근과 벌림근에 대한 근력강화가 요구된다. 또한 수술 후 항상 정확한 위치를 유지하기 위한 침상자세가 중요하고 보행에 필요한 근육의 강화가 필수적인데 대표적인 근육은 넙다리 네갈래근, 큰볼기근 및 엉덩관절의 벌림근 들이다. 이는 지속적인 근력강화 운동에 의해서만 가능하며 이러한 준비들이 있어야만 의지 장착 후 사용이 쉬워진다. 수술 후 물리치료의 목적은 다음과 같다.

- 수술 후 합병증 예방
- 변형 예방
- 절단 부위의 부종 방지
- 전신 근력의 유지와 절단 팔다리의 근력강화
- 전신 가동성(general mobility)의 유지
- 균형과 이동 능력의 증진
- 보행에 대한 재교육
- 기능적 독립성(functional independence)의 회복
- 환상통증 치료

[참고문헌]

박윤기, 박래준 등, 근골격계 질환별 물리치료, 현문사(2003).

민경옥, 김순희, 박래준, 질환별물리치료, 대학서림(2001).

정진우외, 보조기·의지학, 대학서림(2001).

뼈엉성증 진단 및 치료지침 2007,

대한내분비학회지 2008;23(2). 76-108

Bild D.E., et al, Lower extremity amputation in people with diabetes : epidemiology and prevention, Diabetes

Care, 12(1), 24-31(1989).

Brem H. et al, Healing of elderly patients with diabetic foot ulcers, venous stasis ulcers, and pressure ulcers,

Surg. Technol. Int., 11, 161-167(2003).

Coleman P.G., Lower limb amputation and diabetes: the key is prevention, MJA, 173, 341-342(2000).

Dederich R., Plastic treatment of the muscle and bone in amputation surgery, J. Bone Joint Surg., 45-B, 60(1963).

Desmond D. et al, Psychosocial issues in the field of prosthetics and orthotics, J. Prosthet. Orthot., 14(1), 19-21(2002).

Dillingham T.R. et al, Racial difference in the incidence of limb loss secondary to peripheral vascular disease: a population-based study, Arch. Phys. Med. Rehabil., 83, 1252-1257(2002).

Erikson, U., Circulation in traumatic amputation stumps, Acta Radiol. Suppl., 238(1965).

Erikson, U., Healing of amputation stumps with special reference to vascularity and bone, Acta Orthop. Scand., 37, 20-28(1966).

Frugoli B.A. et al, Cardiovascular disease risk factors in an amputee population, J. Prosthet. Orthot., 12(3), 80-87(2000).

Green G.V. et al, Transtibial ampuattion : Prosthetic use and functional outcome, Foot Ankle Clin, 6(2), 315-327(2001).

Horgan O. et al, Psychosocial adjustment to lower limb amputation: a review, Disabil. Rehabil., 26(14/15), 837-850(2004).

Lake C. et al, Comparative analysis of microprocessors in upper limb prosthetics, J. Prosthet. Orthot., 15(2), 48-63(2003).

May B.J., The child with amputation. In Amputation and Prosthetics: A Case Study Approach, 2nd ed., Philadelphia, F.A. Davis, 255-268(2002).

Michelle M.L., Orthotics and Prosthetics in Rehabilitation, 2nd ed., Elsevier Inc.(2007).

澤村誠志, 切斷と義肢, 醫齒藥出版(株)(2007).

찾아보기

ㅂ

ㅅ

ㅇ

D

I

J

K

L

M

Q

R

S

근골격계질환별물리치료

발　　행	2010년 8월 30일 초판 발행
	2020년 3월 9일 개정판 발행
공　　저	강정일 외 29인
발 행 인	윤 진 영
발 행 소	도서출판 대학서림
주　　소	(03076) 서울시 종로구 혜화로 2길 8
전　　화	(02) 763 – 1220, 745 – 1220
F A X	(02) 744 – 1210
등록번호	제1–88호

값 35,000원

ISBN 978-89-6940-225-7 93510

www.daihaks.com

저자와의 협의에 의해 인지를 생략합니다.